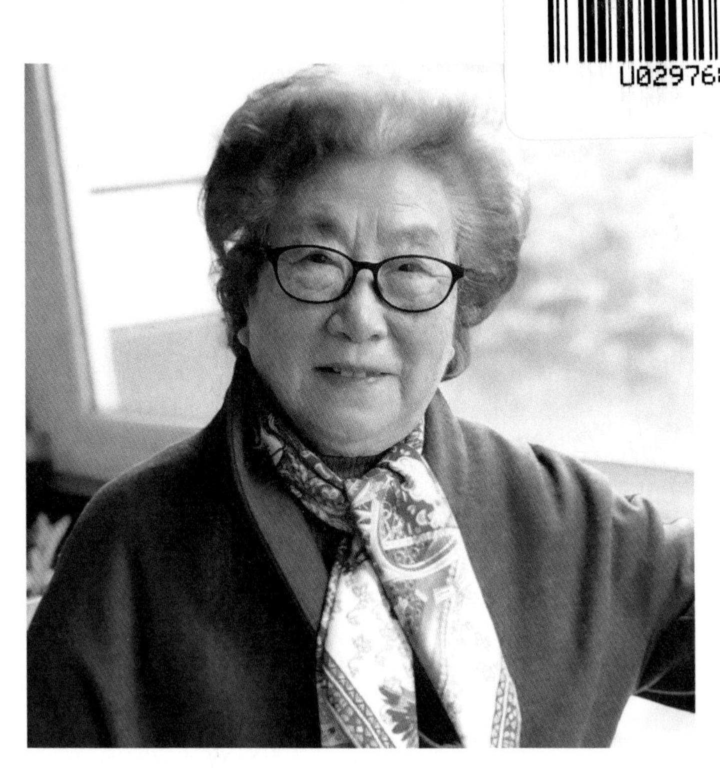

上海市名中医李庚和

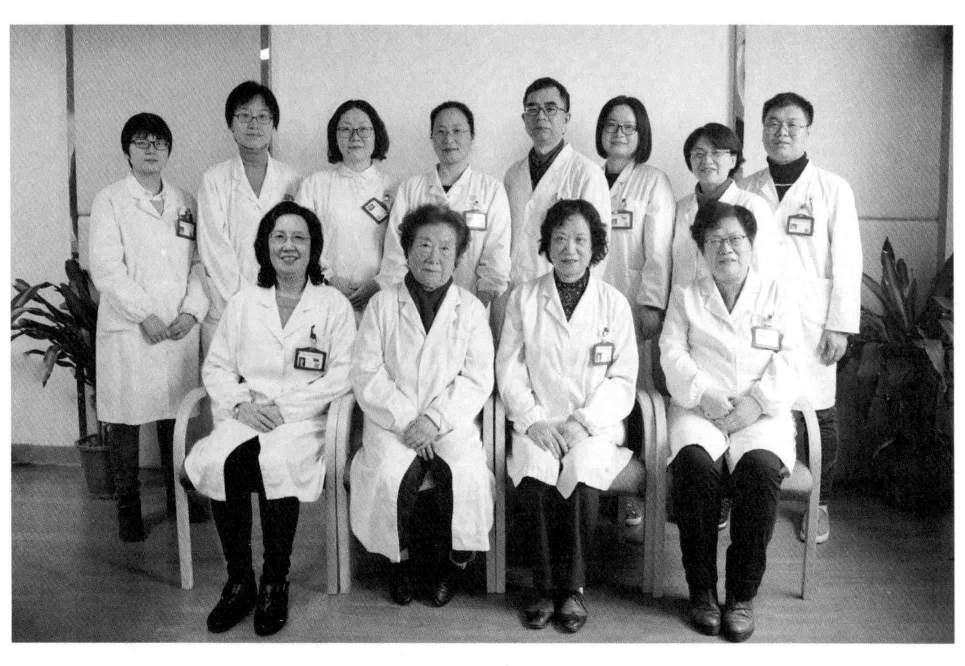

上海市名中医李庚和与传统医学科团队合影

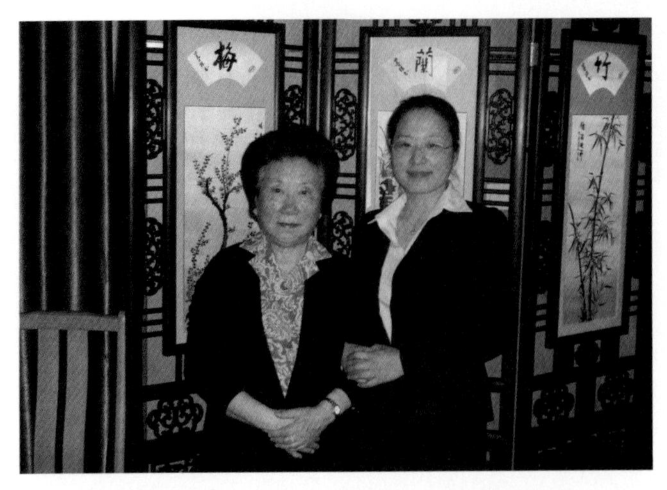

上海市名中医李庚和与传承人盛昭园合影

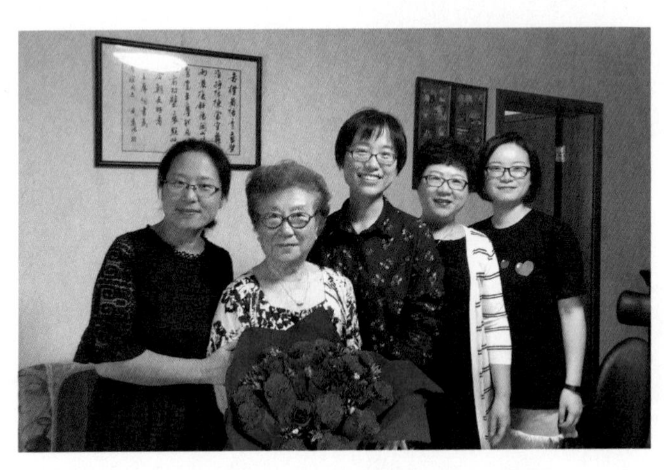

工作室成员与导师李庚和及其家属合影

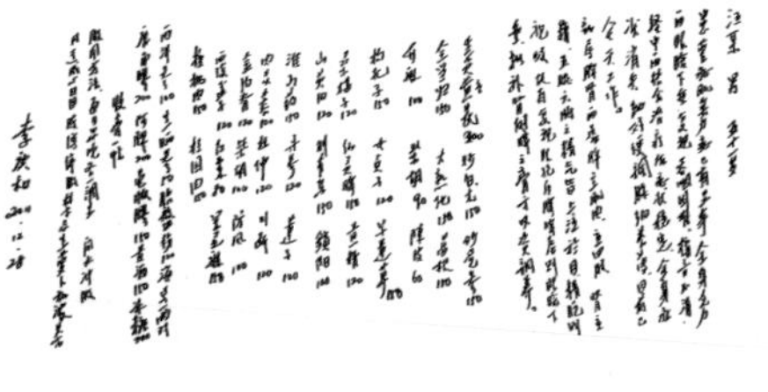

[illegible]

李庚和 2011.12.28

上海市名中医李庚和毛笔医案

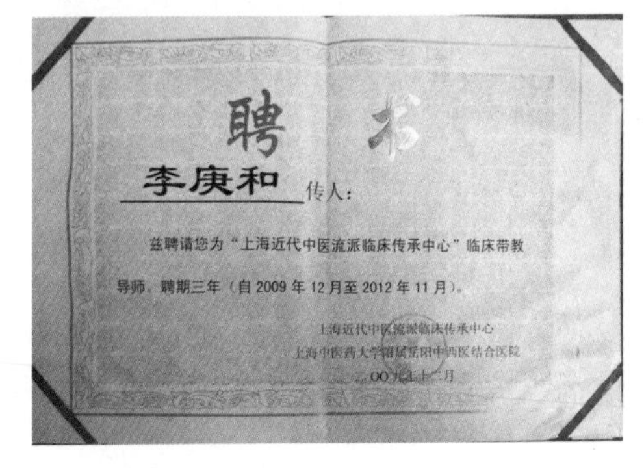

聘 书

李庚和 传人：

兹聘请您为"上海近代中医流派临床传承中心"临床带教导师，聘期三年（自2009年12月至2012年11月）。

上海近代中医流派临床传承中心
上海中医药大学附属岳阳中西医结合医院
二〇〇九年十二月

上海市名中医李庚和临床带教聘书

李庚和
学术经验集

李庚和　主　审
盛昭园　主　编

科　学　出　版　社
北　京

内 容 简 介

本书共分两章。第一章学术钩玄，重点介绍李庚和教授在神经肌肉疾病、心脑血管疾病、消化系统疾病、呼吸系统疾病方面的学术思想及临床经验，尤其是对重症肌无力、运动神经元病等神经肌肉疾病的独到见解和治疗经验，同时阐述李庚和教授运用膏方治疗神经肌肉疾病的用药特色。第二章医话医案，收录李庚和教授有关神经肌肉疾病、心脑血管疾病、消化系统疾病、呼吸系统疾病及杂病的医案，从医案入手对相关疾病进行系统梳理、释义，可从中体悟李庚和教授临证理法方药的精髓。最后附录部分，录入了老中医张近三治疗重症肌无力的经验及李庚和教授学术思想主要传承人简介，以示读者。

本书可供中医、中西医结合临床医师及中医爱好者参考阅读。

图书在版编目（CIP）数据

李庚和学术经验集／盛昭园主编. —北京：科学出版社，2021.1

ISBN 978-7-03-067175-2

Ⅰ.①李… Ⅱ.①盛… Ⅲ.①中医内科学—中医临床—经验—中国—现代 Ⅳ.①R25

中国版本图书馆 CIP 数据核字（2020）第 244891 号

责任编辑：陆纯燕／责任校对：谭宏宇
责任印制：黄晓鸣／封面设计：殷 靓

科 学 出 版 社 出版
北京东黄城根北街 16 号
邮政编码：100717
http：//www.sciencep.com

南京展望文化发展有限公司排版
江苏句容市排印厂印刷
科学出版社发行 各地新华书店经销

*

2021 年 1 月第 一 版 开本：B5（720×1000）
2021 年 1 月第一次印刷 印张：10 插页 1
字数：196 000

定价：80.00 元

（如有印装质量问题，我社负责调换）

《李庚和学术经验集》
编委会

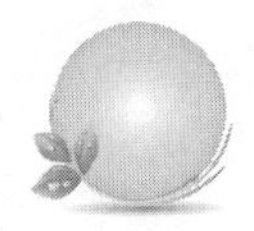

主　审

李庚和

主　编

盛昭园

副主编

刘　杰

编　委

（按姓氏笔画排序）

阮红芬　吴秋燕　应汝炯　陈　建

陈　钢　胡粤杭　侯霄雷　戴　梦

主编简介

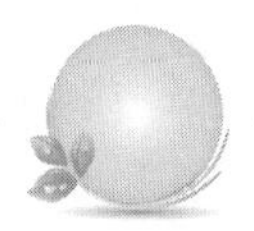

盛昭园，博士，主任医师，硕士生导师，上海中医药大学副教授。从事中医内科临床工作20余年，平素精研经典，倡导传统中医的治疗理念。擅长治疗神经肌肉疾病、心病、慢性疲劳综合征、失眠、情绪疾病等内科疾病。先后入选上海市老中医药专家学术经验继承高级研修班、上海市“优秀青年中医临床人才”培养计划、上海市中医药领军人才建设项目学术共同体项目。现为第六批全国老中医药专家学术经验继承工作继承人。并且在多个国内外学术分会任职，主要职务有上海市中医药学会神志病分会副主任委员、内科分会委员、科普分会委员、流派分会委员、针刀医学分会委员，上海市中西医结合学会循证医学分会委员，世界中医药学会联合会医案专业委员会理事，中国睡眠研究会中医睡眠专业委员会委员。

李庚和简介

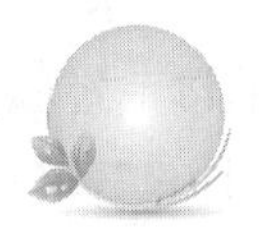

李庚和(1936.11—),女,山东省济南市人。上海中医药大学兼职教授,上海市名中医,享受国务院特殊津贴专家,上海市医学领先学科特色专科——重症肌无力专科学科带头人,著名中医内科专家。曾历任上海市中西医结合医院中医内科主任,上海市中医重症肌无力医疗协作中心主任,上海市中医药学会理事,上海市中医药学会内科分会副主任委员,上海市中医药学会脑病分会副主任委员等职。李庚和擅长治疗神经内科疑难病如重症肌无力、多发性肌炎、皮肌炎、类风湿性关节炎、肌萎缩、急性炎症性脱髓鞘性多发性神经病、帕金森病、多发性硬化等,亦擅治心脑血管疾病、神经衰弱、头痛、干燥综合征、胃病、肝胆病、免疫障碍等其他内科疑难杂症。

李庚和出生于山东济南,自幼家境殷实,但家训颇严,十分重视子女教育。9岁时母亲早逝,幼年李庚和有感于普天之下患者病痛之苦,乃立志从医。初习西医,1952年从山东医学院附设医士班毕业后留校任教,工作中倾慕岐黄之道博大精深,适逢上海中医学院招生,作为优秀西医院校毕业生得到校方推荐,并受时任卫生部(现国家卫生健康委员会)部长李德全亲自批示,于1956年进入上海中医学院医疗系研习中医,以牢固西医学的根基,畅游传统中医学之海洋,在两种医学模式的培养下,学业日益精进,逐渐融汇中西。1962年作为上海中医学院首届毕业生分配到上海市虹口区中心医院(现上海市中西医结合医院)工作。其后师从沪上名医张近三,张近三是近代名医夏应堂之高足,以“用药轻灵”“方简功宏”为特色,倡用经方。张近三内外兼修、德行完备,李庚和常说张近三老师无丝毫世俗功利之心,待学生如同己出,师生间传道授业、融洽默契,十数年尽得其真传。

20世纪60年代末期,李庚和随张近三开始尝试诊治重症肌无力这一世界性的难题，当时本病被称为“第二癌症”，治疗方法少，死亡率很高，专门从事本病研究的中医机构寥寥无几。经长期的临床实践发现，应用中医辨证治疗的重症肌无力患者，病情得到了明显的改善，且预后良好。20 世纪 80 年代以后，经患者口口相传，专科门诊量剧增，国内五湖四海和国外的患者慕名而来，一时间传为佳话。1986~1987 年，该专科参加了上海市中西医结合成果展览会，获得与会者一致好评。李庚和撰写的《432 例重症肌无力临床观察》在中医国际会议上交流并获奖，该文总结了 432 例重症肌无力患者的诊治经验，此后发表在《中医杂志》英文版上。1986 年，以李庚和为带头人承担了“七五”国家科技攻关项目“重症肌无力脾虚证型辨证论治疗效与治疗机制的临床与实验研究”，再次在大量临床及实验基础上提出脾肾学说，并提出从培补脾肾治疗重症肌无力的观点，同时与长海医院合作，从免疫学和分子生物学角度证实了临床经验的有效性。该项目提出重症肌无力的中医辨证分型：脾气虚型、脾肾气阴两虚型及脾肾阳虚型。这一观点至今无人推翻。由于该项目当时在国内处于领先地位，并达到国际水平，终获国家科学技术进步奖三等奖、上海市科学技术进步奖二等奖。1999 年重症肌无力专科被评为上海市领先学科，成立协作中心，任李庚和为学术带头人。至今，该专科蓬勃发展，培养了一批又一批有志于中医事业的年轻人。

李庚和从事中医内科临床与科研工作 40 余年，撰写论文 30 余篇，发表在国内外医学刊物上。1992 年获国务院政府特殊津贴，1997 年被评为上海市医学领先学科特色专科学科带头人，获“虹口区拔尖人才”称号，1998 年获虹口区医学贡献奖，两度被评为上海市三八红旗手标兵，2004 年被评为上海市名中医。李庚和创制的“参蛤强肌力胶囊”“强力益气颗粒”“养血强力颗粒”运用于临床，获得了良好的疗效，深得患者好评。

李 序

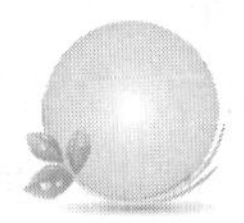

我初中毕业后考取了山东医学院附设医士班，三年中专学习的是西医，后又考取上海中医学院学习中医（六年制），毕业后在临床工作中接触大量的多发病和常见病。随着时间的推移，疾病谱也发生了变化，出现了一些过去少见的疾病如重症肌无力。本病在20世纪60年代的文献中很少见到。我的老师张近三用中药治好一例全身型重症肌无力患者，当时这种病被称为“第二癌症”，此后我和我的老师就开设专科，摸索本病的治疗规律。因古籍文献中没有本病病名，只有少量症状记录，从症状中按照中医的脏腑、经络、气血来看是虚证，治疗则按脾肾两虚论治取得良效。在20世纪60年代我们创立了脾肾学说，治疗以培补脾肾为原则，又将本病分为脾气虚型、脾肾气阴两虚型、脾肾阳虚型。在20世纪80年代参加卫生部（现国家卫生健康委员会）提出的“七五”科技重点攻关项目，并获得卫生部重大科研项目奖，从此正式成立了重症肌无力专科，成为上海市领先专科，获得国内中医同行的认同。我们在临床和实践中，不断发扬中医中药的传统，将中西医结合，提高了临床疗效，取长补短，充分发挥了中医药在慢性病和疑难病治疗中的优势，从而使许多患者得到临床缓解和痊愈，可以参加工作和正常生活。

在市、区、院各级领导的支持和关心下，成立了名老中医工作室，为我及我的学生们创造了一个学习交流与传承的平台。自工作室成立以来，除了平时通过门诊抄方传授临床经验外，在业余时间我们还组织定期的学习交流活动，为学生们解难答惑，同时他们通过整理我早年间的手稿及典型病例等对我的学术、临床经验进行学习总结，形成了良好的传承模式。尤其是近2年以来，工作室的成员经过认真收集、整理、分类、归纳、总结等一系列细致工作，将我从医近50年存留下来的手稿、医案、论述等一一录入电脑存档，这些皆是我从医生涯的真实写照，几乎凝结了我毕生的心血，如今看来，几经感慨，感触良多。恰逢上海市虹口区卫生健康委员会开展“国医强优”三年行动计划，李庚和学术经验传承工作室有幸入选，在区、院领导的支持与关怀下，经工作室成员共同努力，将这些资料整理成册，出版成书，作为对我这些年临床工作的一个总结，同时也希望借此与各位有一个交流探讨的机会，尤其是从事中医药治疗神经肌肉疾病的同道们，倘若读过本书之后能给您以后的临床治疗工作带来一些启迪与帮助，那必将分外欢喜了。

最后，我想告诉我的这些年轻的传承者及年轻的中医师们：① 辨证论治是中医的灵魂，也要有深厚的现代医学基础，中医西医互相取长补短，但中医师最好以中医辨证为主，不符合中医理论的治则最好舍弃不用。② 中医是医学，也是哲学，是艺术。医生一定要以人为本，要把爱和关怀放在心上，关心患者的一切，令病情好转是我们作为医生的使命。

李庚和

2019 年 12 月

前　言

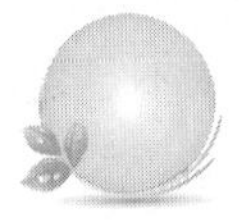

李庚和,1936 年 11 月出生,祖籍为山东济南。1952 年毕业于山东医学院附设医士班,1956 年进入上海中医学院医疗系研习中医,以牢固西医学的根基,畅游传统中医学之海洋,在两种医学思想的交互浸染中,学业日益精进,逐渐融汇中西。1962 年毕业后到虹口区中心医院(现上海市中西医结合医院)工作,师从沪上名医张近三,很好地传承和发扬了张近三先生的学术思想和临床经验。

20 世纪 60 年代末期,李庚和跟随张近三先生开始尝试运用中医药诊治重症肌无力。当时本病被称为"第二癌症",人们谈肌无力则恐。经过一段时间的临床实践发现,通过独特的中医辨证治疗,重症肌无力患者的病情出现了可喜的转归,而且具有复发率低、副作用小、疗效巩固的特点。1973 年,在张近三先生和李庚和的主持下,上海市虹口区中心医院成立重症肌无力专科,开始系统总结与研究本病,并首次提出重症肌无力从脾肾论治学说。1977 年张近三先生不幸病故之后,李庚和继承先师遗志,团结了一批有志于从事中医药事业的同道者,将中医内科及重症肌无力专科的工作在更大范围内开展起来,来自国内五湖四海和国外的患者慕名而来。

在李庚和的悉心指导和影响下,上海市中西医结合医院在攻克神经肌肉疾病难题中不断取得新进展,形成了一系列独特治疗方案,在中医药治疗重症肌无力、运动神经元病、多发性肌炎等疾病上,取得了有目共睹的显著成果。上海市卫生局(现上海市卫生健康委员会)为李庚和设立了名老中医工作室,开创了上海市名中医学术思想和临床经验传承的新模式。

在上海市虹口区卫生健康委员会的关心和支持下,李庚和传承工作室入选上海市虹口区"国医强优"三年行动计划,遂对其学术思想及临床经验进行系统整理和研究。本书的出版，正是课题研究的主要成果之一。

本书对李庚和的学术思想、临床经验与学术成就进行系统的梳理，并分享医话医案，将理论与实践相结合，帮助读者快速完整地认识疾病的发生、发展规律及临床治疗原则，尤其是在神经肌肉疾病方面，将大大裨益于临床医师。

本书力求突出重点，兼顾全面，实用性强，希望为广大患者、中西医内科医师及医学院校师生提供一本上海市名中医李庚和的学术思想和临床经验总结的专著。但由于编著者水平有限，书中如有疏漏不足之处，敬请各位读者不吝赐教。

盛昭园

2019 年 12 月

目　录

附录

第一章 学术钩玄

第一节 学术思想

一、神经肌肉疾病

李庚和教授从医50余年，初涉内科杂病，后专攻神经肌肉疾病，学术上尊崇《黄帝内经》之旨，倡用经方，注重诊法。根据他多年临床经验为重症肌无力多种临床表现正名，认为本病应归属“虚劳”范畴，提出以“脾肾学说”为指导，以培补脾肾为治则，以中西医结合治疗重症肌无力的学术思想，为本疑难病的诊治开创了新的格局。根据临床表现将部分神经肌肉疾病归入“痿证”的范畴，认为“治痿不必独取阳明”。在内科杂病的治疗中，注重顾护脾胃之气，首辨邪正，提倡祛邪为要，邪去则正安。

李庚和教授认为中医“痿证”涉及范围较广，多为神经科慢性病，如肌萎缩侧索硬化、进行性肌营养不良、多发性肌炎、甲状腺功能亢进性肌病等。由于病机复杂，常常涉及多个脏腑，故不能单独用“治痿独取阳明”法则概括，但本着“脾胃元气既伤，元气亦不能充满，诸病之所生”的理论，调治阳明在各种痿证患者均可应用。

肌萎缩侧索硬化为神经元损害的疾病，患者多有大小鱼际肌萎缩、肌束震颤，甚则胸大肌、肩臂各肌群萎缩、吞咽困难、痰涎增多等症状，同时还可以伴有腰酸、肢冷、神疲乏力、舌肌震颤等，舌红或暗，脉或细弦或沉弦，多由肝、脾、肾经俱损，精血亏耗、筋脉肌肉失养所致，宜健脾补肾养筋。若痰涎多、大便干应加化痰清热之药如指迷茯苓丸之类，化痰湿则脾胃健，脾为胃行其津液，四肢禀水谷之气，筋骨肌肉得以营养，则诸症缓和。故逐痰化湿补肾法是治疗痿证整个阶段所用方法之一。但此类患者由于疾病自身的发展特点，预后往往欠佳，常见由于吞咽困难、痰涎壅塞导致肺部感染，甚至死亡。

进行性肌营养不良为另一种原发于肌肉组织的遗传性疾病，临床主要表现为进行性加重的肌肉萎缩和无力，是由于肌细胞能量代谢的先天性缺陷所致。自少年开始，四肢肌肉萎缩，有肢体远端假性肥大，一般经过5年左右就卧床不起，有些类型可以维持很久。此属先天不足，后天失养所致，“脾主肌肉，灌溉四旁”，脾胃为本，胃强则容纳五谷化精微，清者为营，浊者入卫，所谓清阳实四肢，“阳不足者，温之以气”，治疗上多用补肾运脾、化瘀通络之法，药用人参、黄芪、苍术、鸡内金、丹参、地龙、蕲蛇、半夏、茯苓等。本病病程长、恢复较难，肢体的被动或主动运动对维持肌力、延缓萎缩有一定意义。

多发性肌炎是一种主要影响肢带、颈项和咽部肌肉的非遗传性肌病，肌组织常有炎症和变性，也与免疫异常有关，多由于正气不足，风湿热邪乘虚而入，滞于经络，阻塞气血之畅达，导致肌肤不仁、筋脉失养而致痿，治以补气血为主，有风则祛风，见湿则利湿，有热则清热，可参以活血药，有“治风先治血，血行风自灭”之义。气血恢复，则筋脉四肢得以濡养。

甲状腺功能亢进性肌病与甲状腺功能亢进同时存在，表现为近端无力逐渐发展到四肢远端肌肉，男性多于女性，部分患者出现肌萎缩，症见双手颤抖、怕热、体重减轻、失眠、眼球突出等，此类患者多无脾虚证表现，而表现为阴虚阳亢、痰热上扰之证，故治疗以清化痰热、软坚泻火为主，常以导痰汤加减如夏枯草、牡蛎、海藻、昆布、黄连、郁金等，待亢进症状平复后再以益气健脾之剂收功。

另外，免疫性疾病后期宜补益肝肾。肝肾之间关系密切，肝藏血，肾藏精，精血同源，相互滋生与转化，肝肾共同起源于生殖之精，肝与肾内寓之相火源于命门。肝肾亏虚或相火过亢，临床上常肝肾同治。《灵枢·经脉》谓：“人始生，先成精，精成而脑髓生。”《素问·五运行大论》云：“北方生寒，寒生水，水生咸，咸生肾，肾生骨髓，髓生肝。”肝肾两脏之间相互联系、相互影响，久病之后损及于肾。李庚和教授认为一些难治的免疫障碍所致的神经肌肉疾病最终阶段往往损及肝肾，肝肾常是五脏传导的最后一关。补益肝肾往往同时进行，如重症肌无力危象就是肾气衰竭，元气式微的表现，此时往往需要肝肾同补。

以下为临床常见的神经肌肉疾病。

（一）重症肌无力（虚劳）

李庚和教授认为重症肌无力应属“虚劳”，以“脾肾学说”为指导，以培补脾肾为治则，其中西医结合治疗重症肌无力的学术思想，为本疑难病的诊治开创了新的格局。

1. 统一重症肌无力中医病名

长期的历史沿革，使得中医学的病名设置复杂多样。根据重症肌无力患者的临床表现特点，李庚和教授认为统一重症肌无力中医病名有利于临床诊断与治疗的规范化。通过查阅典籍文献，结合重症肌无力临床表现，将临床表现与中医典籍记载的病名相比较，并统一定名。

（1）眼睑下垂——睑废、睢目：重症肌无力患者常可因眼肌无力出现眼睑下垂，症状朝轻暮重。这种眼睑下垂的表现在历代文献中均有记载。眼睑在眼科五轮学说中被定义为“肉轮”，清代顾锡《银海指南·气病论》中言：“中气不足，为眼皮宽纵。”此外，在历代文献中还有诸如上胞下垂等记载，病名杂陈，不利于临床统一诊断及治疗。李庚和教授通过文献考证，认为《诸病源候论》中“目，是脏腑血气之精华……若血气虚……其皮缓纵……垂覆于目，则不能开，世呼为睢目”的“睢目”和《目经大成》中所记载的“睑废”与重症肌无力眼睑下垂的表现最为贴切。

（2）复视——视歧：瞳神为“水轮”，属肾，目得精血而视，这是眼有视力的生理基础。《灵枢·大惑论》云：“五脏六腑之精气，皆上注于目而为之精……精散则视歧，视歧见两物。”故后人列于“五脱”，有“精脱则视歧”之说。李庚和教授认为，重症肌无力患者出现复视现象，与经典中记载的“视歧”之病因病机基本相同，故而将其正名为复视。

（3）构音障碍——声瘖：发音之生理，来源于“气”。《灵枢·海论》云：“气海不足，则气少不足以言。”《素问·脉解》云：“阳盛已衰，故为瘖也。”诸家都认为气少、气夺可致音微声嘶。“会厌者，声音之户也”“足之少阴（肾）上系于舌，络于横骨，终于会厌”说明了发音与肾经的联系。李庚和教授认为，重症肌无力患者出现构音障碍现象，与肾气虚密切相关，与经典中记载的“声瘖”之病因病机有异曲同工之处。

（4）舌肌萎缩——舌痿：全身型重症肌无力患者常有舌体软弱伸卷无力。脾主肌肉，舌以肌肉为本，脾虚则舌痿。初起痿而舌淡，多为气血两虚。久病者舌面凹凸不平，肝肾已虚，少阴之脉挟舌本，舌体失养，故而为痿。

（5）颈项乏力——头苦倾：重症肌无力患者常出现头倾下垂，这是因颈项部乏力而无力支撑头颅所致。《灵枢·口问》曰：“故上气不足，脑为之不满，耳为之苦鸣，头为之苦倾，目为之眩。”

2. 重症肌无力的辨证论治

脾肾虚损是重症肌无力的本质。重症肌无力患者素体禀赋不足，体质亏虚，与常人比较不耐劳累，劳力则耗气，劳心则耗血，日久则气血不足；外邪侵袭，首先犯卫，腠理闭塞，肺气不宣，损伤正气；寒则收引，易伤阳气，热则易耗气伤津；腹泻、伤食损伤脾胃，气血生化不足；七情内伤，气机紊乱，脏腑阴阳气血失调；女性经期生理性气血减少，患月经病、行人工流产手术则更是亏虚。因此，劳累、外感、气候变化、饮食不节、情绪波动、女性经期等因素常常成为重症肌无力发病的诱因。气血是脏腑经脉生理活动的物质基础，同时气血的生成、代谢也依赖于脏腑经脉的正常功能，最终依赖元气的温煦作用，激发脏腑经络功能。元气的生成、充沛依赖肾和脾。肾为先天之本，肾中精气化生元气；脾为后天之本，运化水谷精微，培养元气。重症肌无力患者多气血亏虚，元气不足，需责之于脾肾，培补脾肾即培补元气，所以培补元气为治疗重症肌无力的治疗原则。

因此，重症肌无力病在肌肉，症在无力，病证表现为虚、损、衰三层面，倡导重症肌无力分型治疗。

（1）脾气虚型：重症肌无力患者受累肌肉极易疲劳，经休息后可部分恢复。全身肌肉均可受累，提上睑肌受累最为常见。脾胃为气血生化之源，营养五脏六腑、四肢百骸，在体为肉，若饮食劳倦，或久病、大病，脾虚气弱，则清阳不能上升，肌肉筋脉失养，则四肢肌肉升举乏力；眼睑为“肉轮”，眼肌日用频繁，气血消耗为甚，故初发多见眼睑下垂。《诸病源候论》曰：“目，是脏腑血气之精华……若血气虚……其皮缓纵……垂覆于目，则不能开，世呼为睢目。”当气血不足，机体失养，尚可见少气懒言、神疲肢倦等症。“劳则气耗”，劳累愈甚则无力愈甚，恰与“劳倦伤脾”相符。脾虚失运，水湿稽留，湿性重滞，亦令肢体困顿乏力。

本病肌肉无力的特点：① 朝轻暮重，脾应“日晡”，脾应“黄昏至合夜”，朝轻暮重的时相变化与脾所主的时辰相吻合；② 肌无力症状时重时轻，活动后症状加重，休息后缓解，疲劳试验阳性，非常缺乏耐久力。重症肌无力严重的患者，言语不久即构音不清，甚至失声，休息数次才勉强讲完；进食乏力，需停歇多次以积蓄肌力才能继续咀嚼。因此，其气血不是持续亏虚，而是接续不及，呈起伏状态。当气血消耗不续，则力弱，休息后气血有蓄，则有所恢复，但随着病程迁延、病情加重，积蓄时间也越来越长。

本阶段症状尚属轻浅，休息后可恢复部分肌力，临床上单纯脾气虚型患者疗效相对较好。

（2）脾肾气阴两虚型：脾为后天之本，脾虚日久则肾气亏损，久虚不复则损，损则难复，临床表现虚损并见，因证型而异。脾运失司则无以输布津液，肾阳不足则无以温煦蒸腾，津液不能滋养肌肉筋骨，致肌肉软弱无力。肾藏精，生髓，通于脑。若体质素虚，年老肾衰或久病肾亏，精气不足，颈软不能抬头。《灵枢·海论》曰：“脑为髓之海……髓海不足……懈怠安卧。”瞳神为“水轮”，属肾，目得精血而视。瞳神赖肾气所注，若肾气不足，就会出现复视、斜视、眼睑闭合不全。《灵枢·大惑论》曰：“五脏六腑之精气，皆上注于目而为之精……精散则视歧，视歧见两物。”张介宾曰：“目视无光及昏黑、倦视等证，悉由水亏血少而然，宜济阴地黄丸、左归丸之类主之。”此阐明了肾阴与倦视等的关系。张介宾曰“瘖哑之病……虚者其病在本，因内夺而瘖也”，进一步提出因虚致瘖有在肾、在脾的治法，“虚损为瘖者，凡声音之病，惟此最多……凡伤阴病在肾者宜左归丸、右归丸、大补元煎之类，择而用之”“凡中气大损而瘖音，其病在脾，宜归脾汤、补中益气汤之类主之”。

脾肾虚损时又可导致五脏之间的互根互用失去平衡，临床常见影响肺、心、肝等功能，继发多系的脏腑病变。脾主运化，虚损则气血生化乏源，纳呆，消瘦，倦怠嗜卧；中气虚，升清乏力，便溏，颈项痿软；卫气虚，腠理空疏，汗自出，卫外无力，六淫侵袭。肝开窍于目,虚损则目睛失养,畏光,目涩流泪,视物不明;肝主筋,脾主肌肉,共司运动系统,肝脾虚则关节、肌肉无力;肺脾虚则宗气生成不足,息道不利,气血运行迟滞,胸闷,少气懒言,咳痰无力;肾水不足则瞳神无养,目失睛明;肾不纳气则呼吸表浅;心神不足则精神萎靡,失眠,焦虑。

脾虚及肾、积虚成损是重症肌无力中医病机的重要转变和发展,提示疾病的严重和深入,此阶段症状较深、较重且广泛。

(3) 脾肾阳虚型:脏腑日益虚损则元气虚损。元气为脐下肾间动气,为五脏六腑之本、十二经脉之根,通过奇经影响人体的生长、发育和生殖,因此,元气为根本之气,全身各处之气均来源于此。脏腑之气、经络之气都是元气派生而分布于脏腑、经脉,是构成脏腑、经脉的基本物质,是生命活动的原动力。元气虚损即脏腑、经脉本体受损。重症肌无力危重者症见四肢厥冷、呼吸窘迫、不能平卧,甚则汗出淋漓、脉微欲绝、呼吸肌瘫痪,进而呼吸衰竭。虚损至极而成衰,肾损则五脏衰,此时真气匮乏、元气衰败,实属逆证危候,如果救治及时,使用呼吸机辅助通气,同时采用大补元气、回阳固脱之法,尚可恢复自主呼吸,挽回生命。重症肌无力危象为急性呼吸衰竭,元气骤脱,接续不及,但经抢救后元气会渐渐恢复,不同于元气衰竭的慢性呼吸衰竭。因此,随着现代科技进步,急救水平的提高,重症肌无力危象的抢救成功率得到了很大的提高。

重症肌无力虚、损、衰的演变,反映了本病证候变化的轨迹与发展深化的阶段性规律,即由功能影响到形体损害,直至功能衰竭的病理变化过程。

重症肌无力为标本皆虚或因虚致实的虚实夹杂证,不仅气血生成不足,且易损耗。肝脾虚,营血统藏不力则溢,气失涵养则脱;肾虚失于封藏则精气流失。劳累、外感、饮食不节、气候变化、情绪波动、女性经期等多种因素会加重气血的消耗,气血不足,则病证反复发作,迁延不愈。虚则邪自内生,易出现脾虚生湿、肺虚痰阻、肝郁气滞、气虚血瘀等虚实夹杂证。临床常用的西药如胆碱酯酶抑制剂、激素等皆可产生"湿浊",阻遏经脉,阻遏气机。正气不足,最易受邪,临床上正邪相持、正虚邪盛多见,正邪相争少见,治疗以扶正为主,或扶正祛邪并用。

总之,本病属中医学"虚证"范畴,气血阴阳俱不足,兼夹湿邪为患,本虚标实,虚多实少,病变脏腑主要在脾、肾,尤以在脾为重点。

(二) 运动神经元病(痿证)

运动神经元病是一组病因未明的选择性侵犯脊髓前角细胞、脑干运动神经元、皮质锥体细胞及锥体束的慢性进行性神经变性疾病。其主要分为肌萎缩侧索硬化、进行性脊肌萎缩症、进行性延髓麻痹与原发性侧索硬化等四型,临床以肌萎缩侧索硬化最为常见,症见肌肉痿软无力、肌肉萎缩、肌肉颤动,以及锥体束征等,且其他分型病程进展也多以此为表现,为神经系统难治疾病之一。李庚和教授在本病的治疗上主张细辨正邪、三焦而分治,擅用活血息风之法,在改善临床症状、延缓本病进展方面取得良好疗效。

张介宾言:“痿者,痿弱无力,举动不能也。”李庚和教授认为运动神经元病、脊髓灰质炎、急性炎症性脱髓鞘性多发性神经病、周期性瘫痪等多种神经肌肉疾病,临床上虽皆见肌肉痿软失用,可归属于中医学“痿”之范畴,但就疾病特点与病因病机而言是不尽相同的,临证之时当以西医辨病与中医辨证相结合,详加区别。

脊髓灰质炎、急性炎症性脱髓鞘性多发性神经病、周期性瘫痪等疾病,前期多有发热及感染征象,起病多以下肢筋肉失弛、痿软无用、行走活动不利为主症。《素问·痿论》云:“肺热叶焦,则皮毛虚弱急薄,著则生痿躄也。”《黄帝内经》中对于痿躄的论述与上述类型疾病的发病过程相契合,皆因外感侵袭皮毛及口鼻,内传客于肺卫而见发热,或湿热浸淫,筋脉弛纵失用,或热灼营阴,筋脉失润痿弱,不能束骨而利关节,见症多以下肢为著,而致足不能行。结合现代医学所述病因与发病过程可见,以脊髓灰质炎、急性炎症性脱髓鞘性多发性神经病为代表的病证病位多在肺,在下肢筋脉,当参“痿躄”之肺热叶焦,筋脉弛纵论治。

运动神经元病则与上述疾病不同,虽目前现代医学对其确切的病因认识尚有限,但多认为是由遗传易感个体暴露于不利环境造成的,即遗传与环境因素共同作用而致病。多数病例起病隐匿,常见颈肩酸痛,上肢无力、麻木,常误诊为颈椎病,可同时伴有行走不利、易摔倒等下肢无力表现,疾病进一步发展可见全身多肌群受累、肌肉萎缩、吞咽困难、呛咳等延髓麻痹症状,甚则呼吸肌受累而出现呼吸衰竭。李庚和教授认为就主症对应而言,“痿证”更合适对应运动神经元病,《素问玄机原病式》论:“痿,谓手足痿弱,无力以运行也。”《景岳全书·痿证》云:“痿证之义……故因此而生火者有之……败伤元气者,亦有之……元气败伤,则精虚不能灌溉,血虚不能营养者,亦不少矣。”从张介宾对于“痿证”的论述中可见,“痿证”病因相对“痿躄”而言更广泛,除外邪与热邪,禀赋不足、精虚血少、元气败伤皆为其病因,故临证表现各异,见症亦更为纷繁复杂,手足、咽喉等均可受累,故仅以“痿躄”论治多有偏颇。

运动神经元病病因病机复杂,见症纷繁,当细辨病邪性质、受累脏腑,再立法处方。《素问·痿论》云:“五脏使人痿何也? 岐伯对曰……肺热叶焦,则皮毛虚弱急薄,著则生痿躄也。心气热,则下脉厥而上,上则下脉虚,虚则生脉痿……肝气热,则胆泄口苦,筋膜干,筋膜干则筋急而挛,发为筋痿。脾气热,则胃干而渴,肌肉不仁,发为肉痿。肾气热,则腰脊不举,骨枯而髓减,发为骨痿。”由《黄帝内经》对于五痿的论述可知,热邪为其重要病机。又有“悲哀太甚,则胞络绝……大经空虚,发为肌痹,传为脉痿……入房太甚,宗筋弛纵,发为筋痿……有渐于湿,以水为事,若有所留,居处相湿,肌肉濡渍,痹而不仁,发为肉痿……有所远行劳倦,逢大热而渴,渴则阳气内伐,内伐则热合于肾……则骨枯而髓虚。故足不任身,发为骨痿”之论,可知悲哀太过、入房太甚、水湿逗留、劳倦疲乏等均为本病之病因,临证时除清泻肺热、润养肺阴之外，当需审证求因，不忘禀赋不足之本，虑及他脏之病，更当兼顾情志、房劳、劳倦等内因，以及风、寒、湿、热等病理因素，扶正祛邪，方始得效，故云论治不止于肺。

李庚和教授强调在运动神经元病的治疗中，治肺亦为不可或缺之法。就生理而言，肺者"诸脏之长"，居于上焦，为心之盖也，故称为"华盖"，为水之上源，宣发五谷精微之气味，薰肤，充身，泽毛，诚若雾露之灌溉万物，身体气血津液的循行布散中，肺之功能不可小觑，水谷精气与津液敷布失常，脏腑失于濡养滋润，则发为痿证。运动神经元病起病之初见少气懒言、神疲乏力，中期有构音障碍、吞咽不利，晚期为排痰困难、呼吸衰竭。上述肺气不足、机关失利、元气衰败见证均与肺主气、司呼吸、布散津液、濡润枢机之能密不可分。因此，运动神经元病的治疗虽应谨守病机，但治肺亦为其主要治法，应贯穿本病发展始末，或清热化痰，或滋阴润燥，或补益升提，或培土生金，随证应变。

（三）进行性肌营养不良（痿证）

进行性肌营养不良是以缓慢进行性加重的对称性肌无力和肌萎缩为临床特征的一组遗传性肌肉变性病，病变部位可累及肢体和头面部肌肉，少数可累及心肌。李庚和教授根据临床特征表现将其归属于"痿证"范畴，其与小儿"五迟""五软"有共同临床特点。

李庚和教授认为，本病病因虽多，可以综合归纳为先天不足、后天失养两方面。有些具有明显家族遗传史，儿童多发，肾精亏虚、气血不足是其发病基础；多数发病儿童有偏食倾向，与脾胃虚弱、营养不足有重要关系。七情、六淫致病，也是以脏腑虚弱为基础，以机体阴阳失调为条件，所以临床脾气虚、心血虚、肝阴虚、肾精虚等较为常见，兼见痰湿、瘀血、积滞等代谢异常。气虚血亏则血液运行缓慢，造成瘀血阻滞，或痰浊瘀血互结，留注肌肉，阻滞经脉，日久病变部位浮肿或者肌肉假性肥大，肌肉纤维增粗变硬而无弹性，病情更重。

关于本病的病机，李庚和教授认为与脾、肾、肝三脏最为密切。由于本病有很强的遗传性，取决于先天。肾为先天之本，主骨生髓，藏元阴元阳。先天禀赋不足，肾脏虚亏，骨失所养，则骨软髓少，骨不坚而致骨质软弱，腰背不举；后天之本源于脾，脾为气血生化之源，主肌肉、四肢。若脾虚气弱则化源不足，气血不能充养四肢、肌肉而致肌肉痿弱无力。肝主筋，藏血，其华在爪，肝肾同源。若肾虚阴亏，肝血不足，不能濡养筋脉，筋脉不能束骨而利关节，则筋脉肌肉收缩无力。

关于辨证分型，李庚和教授将本病分为脾胃虚弱型、脾虚肝旺型、脾肾两虚型、肝肾亏损型。

脾胃虚弱型：进行性下肢无力，消瘦，上楼爬高困难，纳差，面色不华，大便稀溏，舌苔薄白，脉细弱。治宜益气健脾、活血通络，方以参苓白术散加减。

脾虚肝旺型：四肢乏力，肌肉轻度萎缩，腓肠肌假性肥大，烦躁易怒，多动不安,夜啼不寐,出汗,磨牙,舌尖稍红,脉弦细。治宜健脾平肝,方以逍遥散加减。

脾肾两虚型:下肢肢体痿弱,行走困难,不能站立,纳差,便溏,面色苍白,腰膝酸软,脉沉细缓,舌苔薄白。治宜益气活血、健脾补肾,佐以通络法,方以补阳还五汤加减。

肝肾亏损型:肢体痿软无力,腰膝酸困,不能行走,站立困难,眩晕,耳鸣,遗尿,舌红少苔,脉细数。治宜补益肝肾、滋阴清热、活血通络,方以虎潜丸加减。

(四)多发性肌炎(肌痹)

多发性肌炎是病因未明的骨骼肌炎性疾病,目前认为其是细胞介导免疫反应失调,主要累及近端肢带肌、颈肌和咽肌等,可损伤多个脏器,易合并恶性肿瘤的自身免疫病。本病患病率在我国这方面资料甚少,美国患病率为 6.3/100 000,日本患病率为 6/100 000,女性多于男性,但伴恶性肿瘤的多发性肌炎以男性为多,5 年死亡率为 13.7%~50.0%。目前多发性肌炎的西医疗法仍以激素和免疫抑制剂为主。激素治疗虽疗效明显,但常因依赖性和副作用而导致治疗失败。免疫抑制剂近年在临床应用较为广泛,但其疗效尚待进一步论证,此类药物与激素一样存在较大的副作用。中医在整体辨证论治的基础上治疗多发性肌炎,有助于缓解病情,减轻激素治疗对机体带来的负面反应及依赖性,有利于激素的撤减,防止病情反复。

多发性肌炎在中医学中没有相应的病名,李庚和教授根据其临床表现及病机分析,认为本病早期类似痹证,晚期类似痿证。《素问·痹论》云:"风寒湿三气杂至,合而为痹。其风气胜者为行痹,寒气胜者为痛痹,湿气胜者为着痹。"又云:"痹……在于肉则不仁,发为肉痹。"《素问·痿论》云:"肺热叶焦,则皮毛虚弱急薄,著则生痿躄也……脾气热,则胃干而渴,肌肉不仁,发为肉痿。"《诸病源候论》云:"此由血气虚弱,若受风寒湿毒,气血并行肌腠。邪气盛,正气少,故血气涩,涩则痹,虚则弱。故令痹弱也。"

从上文所述可见古人对多发性肌炎一证多从"肺热""寒、湿、温",或从血虚气弱论之。其脏腑定位多离不开肺、脾二脏。中医学认为肺主皮毛,脾主肌肉,从多发性肌炎的临床表现先以肌痛、肌酸、乏力为主,逐步发展为肌肉痿软无力、肌肉萎缩来看,与脾有更密切关系。

综上所述,本病之发生发展规律在于禀赋不足、气血亏虚、卫外不固,由风寒湿毒客于肌腠,致络脉不通,以致皮肤、肌肉失养。病机可概括为肺脾气虚、营卫失调、络脉不通、肌腠失养。早期当祛邪与扶正同用,后期当通络祛瘀与补肾养精血同用。

李庚和教授认为本病与重症肌无力不同之处在于明显的肌肉疼痛及皮肤损害,如斑丘疹及钙化,少数患者伴有关节痛和发热。其可见肌肉萎缩、血清酶增高,尤其是乳酸脱氢酶更为敏感。肌电图可以见到自发性纤颤电位和正向尖波。肌肉活组织检查见肌纤维变性、坏死、再生,炎症细胞浸润,血管内皮细胞增生等。腱反射减退。本病常以皮肤症状为初起,故而常常被误诊,临床需仔细判断。

本病病势急剧,缓解缓慢,正如俗语之"病来如山倒,病去如抽丝",患者及家属应充分了解本病的特点,在治疗过程中保持乐观的心态,积极配合治疗,这一点非常重要。急性期患者应减少活动、卧床休息,可在辅助下进行关节和肌肉的被动活动以防止失用性萎缩,不应过度锻炼以免加重病情。病情缓解期间可适度缓慢活动,但仍应注意避免过度疲劳。

二、心脑血管疾病

(一) 冠心病(胸痹/心痛)

近年来,我国心脑血管疾病发病人数呈快速上升趋势,其中冠心病的高死亡率、高致残率给社会带来了沉重的经济负担。据《中国心血管病报告2016》相关数据统计,近10年发生心血管事件的死亡率总体呈现增长趋势,且心血管病现患人数高达2.9亿人次,其中冠心病患者约有1 100万人次,死亡率占疾病总死亡率的40%以上,更是超过肿瘤及其他疾病,位居首位。和发达国家一样,冠心病正在成为慢性心力衰竭最重要的病因。

冠心病是指冠状动脉出现粥样硬化性改变,使血管管腔狭窄或闭塞,引起心肌缺血缺氧或坏死的一类常见心脏疾病,或称为缺血性心脏病。其主要是由于血脂异常、血压增高、糖尿病及糖耐量异常、吸烟、肥胖、家族史等危险因素造成的,其中,引发冠心病发生的最重要危险因素是血脂异常。冠状动脉粥样硬化是引起冠心病的根本原因,它导致冠状动脉血管管腔狭窄或阻塞,使心肌供氧减少,最后心肌供氧与耗氧严重失衡,使心肌相应供血血管完全闭塞,缺血心肌由可逆的心肌缺血逐渐演变成不可逆的心肌细胞坏死,即心肌梗死。近年来,随着人口老龄化的加快、人们生活方式的转变及饮食结构的调整,冠心病的发病率在世界范围内仍呈上升趋势,且死于该类疾病的人数也在持续地增加,其已经成为现代人类死亡的三大死因之一。因此,冠心病的防治是我们面临的一大重要公共卫生问题。现代医学在防治冠心病方面起到了积极的作用,尤其是经皮冠脉腔内成形术和冠状动脉搭桥术等手术的介入,但仍存在一些盲区,如介入术后再狭窄、阿司匹林抵抗、药物耐受及副作用等。另外,昂贵的医疗费用及介入治疗的风险使得很多家庭把介入诊疗技术拒之门外,而且术后患者生活质量的下降、患者间个体差异的忽略等方面仍存在着不足。

目前,对冠心病的治疗,医学界对中医药所发挥出的作用越来越认可。将冠心病归属于中医学的"胸痹""心痛""真心痛""厥心痛""卒心痛""心悸"等范畴,并在防治本病中取得了突出的成就。无论是在诊病的病因病机、辨证分型还是在治病的理法方药、预后防治等各方面都彰显了中医药治疗的独特优势,并且多靶点、多途径、个体化、便捷化的诊疗方案,明显改善了患者的临床症状,大大提高了患者的生活质量。其毒副作用小，也弥补了西药治疗的风险。

冠心病按照其临床症状，应归属于中医学“胸痹”“心痛”“厥心痛”“心悸”等范畴。“心痛”病名最早见于马王堆古汉墓出土的《五十二病方》。胸痹的临床表现最早见于《灵枢·五邪》中的“邪在心，则病心痛”。《素问·脏气法时论》曰：“心病者，胸中痛，胁支满，胁下痛，膺背肩胛间痛，两臂内痛。”《灵枢·厥病》曰：“真心痛，手足清至节，心痛甚，旦发夕死，夕发旦死。”由此可见其症状与心绞痛相似。张仲景在著作《金匮要略》中明确记载了“胸痹”之名，并认为其发病的病机为“阳微阴弦”，意为上焦阳气亏虚，下焦阴寒过盛。总结来说，本病既有本虚又有标实，合而为病。这些对胸痹发病机制的提出，祛病方法的创立，以辛温通阳或温补阳气为治疗原则的确定有很大贡献，为当时了解胸痹、心痛及其诊疗开辟了先河，并提出相关治疗方剂。例如，“胸痹，心中痞气，气结在胸，胸满，胁下逆抢心，枳实薤白桂枝汤主之；人参汤亦主之”“心痛彻背，背痛彻心，乌头赤石脂丸主之”。后世医家丰富了本病的治法，如元代危亦林《世医得效方》用苏合香丸芳香温通治卒暴心痛。明代王肯堂《证治准绳》明确指出心痛、胸痛、胃脘痛之别，对胸痹、心痛的诊断是一大突破；在诸痛门中用失笑散及大剂量红花、桃仁、降香活血理气止痛治疗死血心痛。清代陈念祖《时方歌括》中记载用丹参饮活血行气治疗心腹诸痛。清代王清任《医林改错》中记载用血府逐瘀汤活血化瘀通络治疗胸痹、心痛等，对本病均有较好疗效。

胸痹的病位在心，但与肝、脾、肾三脏功能的失调有密切关系。因心主血脉的功能正常，有赖于肝主疏泄、脾主运化、肾藏精主水等功能正常。其病性有虚实两方面，常常为本虚标实，虚实夹杂，虚者多见气虚、阳虚、阴虚、血虚，尤以气虚、阳虚多见；实者不外气滞、寒凝、痰浊、血瘀，并可交互为患，其中又以血瘀、痰浊多见。但虚实两方面均以心脉痹阻不畅，不通则痛为病机关键。发作期以标实表现为主，血瘀、痰浊突出；缓解期主要有心、脾、肾气血阴阳之亏虚，其中又以心气虚、心阳虚最为常见。以上病因病机可同时并存，交互为患，病情进一步发展，可见下述病变：瘀血闭阻心脉，心胸猝然大痛，而发为真心痛；心阳阻遏，心气不足，鼓动无力，而表现为心动悸，脉结代，甚至脉微欲绝；心肾阳衰，水邪泛滥，凌心射肺而为咳喘、水肿，多为病情加重的表现，要注意结合有关病种相互参照，辨证论治。

李庚和教授根据多年临床经验认为本病致病因素主要为气虚、痰阻、血瘀，辨证初期多为气虚痰饮血瘀证，后期多以心病及肾、心肾不交证为主。

1. 气虚痰饮血瘀证

本病多与外邪、饮食、情志、劳倦、年迈等多种因素相关。其主要病机为心脉痹阻，亦有本虚标实之象。本病的发生多因实致虚，亦因虚致实，且病程缠绵难愈，常虚实夹杂。《素问·痹论》指出“脉者，血之府也，涩则心痛”，说明了血瘀痹阻则致心痛。并且，人们生活习惯改变及饮食结构改变，过食肥甘厚腻，嗜烟酒成癖，酿痰而生，日久痹阻心胸，亦是引起胸痹的又一重要因素。各医家对胸痹的诊治偏重不同，大多将其根本病机归属于"本虚标实"。秦昌遇在《症因脉治》中曰："胸痹之因……痰凝血滞。"曹存心在流传于后世的医书《继志堂医案》中曾言："胸痛彻背，是名胸痹……此痛不唯痰浊，且有瘀血，交阻膈间。方用全瓜蒌，薤白，桃仁，红花。"其中不仅提出胸痹发病是因痰瘀交阻膈间而致气血运行受阻，而且还提出在治疗时宜化痰药与活血药并用，采用痰瘀并治的思路，方能取得疗效。冠心病的发生以痰瘀为标，气虚为本。本病发生于年过半百之人，肾气渐衰，心气不足，鼓动无力，痹阻心脉，而发为痹。心主血脉，气推血行，气虚无力助血运行，则见血瘀之象。

痰瘀同出一源，血瘀日久，或饮食失调，则可聚痰而生，出现痰瘀之象。因此，气虚痰瘀互阻是本病发生的根本。痰饮是人体的异常代谢物，其生成多由于水液无法正常代谢，蓄积于体内，停滞日久。人体需要从饮食物中吸收水液以濡润全身，水液能够正常运行，与肺、脾、肾三脏功能的正常发挥密不可分。肺为"水之上源"，能疏通调节水液运行的道路，脾将津液输送到肺，经过肺之宣发，能将一部分水液输布周身，以行濡养及润泽作用，其浊者则气化成汗而代谢。饮食入胃，脾在发挥运化功能的同时，作为水液代谢的"枢纽"，能够依靠其升清作用，将食物中的水分及时上输至肺，不至于停聚于中焦。正如《灵枢·决气》中所言"上焦开发，宣五谷味，熏肤、充身、泽毛，若雾露之溉"。而另一部分水液经肺之肃降向下转运到肾和膀胱。肾有"水脏"之称，主宰体内之水液。肺与脾能对体内的水液进行转运布散，均依赖肾之蒸腾气化。在肾的蒸腾气化作用下，尿液才能正常化生及排出，故言"肾为胃之关"。因此，只有肺、脾、肾生理功能正常，人体内的水液方可归于正化，若脏腑生理功能障碍，则水行异常，聚湿为痰。痰饮作为脏腑功能活动失常的产物，可停滞于人体的各个部位，痰饮不仅是病理产物，同样也可以作为致病因素，导致人体发生各种不同的疾病，所以又有"百病多由痰作祟"的说法。痰饮阻滞，对于气机正常的升降出入、气血津液的正常运行、脏腑的生理功能都会造成很大影响。正如《景岳全书·痰饮》中提及"痰涎皆本气血，若化失其正，则脏腑病"，如痰饮阻于心，则心血不畅；痰饮阻于经脉，可影响气血的正常运行；痰饮阻于脉中，则脉道不利，影响血液的正常运行，血液凝滞不畅，产生瘀血。李庚和教授认为冠心病的总体病机多为本虚标实，以痰瘀为标，气虚为本，并以虚、瘀、痰论治；同时，益气活血化痰类中药还可促进缺血部分心肌血管的生成，改善心肌缺血缺氧症状，进而预防冠心病心绞痛的发生。

2. 心病及肾、心肾不交证

本病多发于中老年人，年过半百，肾气渐衰。肾阳虚衰则不能鼓动五脏之阳，引起心气不足或心阳不振，血脉失于阳之温煦、气之鼓动，则气血运行滞涩不畅，发为心痛；若肾阴亏虚，则不能滋养五脏之阴，阴亏则火旺，灼津为痰，痰热上犯于心，心脉痹阻，则为心痛。

心肾在生理上“水火相济，精血互生”。心属火，居上焦，藏神；肾属水，居下焦，藏精。心与肾相互作用、相互制约，以此作为维持人体生理活动的条件。肾中真阳上升，可以温心火；心火制肾水泛滥而助真阳；肾水又能制心火，使不致过亢而益心阴，正如《备急千金要方》中的“夫心者，火也；肾者，水也；水火相济”。秦昌遇《症因脉治》言：“夫人身阴阳水火，平等则生，偏旺则病，偏极则死。”汪绮石《理虚元鉴》中“肾为性命之根，盖肾之为脏，合水火二气，以为五脏六腑之根，真水不可灭，真火独可熄乎”表明肾阴与肾阳水火相济，且精血互生是维持人体正常生理活动的一个必要前提。

再者，肾阴与肾阳、水与火、元气与精血三者既相互依赖而又互相斗争，与人体的正常生理功能息息相关，如若能够正常运行则可推动人体正常生命活动的进行。而当人体发生病变，如出现肾虚时，常常会累及相关的脏腑、器官、组织，从而使人体生理失衡，最终发为诸病。心与肾彼此影响，心本乎肾，而肾虚可以导致心病。肾寄属元阴元阳，主开阖，可调控体内的相关水液；同时肺阴阳、脾阴阳都来源于肾所寄的元阴元阳，如果肾气不足，使肾阴阳失调，则导致气化无权，从而使津液凝聚导致痰浊丛生，若痰浊向内走，则可阻塞相关脉道，进而导致胸痹的发生；而肾阴阳失调也可导致人体的气机升降发生异常，进而出现气滞证，而气滞则会血瘀，血瘀则会影响脉道的通畅，若脉道不通，亦可导致胸痹；另外，如果人体出现肾阳不足的情况，因阳虚则寒，容易出现寒邪内生的证候，若寒邪凝滞于血脉，血脉不通畅，也可以导致胸痹的发生发展；而进一步出现肾阳虚衰的状况，因肾阳虚衰而导致心阳衰微，率血无力，则可使心脉发生瘀阻，最终可致胸痹、心痛疾病的发生。

（二）脑卒中（中风）

脑卒中，又称“中风”，是指一种急性非外伤性脑局部血液供应障碍而引起的局灶性神经损害，《中国医学百科全书》云：“中风是以突然昏仆，不省人事，或口眼㖞斜，语言不利，半身不遂，或不经昏仆而，㖞僻不遂等为主要的病症，因发病急骤，变化迅速，与自然界里风性善行而数变相似，古人类比风邪如矢石之中人，故曰中风。”

中风的发生，主要责之患者脏腑虚损，功能失职，导致水湿气血运行无权，酿生痰浊瘀血，存留于体内。在此基础上，遇诱发因素如受寒、劳累、紧张、郁怒、便秘，导致气机紊乱，痰浊瘀血随气横窜，留于脑络经隧，导致经隧闭阻、气血运行受阻，肢体失于气血濡润而发中风。可见虚损、痰瘀、肝风与中风发病密切相关。正气不足，肝肾阴虚，阴阳失调，肝风内动，引动外风，痰瘀互结，互为因果，此即中风发生发展及转归过程。

1. 正虚是中风发病的内在基础

中风虽然是突然起病，来势凶猛，后果严重，然而它的发生却并非巧合。“冰冻三尺非一日之寒”，事实上，中风的形成，有原始病因和诱发因素。原始病因有情志不调,久病体虚,饮食不节,素体阳亢;诱发因素主要为烦劳,恼怒,醉饱无常,气候变化等。情志不调,或忧郁恼怒,或长期烦劳,肝郁化火,虚火内燔,以致肝阳暴亢,肝肾阴虚;久病体虚,必致肝肾阴亏,阴虚阳亢;饮食不节,或嗜食肥甘,或饮酒过度,耗伤肾阴,水不制火,阳亢风动;素体阳亢,阳亢日久则损耗阴液,必致阴亏。以上均致脏腑虚损,肝肾阴虚,阴阳失调,气血逆乱,上扰脑窍,神机失用,发为中风。故而正虚,且以肝肾阴虚为主,是中风发病的内在基础。

2. 中风五脏以"肝"为关键

(1)肝脏之生理功能与中风之病理息息相关:中风病机的核心是阴阳失调,气血逆乱,而肝主疏泄,体阴而用阳。气变于病之始,血变于病之成。气变则郁,脏腑经络气机阻塞,肝疏泄气机失职,升降失常,气血逆乱,"气不顺则为风""气有余便是火""风火相合,动则为升,升则动血,上犯脑窍,窜入经络,浸淫血脉,成为血脉涩滞,或为络破血溢,发为中风"。

(2)中风之内外风皆与肝有关:"诸风掉眩,皆属于肝""诸暴强直,皆属于风"(《素问·至真要大论》)。中风有内外风之说,外风主要是指中风发病的诱发因素,有肝风与肝火;中风发病的内因主要是肝肾阴虚,肝风内动,外风引动内风。内风夹外风共生痰致瘀而致病。

中风的发生、发展与肝的关系最为密切,"风气通于肝",中风为风邪所致,风邪多通肝;中风由情志所起,恼怒忧伤,肝郁化火而生风;"肝主身之筋膜",又"肝主筋"之说,肝肾阴亏,阳亢风动,肝伤则筋脉拘挛,屈伸不利;肝属木,木宜升发条达,主疏泄气机,中风既成,肝气郁结于内加重病情发展,反之情志调畅、肝气通达,加速气血运行,使病情好转。

3. 痰瘀为中风发生发展之根本

气血运行流畅,则无痰以生,无血为瘀。若肝气疏泄失常,气机失畅,津液输布障碍化成痰湿,阻滞血脉,可使气血运行不畅,形成瘀血,血瘀阻滞经脉,津液难行又聚而为痰。气血逆乱,气机失畅,化痰生瘀,痰瘀互为因果,相互结合致中风发生发展。中风发生以后,脑部瘀血或凝于脉中,或溢于脉外,或瘀滞流行不畅,瘀血阻滞脑络,蒙蔽清窍,导致神机失用;脑脉血瘀既成,气机阻滞,则水津不行,水聚而成饮,饮敛化为痰,痰邪积聚髓窍,同样导致神机失用。从某种意义上来讲,全身之痰瘀是因,脑内瘀血、气道之痰是果,脑内瘀血和气道之痰加重阻碍全身之气血运行,可决定病情发展及转归变化。脑脉瘀血愈重,水饮痰浊聚合就愈重,两者互为关联,互为影响,既是因也是果,是中风发病发展之根本。

4. 中风论治方法

(1)中风的三期论治法:中风按时间可分为三期。急性期:中经络发病1~2周,中脏腑最长不超过1个月;恢复期:发病后2周或1个月至半年;后遗症期:半年以上。

正虚、肝风、痰瘀影响了中风的发生发展过程，中风在急性期以血瘀证、风证、痰证为主；在恢复期以血瘀证、气证、痰证为主；在后遗症期以血瘀证、血虚证、痰证为主。由此可见血瘀证和痰证贯穿中风的始终。急性期多感受风邪，有风热、风火、痰热之邪，需祛风除热、化火涤痰以通窍，泻热以通腑，可运用安宫牛黄丸、苏合香丸等，当然现在西医治疗进展迅速有效，因此必须中西医并治，方能奏效。一旦发病应抢卒中时间窗，考虑溶栓、介入治疗等，从某种意义上讲也是祛邪的手段。恢复期病情进入平稳期，邪实少，脏腑虚损，痰瘀互阻，脏腑功能低下，化生气血精液的功能受损，气虚显现，肝肾不足，中医治疗的疗效开始充分体现，治宜益气活血、祛痰化瘀。后遗症期，患者后遗症状基本定型，瘀血痰浊入血入络，清代名医叶桂在《临证指南医案》中多次提及"初病在经，久病入络，以经主气，络主血""初为气结在经，久则血伤入络""病久、痛久则入血络"。治疗宜活血通经活络以进一步改善患者不适症状。针刺经络之法更突出中医优势。

（2）中风之辨证分型论治法：除上述以外，需体现中医的辨证论治，无论是不是中风，但凡任何疾病证候都需要辨证论治，这是中医之大法，也是中医的精髓和灵魂。

中风应辨内外因，辨虚实——正虚邪中，辨阴阳，辨"风、火、痰、气、瘀"，辨脏腑，辨经络，辨分期，不能固定思维，需灵活运用。有时后遗症期患者，病情突然加重，有可能是再中，也可能是他证，如外感热证等。临证必须观察细微之处，四诊合参，辨疾病当时当下症状以治之。

（三）脑供血不足（眩晕）

眩晕作为主诉或伴随症状，在临床上屡见不鲜。中医的"眩晕"概念，是指以头晕眼花不稳为主的一种病证，轻者仅有短暂头晕，重者旋转不定，伴恶心、呕吐，甚至跌仆倾倒。其病因、病机及诊治等各方面均比较复杂，中西医的认识均有不同。中医治疗优势为整体性，若辨证准确施方得当，不仅可缓解眩晕症状，对引起眩晕的基础疾病也有控制作用。

《黄帝内经》中有"目眩""眩仆""眩冒""掉眩""眩转"等不同称谓，在证候病机方面有丰富的记载。《素问·五脏生成》云："徇蒙招尤，目冥耳聋，下实上虚，过在足少阳、厥阴，甚则入肝。"《黄帝内经》中关于眩晕的论述为后世医家辨证用药提供了理论依据。汉代张仲景对眩晕证治亦有多次阐述，《伤寒论》云"少阳之为病，口苦、咽干、目眩也"；《金匮要略》曰"卒呕吐，心下痞，膈间有水，眩悸者……"等。后世医家在此基础上不断补充与发挥，《备急千金要方》专立"风眩"门，《全生指迷方》述及眩晕有"发则欲呕，心下温温""目瞑不能开"等症，《严氏济生方》则谓"所谓眩晕者，眼花屋转，起则眩倒是也""目眩运转，如在舟车之上"，可见古人论述的眩晕是以头晕眼花，视物旋转，如坐舟车，甚则站立不稳，倒仆于地为主要证候的病证，常伴有耳鸣、疲乏无力、恶心、呕吐等症。

眩晕的病因,《黄帝内经》中已有详细论述,《灵枢·大惑论》云"邪中于项,因逢其身之虚……入于脑则脑转,脑转则引目系急,目系急则目眩以转矣",认为外风入脑导致眩晕;《素问·至真要大论》中"诸风掉眩,皆属于肝",揭示眩晕的发病机制是肝肾亏虚、风阳上扰。另外,"上气不足,脑为之不满""髓海不足"等原因也会造成头晕目眩。《黄帝内经》首开因风、因虚致眩的先河。汉代张仲景继承《黄帝内经》之旨从外感、内伤两方面阐述眩晕证治,《金匮要略》有"心下有痰饮,胸胁支满,目眩""诸肢节疼痛,身体尪羸,脚肿如脱,头眩,短气……"等关于痰饮、水湿导致眩晕的证治,对《黄帝内经》进行了补充。其后,历代医家在继承《黄帝内经》、张仲景有关论述的基础上,总结指出外感六淫、内伤七情及房事、劳倦、饮食不节、跌仆损伤等都可能导致眩晕。

李庚和教授认为眩晕的病因主要有情志失调、饮食偏嗜、久病体虚、劳欲过度等,致病因素包括"风、痰、火、虚、瘀"等,且经典医籍有"无风不作眩""无痰不作眩""无虚不作眩"的论述。

因风致眩之说源于《黄帝内经》,《素问·至真要大论》中"诸风掉眩,皆属于肝"的论述,是谓"无风不作眩"。后世医家发展了这一理论,宋代陈言提出"中伤风寒暑湿""喜怒忧思""饮食饥饱……房劳过度",即外因、内因、不内外因是造成眩晕的三因学说。明代虞抟认为眩晕可由岁气太过,外风作乱所致,"风木太过之岁,亦有因其气化而为外感风邪而眩者"。又有医家提出不同意见,清代叶桂曰:"所患眩晕者,非外来之邪,乃肝胆之风阳上冒耳。"陈念祖亦谓:"风非外来之风,指厥阴风木而言。"沈金鳌言:"眩晕者,中风之渐也。"因风致眩之说日趋丰富。肝为风木之脏,体阴而用阳,性刚劲喜条达,善动易升。若肝阴耗伤或气郁化火,致使肝阳上亢,火升风动,上扰头目而发为眩晕。

因痰致眩之说始于张仲景。《金匮要略》认为"心下有支饮,其人苦冒眩",其浊饮上犯清窍致眩理论颇受后世医家重视。严用和认为"七情所感,遂使脏气不平,郁而生涎,结而为饮,随气上逆,令人眩晕";朱震亨提出"无痰则不作眩,痰因火动",从痰火论治眩晕,有其独到之处。后代医家认为眩晕不都是由痰所致。由于脾气虚弱,运化失健,痰浊阻遏阳气,清阳不升,浊阴上扰,蒙蔽清窍而发眩晕;或素体痰盛,久蕴化火,痰火郁结,扰乱清窍而为眩晕。也有医家持有异议,如虞抟曰:"黑瘦之人躯体薄弱,真水亏欠,或劳役过度,相火上炎,也有时时眩晕,何湿痰之有哉。"

因火致眩之说,刘完素认为,"因风木旺,金衰不能制木,风与火两阳相搏则为旋转"。后世医家对此说又作了补充,如何书田在《医学妙谛》中言:"精液有亏,肝阴不足,血燥生热,热则风阳上升,窍络阻塞,头目不清,眩晕跌仆。"此指出风、火是致眩之标,而肝虚阴精不足才是致眩之本,使因火致眩之说更切合临床实际。

因虚致眩之说始于《黄帝内经》,《灵枢·海论》的"髓海不足"与《灵枢·大惑论》的"上气不足"为虚证眩晕奠定了理论基础。张仲景提出了桂枝龙骨牡蛎汤证等具体方药,提示失精则无以上奉而髓海暗亏,亡血则脑失所养,遂发眩晕。宋元以后本病在前人因虚致眩之说的基础上又有很大发展。严用和认为"疲劳过度,下虚上实",令人眩晕;李杲提出脾胃虚弱、元气不足可致头目昏眩,张介宾特别强调因虚致眩,"虚者居其八九,而兼火、兼痰者,不过十中一二",他既不赞成刘完素风火致眩之说,也反对朱震亨无痰不作眩的理论,力倡"无虚不能作眩"。由于虚体劳欲或老年体衰,肾精亏损,髓海空虚而致眩晕;亦有劳倦日久或病后失养,气血亏虚不能上荣,是以上气不足而眩晕。总以人体阴阳气血受损、年老精衰、营卫两虚等才是眩晕的根本原因。

因瘀致眩之说,王清任论治疾病重视气血,指出若元气既虚,血气不畅也会发生"瞀闷",其说可谓是因瘀致眩之说的肇端。六淫、七情、外伤、痰饮、久病均可造成气虚血瘀和气滞血瘀,致使气血运行不畅,瘀血壅滞脉络,闭阻窍道,蒙裹清阳而致眩晕。

李庚和教授认为各种致病因素可单独致眩,也可相兼为病,本病之本为机体正气亏虚,风、痰、火、瘀等病邪多是在脾土虚弱、肝肾不足基础上产生。临床辨证多虚实并见,以虚为主,兼夹风、痰、火、瘀等。

(四)帕金森病(颤证)

帕金森病归属于中医学"颤证"范畴,亦可称为"震颤""颤振""振掉"。帕金森病的平均发病年龄段为55~60岁。《素问·上古天真论》云:"肝气衰,筋不能动,天癸竭,精少,肾脏衰,形体皆极。"年过半百,步入老年,则脏腑开始虚衰,阴阳气血渐趋亏损,这是正常的生理过程。若平时摄生不慎,工作劳顿,后天失养,可致肝肾阴亏,精血俱耗,肝血不足则无以濡养筋脉,肾阴不充而阴虚生风,风邪在筋则使筋挛,可见肢体活动不遂、手足震颤等症状。随着疾病发展,肝、肾二脏进一步受累,气血津液运化失常,而导致气滞、痰阻、血瘀等壅滞经络,终致气血两虚。帕金森病的病机及治疗有以下特点。

1. 肝肾阴虚是帕金森病的本质

《黄帝内经》中无"颤证"之名,但《素问·至真要大论》中有"诸风掉眩,皆属于肝""诸暴强直,皆属于风""诸寒收引,皆属于肾"的论述。其中"掉"即振掉、震颤之谓。"强直""收引"是对肌肉强直、关节拘挛的描述。以运动障碍为主要表现的帕金森病的本质为肝、肾二脏病变。在中医看来震颤是一种风象,一如《证治准绳》所述"颤,摇也,振,动也,筋脉约束不住,而莫能持,风之象也"。四肢振摇的表现系由于阴血不足,肝火内盛,引动内风,木盛太过而克脾土,脾主四肢,四肢者诸阳之末,风为阳气,木气鼓之,四末摇动震颤。《灵枢·经脉》中述"肝者,筋之合也",肝血亏虚,无以养筋,筋脉拘挛,伸缩不能自如,故肌张力升高,屈伸不利,呈齿轮样或铅管样。《素问·脉要精微论》中指出:"骨者,髓之府,不能久立,行则振掉，骨将惫矣。”肾藏精，主骨生髓通于脑，脑为髓海，精亏髓少，不能上荣于脑，脑髓失养，神失所荣，身体失于主持，外不能灌溉四肢百骸，经络失用，筋脉失濡则肢体震颤不已，肌肉挛急而强直失灵、动作不利，所以肝肾阴虚是帕金森病的本质。《医宗必读》中有“肝肾同源”之论：“然木即无虚，言补肝者，肝气不可犯，肝血自养，血不足者濡之，水之属也，壮水之源，木赖以荣。”此说明肝血必赖肾精之滋养，若肾精亏损可导致肝血不足。两脏盛则同盛，衰则同衰，此谓“肝肾同源”。

2. 帕金森病实证易治虚证难愈

随着人类生存年限不断增长，帕金森病的发病率也一路攀升，且本病已经被证实临床病程进展是不可逆的。随着现代医学对帕金森病的研究逐步深入，其绝不仅仅是多巴胺能神经元的变性缺失，而是环境、衰老、氧化应激、过多的自由基形成及神经生长因子缺乏、神经毒素产生、基因突变与个体易感性等多种因素、多种机制参与、协同作用的重大、复杂、疑难性疾病。目前作为帕金森病治疗“金标准”的多巴胺替代疗法是基于黑质多巴胺能神经元变性缺失理论，在服用左旋多巴制剂2~5年后，大约75%的患者会出现以疗效减退、运动波动、异动症为特征的“左旋多巴长期治疗综合征”，对进一步治疗带来很大困难。对于服用左旋多巴等西药的患者，同时加以中医中药治疗，待症状稳定好转后，逐渐递减西药。同时，中药对减轻西药的副作用，如便秘、汗多、直立性低血压等也有一定作用。

帕金森病的病机属本虚标实，本虚表现为肝肾不足、气血两虚，标实则为气滞血瘀。临床上肝肾阴虚证、气滞血瘀证和气血两虚证可以相互转化。肝肾阴虚证多见于60岁以上的老年患者；气滞血瘀证多见于中年；气血两虚证往往病程日久，病情较重。气滞血瘀证一般病程较短，病情较轻，接受药物治疗后症状改善明显。肝肾阴虚证与气血两虚证则病程较长，病情也较重，疗效不及气滞血瘀证。气滞血瘀证多出现于帕金森病早期，瘀血在病理上属于病邪，为实证，邪实而正气未虚，故易治。其他两型为本病之中期、晚期，此时正气已虚，阳气易补，阴精难复，故治疗难以明显奏效。

3. 帕金森病的中医治疗原则为滋补肝肾兼以活血通络

对于帕金森病而言，肝肾阴虚为本，气滞血瘀为标实。根据本虚标实的中医病机，治疗帕金森病过程中滋补肝肾、养血柔筋和活血通络、息风平颤是不可偏废的两个方面。

清代医家叶桂在《临证指南医案》中提道：“肝为风木之脏，因有相火寄于内，体阴用阳，其性刚强，主升，主动，全赖肾水以涵之……则刚劲之质，得为柔和之体，遂其条达畅茂之性，何病之有？”可见肝脏生理功能的正常发挥有赖于肾水的涵养，肾水充盛，肝木得以滋润，则内风自息，震颤可愈，诸症自除。李中梓之《医宗必读》言：“东方之木，无虚不可补，补肾即所以补肝；北方之水，无实不可泻，泻肝即所以泻肾。”此谓肝肾同源。《素问·六节藏象论》中称肝为“罢极之本”，肢体关节运动的能量来源全赖于肝的藏血充足和调节血量功能的正常。肝之气血充足则筋力强健,肢体关节屈伸活动自如。

因此,在帕金森病的治疗中,用药多以酸味入肝之品为主,如山茱萸、白芍、木瓜,以养肝柔筋配合熟地黄、何首乌、怀牛膝、枸杞子等养血补肝之品,能取得一定效果。部分帕金森病患者会出现或持续存在血瘀的证候,如舌质暗紫、舌边尖瘀斑,舌下青筋暴露、固定部位的疼痛和麻木等血瘀证的表现,故在治疗中加入丹参、鸡血藤等养血活血之品,即所谓"治风先治血,血行风自灭"。在实际治疗过程中,应密切结合每个患者的具体情况,善于抓住不同特征进行辨证施治,以提高疗效。

三、消化系统疾病

(一) 概述

李庚和教授认为西医学之"消化系统疾病"涵盖内容广泛,包括胃病、肝胆疾病与肠道疾病等。其于中医理论体系中主要对应中焦脾胃系统,即五脏之脾与六腑之胃,并与心、肝、肺三脏密切相关。

1. 脾胃之生理

(1) 脏腑气机升降,全赖中土:李庚和教授言脾胃者,属土而分阴阳戊己,故辨证时当细分阴阳属性;脾属阴是为己土,喜燥而恶湿,喜温而恶凉,喜升而恶陷;胃属阳是为戊土,喜润而恶燥,喜清而恶热,喜降而恶逆。《四圣心源》云:"己土上行,阴升而化阳,阳升于左,则为肝,升于上,则为心;戊土下行,阳降而化阴,阴降于右,则为肺,降于下则为肾。"脏腑之气机,以中土脾胃为斡旋,遵循阴阳升降、五行生化之理。脾土与肝木共宣发条达,启肾水上济心火;胃土与肺金同和降肃收,引心火下暖肾水,若水火既济、升降平衡,则诸脏腑功能协调有序。

(2) 机体气血化生,源于中土:《医宗必读》云:"谷入于胃,洒陈于六腑而气至,和调于五脏而血生,而人资之以为生者也。故曰后天之本在脾。"《素问·经脉别论》言:"食气入胃,浊气归心,淫精于脉。脉气流经,经气归于肺,肺朝百脉,输精于皮毛……饮入于胃,游溢精气,上输于脾。脾气散精,上归于肺……"李庚和教授言胃为仓廪之官,五味出焉,中焦胃土受纳并腐熟食物,脾土运化水谷精微而生气血,脾气散精,胃气和降,脏腑、经络、头目、孔窍、四肢百骸得以滋养。

(3) 精神意志情绪,交通于中土:"脾在志为思"(《素问·阴阳应象大论》),即五脏合五志,脾主思虑。《素问·刺法论》又云:"脾为谏议之官,知周出焉。"李庚和教授指出人体与精神意识活动相关的"思""志""虑""知周"等皆由脾所出,且脾居中焦斡旋升降,与肝协同使气机调畅而不壅滞,对于情绪调达舒畅亦起到非常关键的作用。

2. 脾胃之病理

(1) 升降失司,中焦壅塞:"清气在下,则生飧泄,浊气在上,则生䐜胀。"(《素问·阴阳应象大论》)中土不健,清阳不升,水谷精微不归五脏,则见完谷不化之飧泄;浊阴不降,水谷糟粕停滞六腑,则有腑气壅塞之痞胀。李庚和教授认为中焦脾胃之病临证多以"实则阳明,虚则太阴"概括。胃之土,体阳而用阴,喜润而恶燥;脾之土,体阴而用阳,喜燥而恶湿。脾胃体用的互补性、和谐性决定了两者临床病理上相互影响。阳明邪热与胃肠中有形之物相互搏结,滞于中焦,则致六腑和降失常,故病情发展多从燥化,见"胃家实"之象。李庚和教授强调临床当不可妄补,当"实"则下之,"燥"则润之,"痞"则消之,"满"则散之,可投以"白虎汤""承气汤"之类。若太阴受邪,运化无权,病情多从湿化寒化,致脾之阳气受损,寒湿内盛,而见"腹满而吐,食不下,自利益甚,时腹自痛"。李庚和教授常治以温补之法,取"理中丸""六君子汤"之类方剂化裁。

(2)中土亏虚,气血乏源:胃主受纳,脾主运化。脾胃为后天之本,气血生化之源。脾之运化有赖胃阳发动,胃之受纳需受脾阴资助,两者功能相得益彰,方能完成纳运,以使机体气血精微生化不息,寒热燥湿升降平衡协调。《周慎斋遗书》言:"脾胃一伤,四脏皆无生气。"若中焦脾胃功能不健,纳运失司,精、气、血、津液化生之源匮乏,则脏腑、经络、四肢百骸、孔窍、筋、肉、皮、毛等均无以濡养,而见四肢不用,五脏不安,腹内气满,肠鸣泄泻,饮食不化,或肚腹胀痞,二便不利,身重,善饥,肉痿,足不收,行善瘈,脚下痛。其中尤以四肢肌肉的乏力不用为显著表现,故李庚和教授临证遇表现为肌肉痿软的虚劳、痿证也多从中焦脾胃论治。

(3)情志怫郁,土壅木滞:脾为己土,肝属乙木,两者均为体阴而用阳之脏,若肝木疏泄太过则易见木旺克土,若脾土不足又多见土虚木乘。脾藏意,为谏议之官,在志为思,主知周;肝藏魂,为将军之官,主疏泄,在志为怒,主谋虑。机体的气机运行是否调畅、精神情志活动是否协调,均与肝、脾二脏密切相关。《素灵微蕴》言:"木气无郁,故上下冲和,痛胀不生。"肝胆疏达,气机调和,中焦脾胃才能正常发挥受纳、运化水谷之功,情志方能平和,谋虑决断方得有度。而若情志忧思过甚,肝木不达,气机升散不得,阳不用事则病阴,常见郁郁寡欢、不知所措或谋而无决等情志异常;木旺克土,土运壅滞,中焦痞塞,则可见胁肋胀满、不思饮食、大便溏稀等症状。李庚和教授临证喜疏达肝气与调节脾胃同用,汤剂常选用"逍遥散"之类。此外,李庚和教授亦强调肝藏血,调节血流量,并保血行畅通;脾司运化,生血统血,使肝血能有所藏。肝脾功能协调,气行则血行;若气机逆乱日久,推动力减,则血行停滞而化为瘀血,或统摄无权,血液不循常道而成离经之血。

3. 中医对消化系统疾病的认识

传统中医认为的消化系统不仅仅局限于脾、胃、肠及肝胆的范畴。《难经·四十四难》即有对消化系统"七冲门"的论述:"唇为飞门,齿为户门,会厌为吸门,胃为贲门,太仓下口为幽门,大肠、小肠会为阑门,下极为魄门,故曰七冲门也。"对应于整个消化系统共有七重门,第一道门为飞门,指口唇;第二道门为户门,指牙齿;

第三道门为吸门，指会厌；第四道门为贲门，即胃之上口；第五道门为幽门，即胃之下口，现在西医沿用“贲门”与“幽门”的称谓；第六道门为阑门，是大小肠交界处的阑尾部位；第七道门也就是最后一道门，为魄门，即肛门。以上才是中医学对于完整的脾胃消化系统的认识。李庚和教授认为在这七冲门范围内的疾病，都可以从消化系统疾病的角度去认识、分析、诊断并治疗，如口腔黏膜溃疡、口臭、口腔感觉异常及肛门疾病等。此外，李庚和教授认为《素问·刺法论》有“脾者，谏议之官，知周出焉”的论述，脾之司谏议与知周，负责机体内部的稳态平稳，时刻监视入侵的外敌与内部产生的不稳定因素，类比于现代医学的认识，我们的祖先早已体会五脏中“脾”主管着机体的免疫监视功能，因此，李庚和教授在治疗过敏等疾病时，尤为重视调脾，以期恢复机体的免疫平衡。

（二）胃脘痛

李庚和教授言胃之解剖位置，居于横膈之下、腹腔上部，其上口为续接食管的贲门，下口为联系十二指肠的幽门，为食物出入胃腑之通道。其形态为屈曲状，有大弯与小弯。《灵枢·胀论》云：“胃者，太仓也。”《黄庭内景经·脾长》言：“脾长一尺掩太仓。”梁丘子注曰：“太仓，胃也。”《史记·平淮书》载：“太仓之粟，陈陈相因。”古时之太仓令丞，为替天子管粮草之官职，因此中医学将胃称为“太仓”“水谷之海”，强调了其为后天受纳水谷的重要生理结构，重要性不可小觑。

“脘”者，《说文解字》谓其“胃府也”，《正字通·肉部》云：“胃之受水谷者曰脘，脐上五寸为上脘，脐上四寸即胃之幕为中脘，脐上二寸当胃下口为下脘。”胃脘投射于体表，大约为两侧肋骨下缘连线以上，至鸠尾穴所形成的梯形部位。

脾胃病虽然看上去纷繁复杂、种类众多，但李庚和教授认为临床上绝大多数的脾胃系统疾病，或多或少伴有胃脘痛不适的症状，因此可抛开现象细究本质，以“胃脘痛”一个症状统领全局，去繁从简辨证施治。

虽然现今的中医内科统编教材中讲病名时定为“胃痛”，但李庚和教授仍习惯延续“胃脘痛”的名称，指的是以上腹胃脘部近心窝处疼痛为主要症状的疾病，对应现代医学的胃及十二指肠球部溃疡、慢性胃炎、胃神经官能症、胃下垂等多种消化道疾病。

“胃脘痛”之名最早记载于《黄帝内经》中。《灵枢·邪气脏腑病形》中云“胃病者，腹䐜胀，胃脘当心而痛”；《灵枢·经脉》中云“脾，足太阴之脉……入腹属脾络胃……是动则病舌本强，食则呕，胃脘痛，腹胀善噫，得后与气则快然如衰”；《素问·六元正纪大论》中云“木郁之发，民病胃脘当心而痛”。由此可见足太阴脾之脉、肝郁气滞等因素均与胃脘痛的发病密切相关。但唐宋以前多称胃脘痛为心痛、胃心痛等，而与心之病易混。如《伤寒论》之“伤寒六七日，结胸热实，脉沉而紧，心下痛，按之石硬者，大陷胸汤主之”；《外台秘要·心痛方》之“足阳明为胃之经，气虚逆乘心而痛，其状腹胀归于心而痛甚，谓之胃心痛也”，分析可知，“心下痛”与

"胃心痛"均为胃脘痛。唐宋以后,胃脘痛作为区别于心痛之病名,替代了心下痛、胃心痛之类,成为了独立的病名,陈言于《三因极一病证方论·九痛叙论》曰:"夫心痛者,在〈方论〉有九痛,〈黄帝内经〉则曰举痛,一曰卒痛,种种不同,以其痛在中脘,故总而言曰心痛,其实非心痛也。"至金元,李杲《兰室秘藏》首立"胃脘痛"一门,将其证候、病因病机、治法明确区别于心痛,使之成为独立病证。

1. 胃之生理功能

(1) 胃主受纳:受纳意为接受与容纳,即胃的主要功能为接受与容纳水谷。饮食水谷自口而入,途经食管,转输于胃腑,胃容纳并暂存水谷,此即受纳,类似于挑粮入库的过程。胃司受纳,为五谷之府,故被称为"太仓""水谷之海"。机体的生理活动与气血津精的化生,都需要依靠从饮食中获取的营养,而胃的受纳功能是整个水谷精微化生气血津精过程的起始步骤,故言"胃为水谷气血之海"当之无愧。胃主受纳是胃主腐熟之基,亦为整个消化功能的基础。李庚和教授认为胃主受纳功能的强弱,外症反应为能食与不能食,取决于胃气的盛衰。能食,则受纳强健;不能食,则受纳失司。若夫胃之病,多会影响其受纳之功,而出现纳呆、胃脘胀闷、不思饮食等受纳失职之症。

(2) 胃主腐熟:指胃将已受纳的饮食水谷进行初步消化,形成食糜的过程。饮食水谷,经胃仓受纳,再由胃的机械性动力搅拌粉碎,性状由固体变为糊状的过程即为腐熟。经腐熟的食糜交由与胃互为表里之脾运化,其精微物质布散濡养周身,未被消化的食糜则下行小肠。若胃之腐熟功能下降,则常见胃脘疼痛、嗳腐食臭等食滞胃脘之候。

脾胃两者同居于中焦,互为表里,胃主受纳和腐熟水谷的功能,需与脾的运化功能相配,方能顺利进行。胃为阳土,而脾属坤土也。坤以其之醇厚助胃阳消腐水谷,若脾气不转,则胃中水谷不得消磨。胃主受纳,脾司运化,一纳一运,协调合作,方能使水谷化为精微,滋生气血津精,营养周身,故此脾胃两者被合称为后天之本,气血生化之源。

李庚和教授认为胃受纳腐熟之功作为中焦运化的起始环节,被称作"胃气",尤其为中医学所重视,"人以胃气为本",胃气强则五脏强健,胃气弱则五脏衰败,得胃气则生,失胃气则死。所谓胃气,其含义有三:其一,胃气指胃的生理功能和生理特性。胃为水谷之海,有受纳腐熟水谷之功,以降为顺,以通为用。由于胃气影响整个消化系统的功能,直接关系到整个机体的营养来源。故胃气盛衰有无,为人体的生命活动之根本,在辨证施治过程中需时刻注意顾护胃气。其二,胃气指中焦脾胃功能在脉象上的反应,即脉有从容和缓之象,被称为"有胃气"之脉。饮食水谷经由脾胃腐熟运化,摄取水谷精微,并营养周身,经脉为体内水谷精微循行布散之通道,故胃气的盛衰有无,可以从脉象而见。临床上有胃气之脉以和缓有力,不快不慢为特点。其三,广义的胃气亦泛指人体的精气。胃气者,谷气也,荣气也,运气也，生气也，清气也，卫气也，阳气也。机体胃气之盛衰可表现于食欲、舌苔、面色、脉象等诸多方面。食欲如常，舌苔薄白，面色荣润，脉象从容和缓，不疾不徐，为有胃气。临证时常以胃气之有无作为判断预后吉凶的重要依据，即有胃气则生，无胃气则死。李庚和教授时常提醒弟子们，所谓保护胃气，实指顾全脾胃功能，处方用药当谨记“勿伤胃气”，若胃气一败，则百药难施。

2. 胃之生理特性

（1）胃主通降：六腑者，传化物而不藏，故实而不能满。所以然者，水谷入口，即胃实而肠虚；食下，则肠实而胃虚。胃属六腑，以通为用，实而不能满。胃主通降是指胃之气机宜通畅、下降的特性。从生理功能上而言，胃主通降与脾主升清相对应。饮食水谷入于胃，经胃受纳腐熟，初步消磨后，需下行入小肠，再经小肠泌别清浊，其浊者继续下移大肠，最后变为粪便糟粕排出体外，从而保证胃肠虚实更替的状态，正所谓：胃满则肠虚，肠满则胃虚，更虚更满，故气得上下。故云：胃贵乎通降，以下行为顺。而藏象学说以中焦脾胃升降来概括整个消化系统的生理功能：脾当升则健，胃宜降则和，脾升胃降，相互协调，则水谷精微的运化过程协调有序。从本质上而言，胃之通降即机体降浊的过程，降浊是受纳的前提条件。脾胃居中，为机体气机升降的枢纽。若胃气不降，则中焦不和，六腑通降之性均为之所影响，以致周身气机升降均受累。纳呆脘闷、胃脘疼痛、大便秘结等均为胃失和降之症，呃逆、嗳气、恶心、呕吐、头晕等均属胃气上逆之候。

（2）胃喜润恶燥：自然界中，太阴湿气属土，阳明燥气属金，人应天地之气生，在人体，足阳明胃经与手阳明大肠经亦属燥金之气。胃与大肠皆禀燥气，两者皆消导水谷之府，惟其禀燥气，是以水入则消之使出，不得停胃。盖天地只是水火二气化生万物，水火相交，则蒸而为湿，湿与燥交，乃水火不变之气也。火不蒸水，则云雨不来，水不济火，则雾露不降，阳明燥土必赖太阴湿土以济，水火既济，阴阳平衡，胃能受纳，腐熟水谷而降浊。胃禀燥之气化，方能受纳腐熟而主通降，但燥赖水润湿济为常。“恶燥”谓恶燥之太过；“喜润”意为喜水之濡润。胃禀燥而恶燥，赖水以济燥，受纳腐熟，不仅赖胃阳蒸煦，更需阴液濡润，使受纳之水谷消磨成食糜，维续其通降下行之性，故阳明燥土，得阴自安。李庚和教授常强调生理角度，胃之喜润恶燥与脾之喜燥恶湿，阴阳互济，方可保证脾升胃降的动态平衡。

3. 病因病机

胃为阳土，喜润恶燥，胃仓为五脏六腑之大源，主受纳腐熟，其气以降为顺，以通为和，最忌郁滞。若外感寒邪、饮食伤胃等诸多因素均可致胃气阻滞、通降失常而发为痛。若忧思恼怒，气郁伤肝，肝气横逆，克脾犯胃，致气机阻滞、胃失和降而为痛。若肝气郁久，化火伤阴，煎熬津液成瘀，病程至此则疼痛缠绵难愈。脾与胃同居中焦，一脏一腑，互为表里，共主升降，脾病多涉于胃，胃病亦可及于脾。若禀赋不足，后天失调，或饥饱失常，劳倦过度，以及久病正虚不复等，均可致脾虚气弱，运化失职，气机阻滞，而发为痛。若脾阳不足，寒自内生，胃失温煦，亦可致痛。若脾润不及，或胃燥太过，胃失滋润，阴亏不荣，脉失濡养，阴虚致痛。概而言之，本病多虚实两端，或因虚致胃络失养，或因实致气机阻滞，使胃失于通降而作痛。

4. 疾病特点

本病以上腹近心窝处胃脘部发生疼痛为特征，其疼痛有胀痛、刺痛、隐痛、剧痛等诸多不同的性质。除外疼痛，常伴食欲缺乏、恶心、呕吐、嘈杂泛酸、嗳气吞腐等不适。李庚和教授常说胃脘痛不仅是一个疾病，更是脾胃病最常见的症状，常与胃痞、呕吐、泄泻、胃癌等多种疾病并存，因此掌握了胃脘痛的辨证方法，在治疗脾胃病过程中可以做到信手拈来、举重若轻。同时李庚和教授时常提醒弟子们，本病各个年龄段都可发病，多有反复发作史，发病前多有较为明显的诱因，如气候变化、劳累、发怒、暴饮暴食、过于饥饿、进食生冷刺激，同时在询问病史时勿忘药毒。

5. 类证鉴别

(1) 胃脘痛与真心痛：真心痛多见于老年人，属心病范畴，症见当胸而痛，其多刺痛，动辄加重，痛引肩背，常伴心悸气短、汗出肢冷，病情危急。《灵枢・厥病》云："真心痛，手足清至节，心痛甚，旦发夕死，夕发旦死。"其病变部位、疼痛程度与特征、伴有症状及预后等方面，与胃脘痛有显著差别。

(2) 胃脘痛与胁痛：胁痛是以胁部疼痛为主症，可伴发热恶寒，或目黄肤黄，或胸闷太息。因肝气犯胃所致之胃脘痛有时亦可攻痛连胁，但疼痛仍以胃脘部为主，伴有食少、恶心、呕吐、嘈杂、泛酸等不适。

（三）胃痞

胃痞是指心下痞塞、胸膈满闷、触之无形、按之不痛的证候。"痞"意指病理上的胃气不通，症状上的满闷阻塞。胃脘部满闷不舒是临床上很常见的一个症状，西医学中的慢性胃炎、胃神经官能症、胃下垂、消化不良等疾病，当出现以上腹部满闷为主要表现，可参考"胃痞"辨证论治。李庚和教授擅治脾胃病证，对于痞满的治疗有良好的经验，她认为虽然痞满病位在胃，但基于脾胃之间脏腑表里、纳运升降，以及肝脾、肝胃生克乘侮特殊的生理关系、病理特点，总结出治胃必联系到脾，涉及肝，并需辨痞之虚实。

"痞满一证，大有疑辨，则在虚实二字，凡有邪有滞痞者，实满也，无胀无痛而满者，虚满也。实痞，实满者可散可消；虚痞、虚满者，非大加温补不可。"临床上有实痞与虚痞之分。如痞满不减，按之则甚，食后加重则为实；脘闷时减，按之稍舒，不欲进食则为虚。虚痞为脾胃虚弱，中焦不运；实痞为外邪入里食滞内停，痰湿中阻，气机阻滞。

虚实亦可转化，实邪所以内阻，多与中虚不运、升降无力有关；反之，中焦转运无力，最易招致实邪的侵扰，两者常常互为因果，如脾胃虚弱，健运失司，既可停湿生饮，又可食滞内停；而实邪内阻，又会进一步损伤脾胃，终致虚实夹杂。

实痞多由邪热内陷、饮食停滞、痰湿内阻或肝气郁结致中焦气机阻滞、升降失常而致，症见痞满不减，按之满甚，能食，大便秘结，发病较急，病程较短，治从实则泻之；虚痞多由脾气虚弱导致中焦气机阻滞、升降失常，症见痞满时减，喜温喜按，且不能食或食少而不化，发病多逐渐而起，病程较长，治从虚则补之。临床上实痞少见，虚痞为多，症见虚证痞满不通，可取"塞因塞用"之意，以补虚通气导滞。

脾胃同居中焦，脾主运化，胃主受纳，共司饮食水谷的消化、吸收与输布。脾主升清，胃主降浊，清升浊降则气机调畅。外邪所犯，食滞内停，痰湿中阻，湿热内蕴，伤及脾胃；脾之阳气受损，运化失职，清气不升，浊气不降，中焦升降失常；或平素体弱，脾胃气虚，运化无力，脾胃升降失司，中焦气机不利，而发痞满。

叶桂云："肝病必犯土，是侮之所胜也，克脾则腹胀。"肝属木，喜条达而恶抑郁，脾属土，主运化受纳水谷，肝之疏泄助脾之升清，脾气散精助肝之升发，两者相辅相成。肝气郁结，横逆犯脾，脾胃升降失调，亦发痞满。正如《景岳全书·痞满》所言"肝气未平而痞"。

（四）泄泻

泄泻是以排便次数增多，粪便稀溏，甚至泄出如水样为主症的病证，多由脾胃运化功能失职，湿邪内盛所致。泄者，泄漏之意，大便稀溏，时作时止，病势较缓；泻者，大便如水倾注而直下，病势较急。故以大便溏薄势缓者为泄，大便清稀如水而直下者为泻。本病是一种常见的脾胃肠病证，一年四季均可发生，但以夏秋两季为多见。西医学中急性肠炎、慢性肠炎、胃肠功能紊乱、腹泻型肠易激综合征、肠结核等肠道疾病，以腹泻为主要表现者，均可参考本部分辨证论治。其他疾病伴见泄泻者，除治疗原发疾病外，在辨治方面亦可与本部分联系互参。李庚和教授在治疗重症肌无力患者时，发现绝大多数患者伴有大便稀溏，属虚证泄泻范畴，两病其实有着相同病机，故对于重症肌无力兼有虚证泄泻者，治疗也是一致的。

1. 脾虚湿盛是虚证泄泻病机关键所在

泄泻病因有感受外邪、饮食所伤、情志失调、劳累过度、久病年老，虽然复杂，但其基本病机为脾胃受损，湿困脾土，肠道功能失司，而致泄泻。泄泻的主要病变在脾胃与大小肠，病变主脏在脾，脾失健运是关键，同时与肝、肾密切相关。脾主运化，喜燥恶湿；大小肠司泌浊、传导；肝主疏泄，调节脾运，肾主命门之火，能暖脾助运，腐熟水谷。若脾运失职，小肠无以分清泌浊，大肠无法传化，水反为湿，谷反为滞，混合而下，则发生泄泻。病理因素主要是湿，湿为阴邪，易困脾阳，脾受湿困，则运化不健。脾虚湿盛是导致虚证泄泻发生的关键所在。

慢性久泻以脾虚为主，多由脾虚健运无权，水谷不化精微，湿浊内生，混杂而下，发生泄泻。若加上湿邪外袭，湿盛伤神，或食滞生湿，壅滞中焦，脾不能运，脾胃不和，水谷清浊不分，加重虚证泄泻本虚标实之证。

2. 虚证泄泻,从脾肾论治

泄泻有虚实之分,发病有急性、慢性之分。临床上急性泄泻多属邪实,通过饮食注意、西药抗生素应用后可快速缓解;而慢性泄泻多属脾肾虚证,李庚和教授善于调补脾肾治疗虚证泄泻,其分型为脾胃虚弱型和脾肾两虚型。

(1) 脾胃虚弱型:症见大便时溏时泻,反复发作,稍有饮食不慎,大便次数即增多,兼见水谷不化,纳食欠佳,乏力,少气懒言,神疲肢倦,舌质淡,苔白厚腻,脉濡滑。

证机概要:脾胃虚弱,运化无权。

治法:健脾益气,渗湿止泻。

代表方:参苓白术散加减。

临证加减:若脾阳虚衰,阴寒内盛,伴见腹中冷痛、手足不温者,宜附子理中丸加吴茱萸、肉桂以温中散寒止泻;若久泻不止,中气下陷,伴见滑脱不禁甚或脱肛者,可用补中益气汤益气升清、健脾止泻;若泄泻日久,脾虚夹湿,肠鸣辘辘,大便溏黏,舌苔厚腻难化,或食已即泻者,应于健脾止泻药中加入升阳化湿的药物,如防风、羌活、苍术、厚朴,或改用升阳益胃汤加减,以升清阳、化湿浊;若湿热未尽,泄泻日久,便溏而黏,气阴两伤,形瘦乏力,舌瘦质淡红,苔薄黄腻者,可用益胃汤加乌梅、五倍子、石榴皮、焦山楂、黄柏等标本兼治。

(2) 脾肾两虚型:症见每于黎明之前,脐腹作痛,继则肠鸣而泻,完谷不化,泻后则安,形寒肢冷,腹部喜暖,腰膝酸软,舌质淡,苔白,脉沉细。

证机概要:命门火衰,脾失温养,水谷不化。

治法:温肾健脾,涩肠止泻。

代表方:四神丸加减。

临证加减:若肾阳虚衰明显,可加附子、肉桂等温肾之品;若脾阳不足为著,可加干姜、莲子肉、芡实等暖脾止泻之味;若内寒腹痛,可加川椒、小茴香等散寒之药;若泻次频多,可加乌梅、石榴皮、五倍子等酸收之品;若年老体衰,久泻不止,中气下陷,宜加黄芪、党参、白术之类,或配合补中益气汤益气升阳,健脾止泻;若滑脱不禁者,宜合桃花汤或真人养脏汤以固涩止泻;若虽为五更泻,但脾肾阳虚不显,反见心烦嘈杂,而有寒热错杂之证者,治当寒温并用,温脾止泻,可改用乌梅丸加减。

慢性泄泻,虚证居多,治宜温补固涩,但亦有虚中夹实者,固涩后泄泻次数虽然减少,而腹胀或痛,纳减不适;而有血瘀者,可用桂枝汤加当归、川芎、赤芍等,以养血和血。

(五) 慢性肝炎

慢性肝炎,病涉及肝、胆、脾、肾四脏,由于病程较长,往往导致脏腑气血功能失调。在治疗上则多从整体出发,辨证论治。

已知慢性肝炎的发病与机体免疫反应有密切关系,主要从抑制肝炎病毒和调节免疫功能两方面进行治疗。中医总的治则不外乎扶正和祛邪。祛邪即祛除湿热病邪,扶正即调补脏腑气血,其中可能包含调整机体免疫功能。患病日久,正气已伤而邪不去,则多虚实错杂,本虚标实,故治疗慢性肝炎一味单纯或单用祛邪法,所能治愈者甚少。故用药宜小剂量缓进,徐徐调整,同时必须时时注意保护胃气。所谓"治久病又如理丝,急者愈坚其结,缓则可清其绪",万不可操之过急,并且要调摄患者精神、饮食、生活休息。只有综合治疗,才可促进患者康复。

1. 辨证分型

(1) 肝郁气滞型: 胁痛或胀满不适较明显,胃纳不佳,食后腹胀,大便不实,乏力,脉弦,苔薄黄,舌质偏红。

证机概要: 肝气郁结,气机不畅。

治法: 疏肝理气除积。

代表方: 越鞠丸加减。

临证加减: 若气郁偏重加柴胡、青皮、木香、郁金、佛手;湿郁偏重加茯苓、泽泻、茵陈;痰郁偏重加半夏、陈皮、枳壳;血郁偏重加三棱、莪术、红花、桃仁、赤芍;食郁偏重加麦芽、谷芽、豆蔻仁、砂仁;火郁偏重加川黄连、黄芩、龙胆草;痞闷胀满加厚朴、枳实、槟榔。

(2) 脾虚湿滞型: 脘胀,食少,纳呆,欲泛酸,肢软无力,便溏,脉细,苔腻,舌质淡胖。

证机概要: 肝病及脾,脾气不足,湿邪内阻。

治法: 温阳化湿,益气化浊。

代表方: 平胃散加减。

临证加减: 由于湿为黏腻之邪,脾阳久困,气机易滞,势必纠缠不已,可选用温阳化湿,取其温则消而去之意,如附子、肉桂、干姜、白术、半夏、茯苓等以助阳益气化浊。

(3) 肝阴不足型: 胁肋隐痛,腰酸腿软,头晕,失眠,口干或苦,五心烦热,牙龈出血或鼻衄,脉弦细或数,舌质红,苔花剥或有裂纹。

证机概要: 肝阴耗伤,以致气火偏亢,肝为刚脏,非柔不和。

治法: 滋阴疏肝,柔肝养血。

代表方: 一贯煎加减。

临证加减: 脉弦甚者加酸甘缓急之品,如白芍、甘草、五味子;牙龈出血、鼻衄者加牡丹皮、阿胶;失眠者加酸枣仁、夜交藤;燥热者加鳖甲、龟板。此法对于慢性肝炎肝功能欠佳者,尤其对扭转蛋白倒置很有帮助。

(4) 肝郁瘀血型: 胁肋刺痛或胀痛,胁下痞块(肝脾肿大),面色黧黑,或有朱砂掌,面部、胸部有蜘蛛痣者,头晕口干,舌质暗红,或瘀斑,苔薄,脉弦或涩。

证机概要: 肝郁气滞,血瘀络阻。

治法：解郁通络，化瘀散结。

代表方：血府逐瘀汤加减。

临证加减：气虚者加党参、黄芪益气健脾；肝脾肿大者加红花、地龙、土鳖虫、鸡内金等。

2. 治疗原则

（1）肝病治脾：中医认为，湿热之邪黏腻，最难除化，湿热之毒埋隐肝中，势必正虚邪恶。肝气不畅则先克脾土（木克土），而脾又居中焦乃升降之枢机，所以治脾、实脾、运脾为治疗肝病的第一要法。

（2）保存肝阴：肝为刚脏，体阴而用阳。慢性肝炎邪郁久缠，后必化火而灼烁伤阴，阴愈伤气火更灼，势必形成恶性循环，养肝阴抑气火是散郁祛邪、恢复肝脏生理功能的一个重要环节。

（3）早用活络：久病入络，血瘀络阻是肝病发展的必然转化趋势，故临床上除补肝法外还需与祛痰法同用，不一定要到血瘀证完全显现出来后再用化瘀法。

（4）扶正祛邪：慢性肝炎之生成与正虚有很大关系，湿热疫毒之邪之所以能长期潜伏于人体内，首先在于人体正气不能祛邪外出，湿热交滞淹黏难化，故治疗上以扶正为主外，又不可舍弃湿热之因，故补益正气不忘祛邪。

3. 临床经验用药

（1）降球蛋白药物（尤其是丙种球蛋白）：在辨证基础上加活血化瘀药如红花、鳖甲；毒邪重者加黄芩、连翘。

（2）升白蛋白药物：以补脾胃、益肝肾之阴二法为主，以四君子汤及一贯煎加减。

（3）使乙肝表面抗原转阴药物：据多年观察，乙肝表面抗原携带者以肝郁型比例较高，因此用药以疏肝解郁为主，参以祛瘀扶正之品。疏肝以柴胡、郁金；祛瘀以三七、丹参；扶正以党参、白术。

总而言之，肝病的治疗仍不外乎辨证论治和整体观念。

四、呼吸系统疾病

（一）咳嗽

咳嗽是生理防御性反射，以将呼吸道黏膜上的异物或分泌物排出。除了作为症状，还可作为中医病名。肺在变动为咳。肺主气，气逆而呛上，故咳。咳嗽的病因不外乎内外两端。外因致病多为风、寒、暑、湿、燥、火之六淫之邪由口鼻侵入而犯肺。内因则由痰饮、食积、瘀血、虫证、七情乖张、五脏偏盛偏衰，阻碍肺之宣肃而致病。其中尤以外感风寒之邪、内有痰饮浸渍为最。无论外邪侵入，或自内而发，均因引起肺失宣肃，肺气上逆而作咳嗽。

外感咳嗽皆因外邪经皮毛而入。因为肺在体为皮毛，但凡外邪侵袭人体，必先入于肺，导致肺失宣肃，肺气上逆而作咳。诸多外邪之中以风邪最常见。《素问·风论》曰："风者，百病之长也，至其变化乃为他病也。"王冰注曰："长，先也，先百病而有也。"风邪为外邪致病的先导，且常与他邪兼夹为患。风寒袭肺，肺气壅塞不得宣通；风热犯肺，肺失清肃；风燥伤肺，肺失清润。"天气通于肺"，贵为娇脏，只受得自然界之清气，受不得外来之邪气，邪气客之则肺失宣降，上逆作咳。

"五脏六腑皆令人咳，非独肺也"意在强调中医的整体观念，勿忘咳嗽与其他脏腑之间的病理关系。若心气虚，或肾阳不足，无力推动血液、蒸化水液，停而成痰饮或瘀血，停聚在肺，影响肺气正常宣发肃降；若情志不畅，郁而化火，木火刑金，灼伤肺阴，亦会导致咳嗽；再者饮食不节，损伤脾胃，所谓"脾为生痰之源，肺为贮痰之器"，脾胃既伤，运化失司，人体津液输布，水湿排泄失其常态，湿聚化痰为饮，上渍于肺，遂发咳嗽。因此，内伤咳嗽多由脏腑功能失调，生成的内邪上干于肺所致。

咳嗽虽不止于肺，但亦不离乎于肺。所谓"咳证虽多，无非肺病"，因此，治疗咳嗽必不离肺，先辨阴阳，后分虚实，同时应注意重整体治疗。咳嗽之辨证，宜先辨内外，再辨性质。

外感咳嗽多属于实证，发病前多有起居不当而受风寒，一般病情较为轻浅，及时予以辛温之品，寒邪得温而自散。轻者见咽痒咳嗽、头痛、发热恶寒等，宜三拗汤（麻黄、杏仁、甘草）或二陈汤（制半夏、陈皮、茯苓、炙甘草）加干姜、杏仁、前胡。重者有小青龙汤（麻黄、桂枝、干姜、炙甘草、细辛、制半夏、白芍、五味子）、止嗽散（炙百部、炙紫菀、白前、桔梗、荆芥、陈皮、炙甘草）或香苏饮（藿香、紫苏叶、炒厚朴、陈皮、炒枳壳、茯苓、木香、炙甘草）加杏仁、防风等。无论轻重者，服药后都需要注意保暖，最好能微微得汗。如果风寒郁久不得治，或患者体质偏热，则有可能转化为风热，或暑月咳嗽，见口干、咽痛、咳黄痰者，宜疏风清热之类，轻者有桑菊饮（桑叶、菊花、桔梗、杏仁、连翘、芦根、甘草、薄荷）或银翘散（金银花、连翘、竹叶、荆芥、牛蒡子、枳壳、薄荷、淡豆豉、甘草）加黄芩、枇杷叶等，重者有泻白散（桑白皮、地骨皮、粳米、炙甘草）加鱼腥草、芦根、石膏等。风热灼津生燥而成燥热，干咳，鼻燥，无痰或痰少难咳，黏连成丝，舌红干而苔薄少，宜桑杏汤（桑叶、杏仁、南沙参、浙贝母、淡豆豉、栀子）加玉竹、麦冬、五味子、百合。暑月咳嗽，见口干、自汗、小便赤短，舌红苔腻者，可用六一散（滑石、甘草）加干姜、细辛、五味子等。治疗外感咳嗽当及时用药，祛邪利肺，因势利导，清轻宣发，慎用收敛药物。

内伤咳嗽往往病程较长，多因五脏六腑损伤，内邪上干于肺，而为咳嗽，所以多见正虚或邪实正虚夹杂。外邪干肺，如果失于恰当的治疗，或体质虚弱，易于生变，外感咳嗽与内伤咳嗽可互为因果。在辨清风寒等六淫外邪之余，对于久咳者，应当辨清痰之寡重，肺脾之虚实，以及肾之水火。陈念祖承袭先贤之经验，认为"痰之本，水也，源于肾。痰之动，湿也，主于脾。痰之成，气也，贮于肺"。痰湿的生成与肺、脾、肾三脏关系密切。咳嗽病久者，肺脏多虚，而痰聚于肺，轻者从脾治之，故扶土生金，重者从肾治之，补子壮母。劳伤之人，脾土日损，不能生金，而致久咳不已，“肺伤则咳，脾伤则久咳不已”，宜六君子汤（人参、白术、茯苓、甘草、制半夏、陈皮）、补中益气汤（黄芪、白术、陈皮、升麻、柴胡、人参、甘草、当归）、归脾汤（白术、人参、黄芪、当归、甘草、茯苓、远志、酸枣仁、木香、龙眼肉、生姜、大枣）之类，用干姜、五味子、细辛、天冬、麦冬、浙贝母、川贝母、紫菀等随症加减。痰属阴邪，其本为水，若肾中真火衰微而不能制水，则水不归源，向上泛滥而为痰，治宜肾气丸（肉桂、附子、山茱萸、山药、牡丹皮、泽泻、茯苓、熟地黄）。若肾中真水不足，阴虚而火动，水沸而为痰，水虚则补之，宜用六味地黄丸（山茱萸、山药、牡丹皮、泽泻、白茯苓、熟地黄）加蛤蚧、麦冬、五味子。治疗内伤咳嗽，根据正邪程度、患者体质用药，祛邪止咳，扶正补虚，力求标本兼顾。

（二）哮喘

明代以前，中医古籍常将哮和喘混为一谈。事实上哮病和喘病是有明显区别的，哮以声响言，喘以气息言。哮病是一种发作性痰鸣气喘疾病，由宿痰伏肺，遇诱因或感邪引触，以致痰阻气道，肺失肃降，痰气搏击而引起的，临床上以发作时喉中哮鸣有声，呼吸气促困难，甚至喘息不能平卧为主要表现；喘病是指由于外感或内伤，导致肺失宣降，肺气上逆或气无所主，肾失摄纳，以致呼吸困难，甚则张口抬肩，鼻煽，不能平卧等为主要临床特征的一种病证。如《灵枢・五阅五使》中记载：“故肺病者，喘息鼻张。”《灵枢・本脏》曰：“肺高则上气肩息咳。”哮必兼喘，喘未必兼哮。喘病是以症状命名的疾病，既是独立性疾病，也可见于多种急、慢性疾病过程中。

关于病名，《金匮要略》将哮喘称为“上气”；《诸病源候论》中记载：“痰气相击，随嗽动息，呼呷有声”，称之为“呷嗽”；元代朱震亨首创“哮喘”病名，并提出“未发以扶正气为主，既发以攻邪气为急”。直到明代才对哮与喘做了明确的区分，《医学正传》中明确记载：“大抵哮以声响名，喘以气息言。夫喘促喉中如水鸡声者，谓之哮；气促而连属不能以息者，谓之喘。”后世医家鉴于哮必兼喘，故一般统称“哮喘”，为与喘病区分故定名为“哮病”。

李庚和教授认为哮病的发生，为宿痰内伏于肺，每因外邪触动而发。本病为本虚标实之病，痰浊为标，肺脾肾虚为本。标本互为因果，相互影响，故本病难以速愈和根治。发作时以祛邪治标，豁痰利气；未发以扶正固本。《景岳全书・喘促》曰：“扶正气者，须辨阴阳，阴虚者补其阴，阳虚者补其阳。攻邪气者，须分微甚，或散其风，或温其寒，或清其火。然发久者，气无不虚……若攻之太过，未有不致日甚而危者。”此堪为临证辨治哮病的要领准则。

李庚和教授认为喘病的致病因素主要有先天禀赋不足、外邪侵袭、饮食不当、情志失调、劳欲久病等，本病的病位主要在肺和肾，且与肝、脾、心密切相关。病机主要责之于气机的升降出入失常，有虚、实之分，“在肺为实，在肾为虚”。实喘在肺，为外邪、痰浊、肝郁、气逆，肺壅邪气而宣降不利；虚喘当责之肺、肾两脏，因精气不足，气阴亏耗而致肺不主气、肾不纳气。喘病的治疗应按虚实论治。实喘治肺，治宜祛邪利气。同时应该注意区别寒、热、痰、气，分别采用温宣、清肃、祛痰、降气等法。虚喘治在肺肾，以肾为主，治宜培补摄纳。根据脏腑病机采用补肺、纳肾、温阳、益气、养阴、固脱等法。虚实夹杂，下虚上实者，当分清主次，权衡标本，适当处理。

第二节 临床经验

一、神经肌肉疾病

（一）概述

临床上最常见的与肌肉乏力、萎缩有关的疾病，如进行性肌营养不良、脊肌萎缩症、急性炎症性脱髓鞘性多发性神经病、多发性硬化、肌萎缩侧索硬化、周期性瘫痪、多发性肌炎、重症肌无力等。从现代医学来讲，这些疾病发病机制各不相同。

进行性肌营养不良、脊肌萎缩症与遗传有关。进行性肌营养不良是一种先天性遗传性疾病，由位于X染色体上隐性致病基因控制的一种遗传病，表现为骨骼肌进行性萎缩，肌力逐渐减退，直至完全丧失运动能力。脊肌萎缩症是一组可起病于婴儿期或儿童期的疾病，其特征是由脊髓前角细胞与脑干内运动核进行性变性引起的骨骼肌萎缩。大多数病例都属常染色体隐性遗传。

多发性硬化与急性炎症性脱髓鞘性多发性神经病属于神经系统损害。多发性硬化是一种中枢神经系统脱髓鞘疾病，以中青年多见，病变位于脑部或脊髓，病灶播散广泛，病程中常有缓解及复发周期轮替的神经系统损害症状。这些髓鞘脱失的区域因组织修复的过程中产生瘢痕组织而变硬，故称“硬化”。脱髓鞘疾病可能与病毒感染、免疫障碍、营养障碍、缺氧有关。急性炎症性脱髓鞘性多发性神经病则急性起病，以神经根、外周神经损害为主，伴有脑脊液中蛋白-细胞分离为特征，任何年龄和男女均可得病，但以男性青壮年为多见。

肌萎缩侧索硬化，又称渐冻人症，是运动神经元病的一种，是累及上运动神经元（大脑、脑干、脊髓），又影响下运动神经元（脑神经核、脊髓前角细胞）及其支配的躯干、四肢和头面部肌肉的一种慢性进行性变性疾病。

周期性瘫痪系一组以反复发作性软瘫为特征的疾病。临床上以低钾型最常见，多与钾盐代谢障碍有关。诱发周期性瘫痪的因素有感染、创伤、情绪激动、月经、过度疲劳、受冷等，以及饱餐大量谷物、面粉和糖类食品，剧烈运动后卧床休息和有些药物如肾上腺素、甲状腺素、胰岛素、葡萄糖注射等也可诱发致病。

多发性肌炎是一组病因不清，主要临床表现以对称性四肢近端、颈肌、咽部肌肉无力，肌肉压痛，血清酶增高为特征的弥漫性肌肉炎症性疾病。多数学者认为本病与自身免疫紊乱有关。也有部分学者认为与病毒感染或遗传因素有关，部分患者合并有其他自身免疫性疾病。

重症肌无力是由神经和肌肉接头处化学递质传递障碍引起的，临床主要特征是局部或全身横纹肌易疲劳无力，经休息或用抗胆碱酯酶药后可以缓解，少见累及心肌与平滑肌。本病是自身抗体所致的免疫性疾病，发病年龄小则数月，大则80多岁，男女性别均有，女性较多。起病急缓不一，常表现为朝轻暮重。根据受累肌肉范围和程度不同，可分为不同类型，各型之间可以合并存在或相互转变。症状通常朝轻暮重，亦可多变。病程迁延，可自发减轻或缓解。大部分患者累及眼外肌，有复视，可见眼球固定。延髓支配肌、颈肩肌、躯干肌及四肢肌肉均可累及，构音不清，影响咀嚼及吞咽功能甚至呼吸困难。症状的暂时减轻、缓解、复发及恶化常交替出现，感冒、情绪激动、疲劳、月经来潮、使用部分抗生素、麻醉、镇痛药物、分娩、手术等常使病情复发或加重，病程长，给患者带来巨大痛苦。少数可有家族史。

以上这些疾病目前均属于难治性疾病，没有特殊有效方法，但有一个共同点就是均与自身免疫有关，西医大多采用激素、免疫抑制剂治疗，但这些治疗都不属于特异疗法，多种免疫疾病可能都采用相同的免疫抑制治疗。这正应了中医学的“异病同治”。免疫抑制剂起效时间较长，激素可能带来肥胖、消化道溃疡、骨质疏松、依赖等副作用。

正是这样的特点给中医治疗带来巨大的空间。中药不仅可以治疗疾病本身，还可减轻激素、免疫抑制剂的部分副作用，调整这类药物所致的对机体内环境的干扰状态。培补脾肾的方法对重症肌无力患者逐步摆脱激素依赖或递减激素剂量有帮助。

神经肌肉疾病多属于中医学“痹证”“痿证”的范畴。

痿与痹应当细辨。痿证是以肢体筋脉弛缓、软弱无力，日久而致肌肉萎缩的一种病证。痹证则是由于风寒湿热等外邪侵袭，闭阻经络，气血运行不畅所致，以肌肉、筋骨、关节酸痛、麻木、重着、屈伸不利，甚或关节灼热肿大等为主要表现的病证。

痛与不痛是辨痹与痿的重要标志。《医宗金鉴》曰：“痿病足兮痹病身，仍在不疼痛里分。”又如《医宗说约》云：“痹痿……其要在有痛无痛中分，有痛为实痹也，不痛为虚痿也，此为衮同者辨。”《类经》这样描述痹之成因：“痹者，闭也，风寒湿三气杂至，则壅闭经络，气血不行而为痹。”而痿证则没有疼痛的问题，是由肺热津伤或湿热浸淫、气血不足、脾肾气虚、肝肾精亏等所致。但痹证日久有可能转为痿证。《素问·本病论》曰：“大经空虚，发为肌痹，传为脉痿。”唐代大医孙思邈在《备急千金要方》中曾曰：“久痹入深，令荣卫涩，经络时疏则不知痛。”其病因为肺热伤津或湿热浸淫、气血不足、肝肾气虚、肝肾精亏等。

总之,中医的病因病机大致如下。

(1) 脾为后天之本,主肌肉、四肢,为气血津液生化之源。脾气虚弱则可能是重症肌无力、进行性肌营养不良、多发性硬化、急性炎症性脱髓鞘性多发性神经病等的病因。

(2) 肾为先天之本,藏精生髓,若先天禀赋不足,肾精亏损则可能是一些神经肌肉疾病的病因,如重症肌无力、进行性肌营养不良等。

(3) 饮食不节、劳累过度、伤及脾胃,以致气血、津液及水谷精微化源不足,可见周期性瘫痪等。

(4) 外感风寒,或湿热浸淫之邪客于肌肤、阻塞脉络,则可能是多发性肌炎、皮肌炎、急性炎症性脱髓鞘性多发性神经病、多发性硬化等的病因。

(5) 瘀血阻滞,久则入络,寒、湿、热之邪客于脉络、气血瘀滞、脉道不利,均可以使肌肉出现疼痛或麻木等症状。

(6) 久病之后损及于肾,而肝肾同源。一些难治的免疫障碍所致神经肌肉疾病最终阶段则损及肝肾。

(二) 重症肌无力(虚劳)

1. 临床特征

重症肌无力是自身抗体所致的免疫性疾病。病变主要累及神经肌肉接头处突触后膜乙酰胆碱受体,致神经肌肉接头处传递功能障碍。

临床表现为异常乏力,受累的骨骼肌如眼肌、咀嚼肌、咽喉肌、肋间肌及四肢肌肉,活动后极易疲劳,出现眼睑下垂、吞咽乏力、呼吸困难等,其特点是朝轻暮重,经休息后或服药后症状能暂时好转或消失。重症肌无力可以发生在任何年龄,发病率为(5~10)/10万。上海市中西医结合医院重症肌无力专科曾统计发病年龄,最小为9个月,最大为80岁。

由于症状不同,中医辨证散在记载于古代文献“睑垂”“睢目”“痿证”中,总属“大气下陷”。

(1) 现代医学病因学说:① 突触后膜乙酰胆碱受体的病变终极电位振幅减轻,是由后膜上的乙酰胆碱受体密度降低所致,经病理学观察证实,重症肌无力的突触后膜乙酰胆碱受体数量减少,突触后膜崩解破坏;② 自身免疫学说和胸腺异常有关;③ 遗传学说,即重症肌无力有一定的遗传易感性,上海市中西医结合医院重症肌无力专科有母子、双胞胎、堂兄妹等患者,但至今尚未发现肯定的遗传方式;④ 内分泌学说,即临床观察发现重症肌无力患者与内分泌紊乱有关,在月经期往往症状加重,闭经和妊娠时症状减轻,分娩后症状又加重。

(2) 临床分型:① 眼肌型(Ⅰ型),单纯眼外肌受累。② 轻度全身型(Ⅱa型),四肢肌群轻度受累,常伴眼外肌受累,一般无咀嚼、吞咽、构音困难,生活自理无困难;中度全身型(Ⅱb型),四肢肌群中度受累,常伴眼中肌受累,一般有咀嚼、吞咽、构音困难，生活自理有困难。③ 急性重症型（Ⅲ型），症状危重，进展迅速，数周或数月内达到高峰，胸腺瘤高发。④ 迟发重症型（Ⅳ型），起病隐匿，缓慢进展，两年内由Ⅰ、Ⅱ型累及呼吸肌。⑤ 肌萎缩型（Ⅴ型），起病半年内出现骨骼肌萎缩。

（3）治疗思路：① 抗胆碱酯酶药能抑制胆碱酯酶的活动，可以缓解症状，持续时间为4~6小时；② 激素和其他免疫抑制剂能抑制机体免疫，阻滞体内的乙酰胆碱受体抗体产生，可以避免乙酰胆碱受体遭受乙酰胆碱受体抗体的破坏，但这类药物需服用2~3年才能控制症状，且毒副作用大，停药后易复发；③ 血浆置换，可以缓解症状，暂时有效，代价昂贵；④ 免疫球蛋白（如丙种球蛋白），可以缓解症状，抢救时用较好，代价昂贵。

2. 中医辨证分型

李庚和教授在20世纪60年代末至70年代初接触本病，首先在国内提出脾肾学说，通过辨证与辨病来治疗本病。从证入手，将本病分为三型：脾气虚型、脾肾气阴两虚型、脾肾阳虚型，通过培补脾肾、整体调节，使机体的阴阳气血、脏腑达到平衡有序，始终是因人而异的动态个体化病理、生理状态。

（1）脾气虚证：多见于单纯的眼肌型，具有食欲缺乏，大便烂软不实，舌胖苔薄，脉细等脾虚气弱者，以补中益气升举法主之。基本方：黄芪、党参、升麻、柴胡、白术、当归、陈皮、大枣、甘草。备选药：黄精、山药、扁豆、紫河车等。

（2）脾肾气阴两虚证：多见于全身型及眼肌型伴复视的。除有脾虚证之外，可见舌尖红或苔干剥，脉细数等伤阴者，以左归丸合益气滋阴药主之。基本方：党参、黄芪、生地黄、熟地黄、山药、枸杞子、山茱萸、龟板、白术、甘草。备选药：何首乌、麦冬、五味子、白芍、阿胶、紫河车等。

（3）脾肾阳虚证：可见于全身型，但比较少。有显著的恶寒怕冷，腰酸，舌质淡，边有齿痕，苔薄白，脉细软等阳虚者，以右归丸合益气温阳药主之。基本方：党参、黄芪、附子、肉桂、鹿角胶、熟地黄、山药、枸杞子、山茱萸、当归。备选药：锁阳、巴戟天、补骨脂、杜仲、桑寄生、紫河车等。

从其临床反应，根据其临床症状，从西医辨病角度出发，根据重症肌无力的病因、发病机制、病理改变等特点，运用中医理论进行辨证，在辨证的基础上，根据中药现代药理学的研究，选用具有免疫调节、免疫抑制作用的药物进行配伍，进一步提高了疗效。

上海市中西医结合医院重症肌无力专科早在20世纪80年代中期至90年代初，在“七五”国家科技攻关计划中与第二军医大学合作，发现了黄芪皂苷有降低乙酰胆碱受体抗体的作用，并获卫生部重大科研项目奖。

重症肌无力患者可以在全病程中使用中药治疗，病情变化时调整西药用量，配合中药度过危险期；中药可减轻激素的副作用，控制疾病的复发，改善预后、提高疗效。

很多病最后总归肾气衰竭，肝肾同源，因此中医辨证中在有外邪的情况下，如发热、疼痛、酸楚、关节肿胀等均属于有外邪或有瘀阻，在治疗时应按中医辨证治疗规律，先祛邪，后补脾益气、补肾填精，有时视患者症状可以祛邪与扶正同时进行。

以上神经肌肉疾病都用激素治疗，而激素的副作用大、应用时间长，撤减后易复发，有时有依赖，但目前这些疾病均无治疗上的突破，如进行性肌营养不良、肌萎缩侧索硬化、脊肌萎缩症。中医治疗重症肌无力、多发性肌炎、急性炎症性脱髓鞘性多发性神经病、多发性硬化，在配合西医治疗中，起到举足轻重的作用，尤其在撤减激素、防止复发方面起着重要作用，很多不用西药情况下只用中药也可治愈，而且效果持久。

（三）运动神经元病（痿证）

李庚和教授认为运动神经元病病因纷繁，病机错综，临证时应细辨虚损脏腑与邪实偏盛，参其见症与疾病所处阶段，综合分析后立法处方。

本病发病之初，多数患者表现为上肢无力，肩胛带肌、大鱼际肌萎缩，口干咽燥；法当滋养润燥，调补肺阴。如刘完素所言："病痿，皆属肺金……肺主气，病则气𣲆郁……手足痿弱，不能收持，由肺金本燥，燥则血液衰少，不能荣养百骸故也。"肺以行营卫治阴阳，水谷精微上输至肺家传布，化生津液，灌输脏腑，李庚和教授轻清上焦喜用忍冬藤、桑叶等清泻肺热，桔梗、浙贝母等化痰利咽，北沙参、五味子等滋阴润燥，黄芪、太子参等培土生金。

若病情进展加重，全身肌肉受累，无力萎缩，口渴引饮，食少纳呆，则当健运中土，滋阴益胃。脾主四肢肌肉，脾胃居于中焦，运转上下，为人体气血生化之源，中土不足而无以奉养先天肾精，水谷精微则无法敷布周身，濡养筋骨。阳明者五脏六腑之海，主润宗筋，阳明虚则宗筋纵，带脉不引，故足痿不用。李庚和教授调治中焦喜用茯苓、山药健中助运，麦冬、制黄精滋养胃阴，伸筋草、虎杖根清热除湿。

当疾病发展至后期，咀嚼、吞咽、呼吸肌群受累，见构音障碍、吞咽不利、呼吸困难，亟当补肾纳气、滋阴填精。肾乃先天之本，主骨生髓，主藏精；肾精亏损，五脏之精血滋生乏源，骨枯髓空，筋脉弛缓，痿软无力。足少阴"其直者，从肾，上贯肝、膈，入肺中，循喉咙，挟舌本"，肾者作强之官，伎巧出焉；肾经经脉沿咽喉循行，与舌密切相连，吞咽顺畅、发音清晰、舌体活动灵便与否，均有赖肾气肾精化生演绎之技巧。李庚和教授填补下焦喜用熟地黄、山茱萸滋阴补血，紫河车、蛤蚧填精纳气，尤其对于吞咽不畅、言语困难等"喑痱"见症，疗效颇佳。

运动神经元病发病之初，或因肺金热盛，或因湿热胶结，均致邪热炽盛，煎熬津液炼而成瘀；病情发展过程中或因邪气郁阻、经络闭塞，或因元气虚损、鼓动无力，亦致瘀浊内阻；至疾病末期，肉萎经枯，肢体畸形，气行血循阻滞而瘀滞内生，瘀可致痹，而痹必夹瘀，常病变局部以至全身痛麻并见。可见在运动神经元病病程的各个阶段中热灼、邪实、气虚、气滞等病机均导致络阻血瘀之邪实。

故李庚和教授认为治疗运动神经元病过程之中的重中之重为一“通”字，而理气通络、活血化瘀的治法当贯穿于疾病治疗的始终。疾病起始，表现为上肢无力、麻胀酸楚、口干咽燥之际，应配合忍冬藤、虎杖根等清热解毒，疏风通络，消散邪实；疾病进展，而见全身无力、肌肉跳动、局部酸痛之时，当佐以僵蚕、丹参等通络止痛，息风止痉；病至后期，肢体肌肉萎缩、僵硬疼痛、言语不能、吞咽不利、呼吸困难之时，更需顾护正气，通络不耗气，活血不伤正。李庚和教授通络喜用“其性走而不守，其用沉而不浮……主皮肤不仁，气力衰弱”的伸筋草，活血多选“暖腰膝，已风瘫……壮筋骨，已酸痛……治老人气血虚弱，手足麻木”的鸡血藤，并视正气之强弱，机体之寒热，调整药物属性与剂量。

运动神经元病在病情进展过程中除外常见痿软无力之见症，尚夹杂舌肌纤颤，肢体肌肉的瞤抖、跳动、强直僵硬、腱反射亢进等症状。《素问·至真要大论》云：“诸风掉眩，皆属于肝。”李庚和教授认为风性主动，而肝主筋，本病多痿痉并见，概湿热、本虚等因，而肌肉、经筋、关节失于濡养，肝阴亏耗，虚风内动而致，故息风祛风亦为运动神经元病的重要治法之一。

李庚和教授临证喜用钩藤与僵蚕，取两药辛散、轻清之性，入足厥阴之脉而息风止痉；配合熟地黄与山茱萸，味厚下行收敛，填元精并滋肝阴；平肝息风，濡养阴血，标本兼顾而见效。

（四）进行性肌营养不良（痿证）

李庚和教授认为进行性肌营养不良的治疗重在调理脾肾，补养先后天之本。《素问·痿论》中一再强调“骨枯而髓减，发为骨痿”，而肾“主骨生髓”，肾髓充则痿疾易愈。金元时期，张从正在《儒门事亲》中指出：“肾水不能胜心火……则生痿躄”，强调“骨髓衰竭”为痿证之成因。《丹溪心法》有专篇论述痿证，指出了痿证治疗宜用滋肾阴、清内热之法，并创虎潜丸等治痿名方。《景岳全书·痿论》指出痿证“非尽为火证”“元气败伤，则精虚不能灌溉，血虚不能营养者亦不少矣。若概从火论，则恐真阳亏败，及土衰水涸者，有不能堪”，明确指出痿证的发生与真阳亏败关系密切。张锡纯在《医学衷中参西录》中提道：“惟觉骨软不能履地者，乃骨髓枯涸，肾虚不能作强也。”此可见肾髓不足是致痿之本。

阳明胃是五脏六腑之大源，《素问·痿论》云：“论言治痿者独取阳明，何也？岐伯曰：阳明者，五脏六腑之海，主润宗筋，宗筋，主束骨而利机关也。冲脉者，经脉之海也，主渗灌溪谷，与阳明合于宗筋。阴阳总宗筋之会，会于气街，而阳明为之长，皆属于带脉而络于督脉。故阳明虚则宗筋纵，带脉不引，故足痿不用也。帝曰：治之奈何？曰：各补其荥而通其俞，调其虚实，和其顺逆，筋脉骨肉，各以其时受月，则病已矣。”《黄帝内经》的一“补”一“通”，是本病完整的治疗方法。虚则补之，闭则通之。只补不通，营血不能达于四肢末端，只通不补，则犯虚虚之弊。虽然本病属于营卫俱虚，不仁不用，但多数情况下是以不能胜任用力的“不用”为主。所以治疗也是在补养营卫气血的基础上，侧重温补卫气。正是符合《素问·阴阳应象大论》中“形归气，气生形”的观点，对于形体无力，肌肉萎缩之类的治疗原则是“形不足者，温之于气”，即补养阳明胃气以生养肌肉。所以，健脾补气、温胃养营、通脉生肌肉是治疗本病的基本方法。

然而，“独取阳明”的观点，告诉世人脾胃在治疗痿证中的重要性。《黄帝内经》还列举了多方面的病因病机，也提示了相应的治疗方法。如有因七情、六淫化火伤阴者，需泻火养阴并施；遇外邪入内耗气伤血者，必补气养血以治其痿；起于劳倦致痿者，则健脾调养为要。

总之，要按照《黄帝内经》的思想，既辨别清楚先天不足、五脏虚损、内伤七情，又明晰寒热燥湿之性及气虚、血少、阴亏、精伤之偏，对证施治，方可获效。

（五）多发性肌炎（肌痹）

多发性肌炎的治疗目前仍以激素和免疫抑制剂为主，激素对大多数患者有效，但激素治疗多发性肌炎所需剂量较大、疗程长，因部分患者产生激素依赖，因此副作用大，甚至成为患者的直接死因。免疫抑制剂虽广泛用于临床，但该药物疗效不太确切，潜在的近、远期副作用令人担忧。中医中药强调整体治疗，其在调节机体免疫、预防疾病复发、减轻西药的毒副作用等方面有优势。根据李庚和教授治疗多发性肌炎等自身免疫病多年临床观察表明，就多发性肌炎一病，当以脾虚气弱为本，湿毒瘀热之邪为标，因此治疗本病以健脾益气化湿为主，使正气充盛以抵御外邪，兼以清热解毒化瘀通络之剂，实为标本兼顾之良法。在本病治疗过程中，实脾土扶助正气应贯穿始终。

李庚和教授善用益气健脾燥湿之法，常用药：黄芪、苍术、白术、茯苓、薏苡仁、土茯苓、牛膝、威灵仙、片姜黄。早期兼表邪者依辨证可伍用麻黄、桂枝、桑白皮、桔梗、杏仁、生姜之属，络脉瘀阻者应加用鸡血藤、青风藤、海风藤、羌活、独活、桃仁、土鳖虫、白花蛇舌草等，后期见痿者当同用补益肝肾之品如补骨脂、锁阳、巴戟天、枸杞子、女贞子、肉苁蓉等。用药期间忌食肥甘厚味、生冷酸辣之品，以免重伤脾胃、留湿酿热。

从理论与实验，辨病与辨证中发现益气健脾以黄芪为君，健脾益气，当先实脾土扶助正气。《本草正义》言黄芪一药能补益中土温养脾胃，凡中气不振，脾土虚弱，清气下陷者最宜。《本草备要》言：“生用固表，无汗能发，有汗能止，温分肉，实腠理，泻阴火，解肌热……”因此，黄芪一药多功。白术一味补脾利水，苍术除能健脾之外，燥湿力更强。方中选用半枝莲、白花蛇舌草、土茯苓清热解毒辅助黄芪。苍术、白术益气健脾，以达到邪去正复的作用。现代药理学研究认为，这些药物直接作用于肌肉，具有抗炎和免疫调节等作用。白花蛇舌草能抑制炎症，刺激网状内皮系统的增生，能明显地增强网状细胞及白细胞的吞噬能力，在免疫过程中使机体防御性升高。方中桑白皮味甘性寒，入肺经，有清肺平喘之功，配黄芩清肺平喘。

多发性肌炎患者有肺部并发症,常有呛咳气喘之症,用甘寒之品百合清肺止咳。

李庚和教授在治疗多发性肌炎患者中体会到,健脾益气、清热解毒、活血化瘀药物的辨证应用,虽不能起到立即控制病情的作用,但与激素配合使用能更理想地缓解病情,有助于顺利地撤减激素,防止病情反复。在治疗不少免疫疾病中,激素的副作用是非常棘手的,感染是自身免疫疾病最常见的并发症,许多患者处于感染和病情不能缓解的恶性循环中,而感染除与患者的免疫功能低下有关;另一个重要因素就是激素与免疫抑制剂长期大量使用。目前很多学者认为,在治疗自身免疫疾病时必须再三斟酌激素、免疫抑制剂的用法、用量,权衡利弊,并希望能找到减少激素使用的方法和替代激素的其他药物。李庚和教授在多年临床实践的过程中,体会到益气健脾、清热解毒、活血化瘀之剂可为治疗多发性肌炎提供一个光明的前景。

二、心脑血管疾病

(一) 冠心病(胸痹/心痛)

胸痹虽发病于心,但在疾病过程中与肺、脾和肾之间有非常密切的联系。肺之发散下降不利,则水道不调;脾之转运输送减退,则水液停滞;肾之蒸腾气化失常,则关门不利。在面对胸痹时不应只着眼于心,更应该补本虚,祛痰瘀。肺、脾、肾三脏功能旺盛,可使水液得其正化,不聚为痰饮。《丹溪心法》曰:"善治痰者,不治痰而治气,气顺则一身之津液亦随之而顺矣。"气和血之间的关系也十分密切。气属阳而无形,血属阴而有形,无形之气只有依附有形之血,方可运行于一身上下。血在脉中循环依赖于运动不息的气的推动作用,如心气不足,则行血乏力,血液周流缓慢,日久以致产生瘀血。若瘀血同痰饮相结,则会形成痰瘀交阻,日久逐渐导致胸痹的发生。

现代人嗜食肥甘厚腻或嗜烟酒成癖,饮食不当,恣食肥甘厚味或经常饱餐,日久损伤脾胃,运化失司,酿湿生痰,上犯心胸,清阳不展,气机不畅,心脉痹阻,遂成本病;或痰郁化火,火热又可炼液为痰,灼血为瘀,痰瘀交阻,痹阻心脉而成心痛。痰浊凝滞是冠心病反复发作的重要因素,饮食失调,脾失健运,聚痰内生,留而不去,瘀滞血脉,影响血运,日久聚积,形成有形可征的斑块,从而使血管壁增厚,管腔狭窄,是引发冠心病心绞痛的关键。《素问・经脉别论》云:"食气入胃,浊气归心,淫精于脉。"由此可见,脾病及心在胸痹中的重要性。脾脏为后天之本,气血生化之源,饮食失调,损伤脾胃,气血乏源,子病及母,最易累及于心。

心主神明,主宰人们精神意识活动,七情过极皆可先使心生病变,继而累及他脏。喜伤心,过喜可致心的功能失调,心气不足,鼓动无力;忧思伤脾,日久连及脾胃,脾伤痰聚,痹阻心胸;怒则伤肝,肝伤导致气机失调,痹阻心脉;或气郁化火,灼津成痰,阻滞血脉,皆可使心脉痹阻,不通而痛。沈金鳌《杂病源流犀烛》认为七情除"喜之气能散外,余皆足令心气郁结而为痛也"。由于肝气通于心气,肝气滞则心气涩,所以七情太过,是引发本病的常见原因。中老年人乃冠心病心绞痛好发的高危人群,《素问·阴阳应象大论》言"年四十,而阴气自半,起居衰矣"。肾为人体阴阳之根本,肾气不足,肾阳虚衰,君火失用,五脏之阳无力鼓动,伤及心阳,心脉失煦,无力推动血脉运行,瘀阻心胸,发为胸痹。肾阴不足,无力上济于心,心阴亏虚,不润则痛,发为胸痹。《素问·脏气法时论》曰:"肾病者……虚则胸中痛。"张仲景将其病机归纳为"阳微阴弦",提出上之阳气虚衰,下之阴寒气盛而引发本病。

治疗本病的常用中药如下。

黄芪善于治疗气虚诸证,特别是对肺脾之气虚有很好的效果。现代医学研究表明,黄芪能保护并减轻心肌及血管内皮细胞受到的损伤,还可以改善血流动力学并起到扩张冠状动脉的作用。

党参健脾补肺,具有和人参相近的功效,为补气佳品,能减少血管内皮细胞的损伤,还能改善脂质代谢,调节血脂水平,降低血小板聚集,减少血栓形成。黄芪与党参共为君药,同归肺、脾二经,相得益彰,可发挥良好的补气作用。

陈皮可燥湿化痰,作用温和,同时对于脾胃气机阻滞不通有良好效果,可以降低血脂,调节血小板功能,保护心肌细胞。

白术为健脾之常用药,对于脾气不足有很好的补益之功,还兼有化痰之效,能调节血糖及血脂,减少血小板在体内异常积聚。

当归为"血中之圣药",既能与黄芪相配,以达补气生血之功,又能与丹参相合,以奏活血化瘀之效,能缓解血管痉挛,还可以发挥扩张血管的效果,能降低血小板聚集从而减少动脉粥样硬化的发生。

川芎被誉为"血中之气药",因其不仅具有很好的活血化瘀功效,同时还兼有行气功效,可激发气行,促进血液周流,能使气血通达,能有效抑制血管收缩、舒张血管平滑肌、抗心肌缺血、抑制血小板的聚集。

丹参为活血化瘀之要药,其活血作用平和,能活血而不伤正,还具有益气养血,养心安神以治疗心悸的功效,可使血管扩张,改善血液循环,减少心肌细胞对氧的需求,抗血小板聚集,调节脂质代谢,调节血脂。

红花同为活血化瘀之良药,善治瘀血诸证,能有效抑制血小板的聚集,并激活血浆纤溶酶原,发挥一定的溶栓效果,还能使心肌供血得到改善。川芎、丹参和红花三者相配并用,能使活血祛瘀之功效更为显著。

瓜蒌宽胸涤痰,能利气开痹,善治结于胸中之顽痰,能有效降脂,减少血小板在体内的积聚,减少血管内皮的损伤。

薤白能使气行而不滞,使胸中之阳气通达,能起到改善血脂水平、降低血小板在体内聚集等效果。瓜蒌与薤白同为治胸痹之要药,二药合用,可开胸化痰,通阳散结。

茯苓健脾渗湿，能在祛湿的同时兼以健脾，脾气健运而水湿自祛，以达标本兼顾之功，能减少心肌细胞炎症反应、抑制血栓形成，还有镇静催眠的作用。

（二）脑血管疾病（中风）

脑血管疾病系指由于脑部本身血管发生病变和（或）全身血液循环障碍所致的脑组织供血障碍。脑血管疾病为临床常见疾病之一，其发病率、患病率和死亡率均居神经科各类疾病的首位。脑血管疾病的发病率随着年龄增长而增加。脑血管疾病、恶性肿瘤、心血管疾病为现今人类死亡率最高的三大疾病。

脑代谢24小时需要葡萄糖150 g，氧72 L。心脏每收缩一次输出血液70 mL，其中15 mL供给脑部，成人脑每分钟血流量为750～1 000 mL。正常情况下脑组织仅储备很少的葡萄糖，脑能量代谢几乎全部依靠全身血流供应葡萄糖。当脑葡萄糖和氧的供给减少到临界水平时，脑细胞的功能只能维持数分钟。

通常根据病因、发病机制、临床表现将脑血管疾病分为两大类：缺血性脑血管疾病和出血性脑血管疾病。缺血性脑血管疾病包括短暂性脑缺血发作、脑血栓形成、脑栓塞；出血性脑血管疾病包括脑出血、蛛网膜下腔出血等。

脑血管疾病中以脑血栓形成最常见，约占脑血管疾病的50%，脑出血占28%，蛛网膜下腔出血占15%，脑栓塞占7%。本病的发病可随年龄增长而增加，是危害中老年人健康的常见疾病。

本病在中医古籍中早有记载。《素问·调经论》曰："血之与气，并走于上，则为大厥，厥则暴死。气复反则生，不反则死。"《金匮要略》曰："夫风之为病，当半身不遂，或但臂不遂者，此为痹，脉微而数，中风使然。"中医学则认为未老先衰或年老体衰之际多有此疾。① 七情内伤：忧愁思虑过度或因喜、怒、惊、恐皆可使气血横溢于脑，尤其是暴怒，怒则气上，血随气行，气血并逆，故令"血厥"。② 六淫侵袭：气候影响，"风为百病之长，风之为病善行而数变"，据1980年调查，2月、8月发生中风最多。《医学入门》中"寒泣血发厥……暑耗气发厥"也证实古人的发现与现代无甚差别。③ 饮食不节：过食肥甘是指一些体胖形盛气衰的人。所谓"凡治消瘅仆击，偏枯痿厥，气满发逆，甘肥贵人，则高粱之疾"。④ 纵欲过度：纵情重欲，心动于欲，肾伤于色，肾水不足则水不涵木，木失所养，而致肝阳偏盛，肝风内动。

中医学认为"大厥""薄厥"类似脑出血类疾病，如脑出血、蛛网膜下腔出血等，其主要是由于动脉硬化和高血压。长期高血压可使脑血管发生病变：① 可使脑血管痉挛，使血液循环受阻，而致脑缺氧、坏死和出血；② 可引起脑血管变性、坏死，脑血管破裂而出血；③ 可致脑血管瘤，瘤体破裂易出血。

最常发生出血的部位是大脑中动脉分支豆纹动脉，就是通常所称的内囊出血，在出血灶的部位血液可破坏脑组织，使周围脑组织水肿。

缺血类脑血管疾病有脑血栓形成、脑栓塞。中医学称为"偏瘫""偏枯"等。中医认为"虚邪偏克于身半，其入深，内居营卫，营卫稍衰，则真气去，邪去独留，发为偏枯。”头为诸阳之会，脑为髓海，六腑清阳之气，五脏阴精之血，皆朝会于头脑头巅，脑又为元神之府。当人年四十未老先衰之际，脏腑日衰，经络瘀阻，气血滞留，甚则行不畅，凝塞不通，血滞于脑，脑失濡养而致病。

脑血栓形成机制有二：一是未老先衰或年老动脉硬化，由于脑血管内膜壁粗糙或粥样硬化形成，血管腔变窄，弹性降低，血管壁化学感受器协调功能丧失，血流缓慢，血压偏低，血液所有分量附着而凝成血栓，故老年人多夜间睡眠不动的情况下形成偏瘫；二是血流缓慢，血小板纤维蛋白易于沉积，血液黏度增高，或血液凝结，即可使血栓形成。其好发部位是大脑中动脉、颈内动脉或椎基底动脉中下段。

脑血管疾病的临床症状主要有中风先兆、脑动脉供血不足引起的神经症状、脑出血、闭塞性脑血管瘤等。

中风先兆又称小中风、短暂性脑缺血发作，是脑动脉系统短暂性供血不足引起脑部功能丧失。其是一过性血流中断、受阻、减少或供血不足，有反复发作、自动缓解、可逆性等特点。一过性有局限性定位体征（偏瘫、失语、黑矇、眩晕、昏倒等）的发作，历时数秒、数分、数小时，一般在 24 小时内不经治疗可自行恢复。中风先兆有大指、次指麻木，以及手足乏力、肌肉微掣、眩晕、耳鸣、目赤、鼻衄、言语不利、嗜睡、眼球震颤，甚则短暂意识障碍、剧烈头痛，往往预示中风的可能。多见于高血压、动脉硬化的患者，多在夜间睡觉、晨起前和休息时发生或精神受刺激疲劳之下发生。其特点：有某些神经系统局部体征如失语、肢体麻木、瘫痪，24 小时内恢复正常，不留任何症状。

脑动脉是由颈内动脉系统和椎基底动脉系统供血。椎基底动脉供血不足可引起：① 视觉障碍，如突然黑矇、偏盲、眼冒金星、复视；② 健忘；③ 颜面舌觉障碍；④ 吞咽困难、发音困难；⑤ 共济失调；⑥ 眩晕平衡失调，伴恶心、呕吐、汗出；⑦ 猝倒，但意识不丧失；⑧ 枕后痛或偏头痛；⑨ 内脏性障碍。颈内动脉系统供血不足可引起锥体束交叉麻痹症：病变有同侧一时性黑矇或偏头痛，对侧一过性瘫痪。

脑出血多发生在 40~70 岁患者，有高血压病史，血压>200 mmHg 时，脑血管破裂后破坏脑实质。出血好发部位于内囊，大量出血可以穿破脑室进入蛛网膜下腔，出血部位血液可直接破坏脑组织，在其周围可发生脑水肿。起病突然，多在数分钟内，在劳动或情绪激动时发生昏仆、不省人事，开始弛缓性抽搐，以后变为痉挛性抽搐，昏迷或呕吐，呼吸深大，腱反射亢进，有鼾声，二便失禁，多汗，抽搐。

闭塞性脑血管瘤主要包括脑血栓形成及脑栓塞。脑血栓形成：① 发生在未老先衰或年老之人，有动脉硬化史；② 在睡眠状态出现偏瘫而意识障碍不明显，血压不高，眼底动脉硬化；③ 有先兆症状，如肢麻、失语继而出现一侧上下肢偏瘫，出现神经营养障碍，如皮肤变粗、指甲变脆、手脚燥裂、运动性失语（能听懂但不会说）。脑栓塞来源于心脏病，突然出现头晕或抽搐，但神志清楚。

1. 辨证论治

（1）肝肾阴虚型：头晕，头痛，耳鸣，少寐多梦，五心烦热，舌质红苔光剥，脉弦细。

基本治法：滋肾平肝。

主要药物：何首乌、枸杞子、白芍、生石决明、臭梧桐、豨莶草。

（2）气滞血瘀型：固定某处肢体疼痛，面部色暗，唇暗，舌质暗紫或有瘀斑，脉细或涩。

基本治法：活血化瘀。

主要药物：当归、赤芍、川芎、刘寄奴、虎杖、土鳖虫、焦山楂、丹参。

（3）脾虚痰湿型：体形丰盛，身重乏力，头晕痰多，流涎多，舌体胖，苔腻，脉濡或细。

基本治法：健脾化痰。

主要药物：苍术、白术、制半夏、陈皮、全瓜蒌、豨莶草、泽泻、茯苓。

（4）气血不足型：病后血压不高，头晕，乏力，动辄气短，心悸，语言无力，纳差，舌净少苔脉细。

基本治法：益气和血。

主要药物：党参、黄芪、白术、白芍、当归、葛根、鸡血藤。

2. 康复调养

（1）安静疗养应保持心情舒畅，适寒温，避外邪，症状好转后进行康复治疗。

（2）宜食玉米、绿豆、扁豆、薯蓣等，特别宜食豆类，如豆汁、豆腐等；忌辣椒、胡椒、生葱、大蒜、烟酒等。

（3）疗养期间禁房事。

（4）药膳：① 益寿粥，内含大米 30 g，粟米 30 g，黄豆 20 g，白豆 20 g，赤豆 10 g，绿豆 10 g，莲子 10 g，大枣 10 g（可降低胆固醇，防止动脉硬化）；② 首乌粥，内含何首乌粉 10 g，粟米 30 g，核桃仁 70 g，大枣 10 g（可降低胆固醇）；③ 山楂核桃羹，内含核桃肉 20 g，山楂 10 g。

（三）脑供血不足（眩晕）

李庚和教授认为，脑供血不足以虚者居多，与肝、脾、肾三脏关系密切，临床多见肝阳上亢、脾虚湿阻、痰瘀阻窍，或肾阴亏虚，或气血不足，清窍失养，终致虚中夹实、虚实夹杂之证候。

恼怒过度，情志失调，肝失条达，肝气郁结，气郁化火，肝阴耗伤，风阳上扰头目，或年高体衰，肝肾精血亏虚，水不涵木，肝阳上亢，肝风内动，则见眩晕。症见头目胀痛，口干口苦，急躁易怒，失眠多梦，舌红，苔黄，脉弦或数。宜滋阴潜阳，常用药有天麻、钩藤、煅龙骨、煅牡蛎、山茱萸、黄芩、栀子、白芍。口苦、心烦易怒甚者，加川楝子、夏枯草、牡丹皮；头目胀痛甚者，加川芎、蔓荆子；肝肾阴虚偏甚者，加制女贞子、墨旱莲、枸杞子;失眠严重者,加制远志、酸枣仁、柏子仁。

脾胃主运化水谷,生成清气,为气机升降之枢纽,中气不足,则气机运行失常,清阳不升,浊阴不降,头目失养,则见眩晕。症见头重如裹,视物旋转,耳鸣,胸闷恶心,甚或呕吐,食欲缺乏,舌白苔腻,脉弦滑。宜健脾升清、化痰定眩,常用药有半夏、天麻、白术、郁金、石菖蒲、陈皮、茯苓等。脾虚重者,加黄芪、升麻、柴胡;痰湿重者,加制胆南星;脘闷纳呆者,加砂仁、白豆蔻、莱菔子、木香;痰郁化火,舌红苔黄腻者,则改用黄连温胆汤加减。

肾为先天之本,五脏之根,肾藏精生髓,有充养骨骼,滋生脑髓的作用,故脑髓的生长发育与其功能的活动,取决于肾精的盛衰。李庚和教授认为眩晕的病位在脑,但病根在肾,肾虚精亏,则形体官窍失于滋养,骨髓日益不足,脑髓匮乏,则见眩晕。症见耳鸣,视物模糊,头隐隐空痛,腰酸软无力,形体消瘦,健忘,精神萎靡,舌淡红,苔薄白,脉细。宜益肾填精健脑,常用药有山茱萸、熟地黄、女贞子、枸杞子、白术、茯苓、山药、黄精、党参、炙黄芪。耳鸣重者,加煅磁石、石菖蒲;视物模糊者,加谷精草、青葙子、密蒙花。

眩晕发病日久,情志抑郁,肝气郁滞,气机不畅,气血运行涩滞,入络化瘀,瘀血不去,瘀血内阻,津液代谢失常,积聚日久而生痰饮,痰瘀互阻脑窍,清阳不升,脑窍失养。症见眩晕,头刺痛,四肢麻木,口干,舌质暗红,苔白厚,舌边瘀点,舌下脉络瘀阻,脉涩。宜痰瘀并治,常用药有制半夏、陈皮、竹茹、黄连、炒枳实、当归、赤芍、桃仁、红花等。口干者,加天花粉、知母;肢体麻木者,加鸡血藤、伸筋草、僵蚕、全蝎、丹参。

先天身体孱弱,气血不足;或久病大病耗伤气血;或失血,血虚而不复;或中焦脾胃虚弱不能生化气血;或因劳役过度,气血下陷,皆可导致气血不能上荣,脑髓失养,则见眩晕。症见动则加剧,面色少华,倦怠懒言,心悸,纳差,夜寐不安,舌淡苔薄白,脉细弱。宜益气养血,常用药有黄芪、白术、党参、当归、茯苓、龙眼肉、木香。自汗时出、平素易感冒者,加防风、浮小麦;形寒肢冷者,加桂枝、干姜;血虚较甚者,加阿胶、熟地黄;失眠重者,加酸枣仁、夜交藤、茯神。

(四)帕金森病(颤证)

1. 概述

帕金森病是以震颤、肌肉僵直、运动减退,以及姿势反射障碍等为特征的锥体外系疾病。多发生于老年人,一直沿用阿托品、东莨菪碱等药物治疗,目前在研究神经递质理论的基础上,又应用左旋多巴、多巴丝肼等,但这些药物都只能改善病症,不能阻止其发展且副作用较大。由于本病大多发生于老年人,故寻找本病的治疗途径,探索本病的中医治疗方法对研究老年病有很大价值。

本病的主要临床症状:震颤,多发于手脚、下颌等,表现为肌肉僵直,动作减少,姿势障碍(如慌张前冲步态),睁眼减少,面具脸,常出现精神障碍(如强哭强笑)等。中医辨证认为本病与脾、肾两脏关系最大,其次是由于肝经失调而引起的气滞血瘀,或气血两虚所致,但其病根在肝。

本病多发生于50岁以上的老年人。古典中医文献中对本病的症状早有解释。《黄帝内经》有"年四十,而阴气自半"之说,所谓"阴气自半",就是指肾阴已亏其半,阴虚不能潜阳,水不涵木。肝为刚脏则肾水必涵而濡之,否则就会出现动风,如震颤、僵硬、动作迟缓等症状。按中医学观点此乃肝阴不足而致。

《素问・六节藏象论》又曰:"肝者,罢极之本,魂之居也,其华在爪,其充在筋,以生血气。"《素问・阴阳应象大论》又曰:"东方生风,风生木,木生酸,酸生肝,肝主筋……在地为木,在体为筋,在脏为肝……在变动为握。"握者筋之作用也。

清代罗国纲所著《罗氏会约医镜》曰:"诸暴强直,皆属于风,而非外邪之风也。夫肝为东方之木,其藏血,其主风,肝血病而筋失所养,筋病则掉眩强直。"

《证治准绳》曰:"两手颤动,常与头摇并见,皆由筋脉不能约束,居于肝象。"又曰:"头乃诸阳之首,木气上冲,故头独动……散于四末,则手足动而头不动也。"又曰:"此病壮年鲜有,中年以后乃有之,老年尤多。"这些论述与本病的发病年龄段是一致的。

由此可见,古代医典所记载的肝的作用与本病的主症是吻合的。由此发现治疗本病的理论依据如下。

(1) 藏血:肝藏血,各脏器和肌肉、筋脉得血的供养而能动、能握、能足,故血之不养筋则肌肉必僵硬,或萎缩,或筋挛。《素问・至真要大论》云:"诸风掉眩,皆属于肝。"由此震颤、眩晕等症与肝血虚生风是相关的。《素问・至真要大论》又曰:"诸暴强直,皆属于风。"由此可见,肌肉僵硬、动作及姿态的障碍也属肝气不足的表现。

(2) 主筋:主运动,其华在爪。《素问・痿论》云:"肝主一身之筋膜。"筋膜是一种联络关节、肌肉,主司运动的组织,所以有"主筋束骨利机关"之说。只有肝血充盈,才能溢气于筋,使肢体筋膜得以濡养,从而维持正常的运动。若肝血不足,血不养筋,则会出现手足震颤、肢体麻木、屈伸不利诸症。

(3) 主谋虑,主精明:肝为将军之官,乃多智多谋之器,这指的是它与思维活动有关。由于肝藏魂,情志所伤,则发生狂妄,丧魂魄,肝气壅盛,神魂不安则会产生惊骇等精神症状。而本病的精神表现亦与之相符。

本病除与中医肝有关外,一部分病例尚表现为"血瘀"征象,如舌质紫暗,或有瘀斑,感觉异常,顽固性隐痛或刺痛。对于这些病例在补肝肾的基础上还需加用活血化瘀的药物,且疗效喜人。这是因为"血瘀"仍然与肝有关,肝藏血,调节周身血液分布,肝气郁结,肝血停滞,即可导致"血瘀"。此外,"血瘀"所致的症状各不相同,活血化瘀的方法亦各不相同,治疗本病常用活血祛风法,正如所谓的"治风先治血,血行风自灭"。这里所指的风,乃为肝血虚或肝气滞而引起的内风,这就需要根据具体情况，采取标本兼顾，虚则补之，实则泻之，既要祛瘀又要生新，使其营卫调通，气血调和。

临床还有少数病例表现为气血两虚。中医理论认为“气血”关系仍是“气为血帅，血为气母”“气随血行”。本病属肝血不足而致，久病致气虚，所谓“阴病及阳”，就会产生气血两虚之证。此证较为复杂，治疗亦较为困难。

在了解帕金森病与中医肝的关系之后，再看它与中医肾之间的关系。《医宗必读》曾有“肝肾同源”之说：“然木既无虚，言补肝者，肝气不可犯，肝血自养。血不足者濡之，水之属也，壮水之源，木赖以荣。”肝藏血，肾藏精，肝肾息息相关。肝血必须依赖肾精之濡养，方可发挥正常功能，同样也只有肝血充盈，使血化为精，肾精才可充沛。若肾精亏损，则肝血不足，由此可知“肝肾同源”。由此得出帕金森病与中医肾有密切关系。

帕金森病为老年病，亦可以说是衰老的结果。大多研究表明补肾填精类中药对延缓衰老有奇效，体现了补肾法在治疗本病中的特殊地位。

2. 临床分型与治疗

(1) 肝肾阴虚型

主症：多见于老年，头目眩晕，耳鸣失眠多梦，腰膝酸软，肢体强硬，筋脉拘紧，抖动不已，大便干结。舌体偏瘦，舌质暗红，少苔，脉细弦或沉弦。

治则：滋补肝肾，育阴息风。

方药：以大补阴丸为主，加入息风和血之品。药用生地黄、熟地黄、何首乌、山茱萸、龟板、元参。抖动不已者加羚羊角粉、钩藤、蕲蛇、蒺藜、沙苑子、牡蛎；大便干结者加熟大黄（少数可用生大黄）、火麻仁、郁李仁；腰膝酸痛者加杜仲、桑寄生；筋脉拘紧者加木瓜、鸡血藤、伸筋草。

(2) 气滞血瘀型

主症：多见于中年，四肢或头部、下颌部固定形式抖动，躯干或四肢有固定部位的麻木或疼痛。舌质暗或有瘀斑，脉细涩。

治则：活血化瘀，兼以补肝滋肾。

方药：以血府逐瘀汤加减。药用丹参、赤芍、红花、桃仁、川芎、牛膝、当归、土鳖虫、穿山甲等。疼痛剧者加徐长卿、虎杖、姜黄；头痛者加白芷、夏枯草、全蝎。

(3) 气血两虚型

主症：肢体震颤日久，程度较重，伴面色无华，精神倦怠，四肢乏力，头晕目花。舌质淡胖，脉细弱。

治则：养血益气，息风活络。

方药：八珍汤加减。药用人参、黄芪、白术、当归、熟地黄、甘草、白芍、丹参、五味子、女贞子等。抖动不已者加钩藤、羚羊角粉、天麻；筋脉拘紧强直者加木瓜、蕲蛇、地龙、僵蚕；目花者加枸杞子、女贞子、墨旱莲；头痛头晕者加天麻、蒺藜、沙苑子、菊花、蝉蜕;全身关节酸痛者加虎杖、金雀根、威灵仙、徐长卿。

李庚和教授多年临床经验发现,帕金森病患者大多为老年人,40 岁以下者少见。《素问·阴阳应象大论》曰"年四十,而阴气自半",阴气即阴血、阴精。中医学认为,肝肾同源,精血相生。故在临床治疗中补肝肾、补气血法往往奏效。用药方面又常加酸味入肝之品。

根据临床经验将本病分为三型,即气滞血瘀型、肝肾阴虚型、气血两虚型。其中肝肾阴虚为本病之主,其他两型可相互转化。应用活血化瘀法治疗帕金森病,是在补肝肾基础上,针对震颤本身就是一种风象,应用"治风先治血,血行风自灭"原理而设计的。阴损及阳,阴亏则气血两虚,故年龄越高者,气血两虚型发病率越高,疗效也越差。

本病乃神经科之慢性病,通过实践发现,即使一些服用西药的患者,在服用中药后症状较前稳定,并可递减药物,同时中药对减轻西药的副作用有很好的效果。

三、消化系统疾病

(一)胃脘痛

胃脘痛是临床上的常见病,对应现代医学的胃及十二指肠球部溃疡、慢性糜烂性胃炎、胃神经官能症、胃下垂等疾病。

1. 辨证要点

(1)首辨急缓:凡胃痛暴作,多为外感寒邪,或恣食生冷,或暴饮暴食所致;而胃脘痛渐发,则多由肝郁气滞,或脾胃虚弱造成。

(2)次辨寒热:寒邪作祟,多胃痛暴作,痛剧而拒按,并喜暖恶凉,苔白,脉弦紧。脾胃阳虚之虚寒胃痛,多为隐隐作痛,喜温喜按,舌淡苔薄,脉弱。若热结火郁,胃气失和,多胃灼痛,痛势急迫,伴烦渴喜饮,喜冷恶热,舌红苔黄,脉弦数。

(3)后辨虚实:实者多痛而胀,大便秘结,拒按,食后痛甚,痛处固定不移,脉多实紧;虚者多痛而不胀,大便溏薄,喜温喜按,饥而痛增,痛无定处,脉多虚弱。

(4)再辨气血:在气者,多为初痛,有气滞、气虚之分。气滞者,多见胀痛,或涉及两胁,或兼见恶心、呕吐、嗳气频频、疼痛与情志明显相关;气虚者,除见胃脘疼痛或空腹痛剧外,兼见饮食减少、食后腹胀、大便溏薄、面色少华、舌淡脉弱等。在血者,多为久痛,持续刺痛,痛有定处,舌质紫暗,或兼见呕血、便血。

(5)细辨相关脏腑:胃脘痛发病与肝、脾二脏密切关联。在胃者多初发,常由外感或伤食所致,症见胃脘胀痛,闷痛,痛无休止,嗳气,大便不爽,脉滑;在脾者多属久病,胃中隐痛,饥时尤甚,进食可缓,劳倦则重,休息则轻,面色萎黄,疲乏无力,大便溏薄,脉缓;在肝者每与情志不遂相关,常反复发作,胃脘胀痛连胁,窜走不定,太息为快,脉弦。

2. 治则治法

李庚和教授常言胃脘痛一病的治疗上当宗理气和胃止痛之大法，后审证求因，辨证施治。邪盛以祛邪为急，正虚以扶正为先，虚实夹杂者，则当祛邪扶正并举。

自古虽有通则不痛之治疗大法，但临床当细辨病情，灵活处方。李庚和教授告诫弟子们，虽有通则不痛，然则"通"字须究气血阴阳。属胃寒者，散寒即所谓通；属食停者，消食即所谓通；属气滞者，理气即所谓通；属热郁者，泻热即所谓通；属血瘀者，化瘀即所谓通；属阴虚者，益胃养阴即所谓通；属阳虚者，温运脾阳即所谓通。只有根据不同病机而采取相应治法，才属善用"通"法。

3. 临床分型

李庚和教授将胃脘痛的临床常见证型概括为下述三种。

(1) 肝胃不和证：以胃脘胀痛、攻窜不定、连及胁肋部、得嗳气或矢气则舒为主症特点。舌苔薄白，脉细。治宜疏肝和胃，理气止痛。选药多用香附、枳壳、佛手、紫苏梗、川楝子等疏肝理气之品。

(2) 脾胃气虚证：以胃脘隐痛、得食则减、喜温喜按、劳累或受凉后易加重、体倦乏力、大便溏薄为主症特点。舌质偏淡，脉细弱。治宜益气健脾，和胃止痛。选药多用黄芪、党参、白术、怀山药、茯苓等健运脾胃之品，并佐木香、砂仁等醒脾理气之品。

(3) 胃阴不足证：以胃脘灼痛、似饥不欲食、口干、消瘦无力、大便干结为主症特点。舌光红少津，脉细数。治宜滋阴养胃，利气止痛。选药多用北沙参、麦冬、白芍、当归、枸杞子、石斛、乌梅等甘缓濡润酸收之品。

常见兼证有气郁、虚寒、湿阻、血瘀、食滞，临证时当辨清主次，分证治疗。

4. 临床经验总结

李庚和教授始终强调治疗胃脘痛时当确立主证，以理气和胃止痛为要，执简驭繁。本病临床证型虽多但以肝胃不和、脾胃气虚、胃阴不足三型为本病的代表性分型，对辨证治疗有指导意义。

胃为脏真之源，生命所系，治疗的任何阶段，顾护胃气均为治疗之关键。健脾助运，勿失和中。脾贵运而不在补，故治疗中应掌握补脾与运脾的关系，益气与理气并重，补中寓通以防胃气呆滞，过寒过热之品均为禁忌，总之用药应以甘平为重。

甘酸濡润，养中寓疏。胃阴是胃中的津液。胃的受纳、腐熟功能，必有胃阴的濡润。胃为阳土，喜润而恶燥，故本病易成燥热之害，胃阴每多受伤，故治疗时，尤需注意顾护胃阴，即使需选苦寒泻下之剂，也应中病即止，以祛除实、热、结、满为度，不可妄施苦寒，以免化燥伤阴。

调胃必先调肝。本病各分型均易并见肝气犯胃，气郁不达，胃失和降，气机阻滞，故治疗中勿忘疏肝理气之法则。

（二）胃痞

李庚和教授根据胃痞的病因病机及临床表现提出本病应从脾、从肝论治，重症肌无力患者出现胃痞症状时，首先应注意此时是以气虚为本，治疗时应着重益气健脾消痞。

1. 健脾化滞，从脾论治

病因食积者，健脾消食，和胃化滞；病因痰湿者，健脾祛湿；病因湿热者，健脾清热化湿；病因脾胃虚弱者，健脾益气。方用补中益气汤，人参、黄芪、白术、甘草补中益气，升麻、柴胡升举阳气，当归、陈皮理气化滞，使脾气得复，清阳得升，胃浊得降，气机得顺，痞满自除。湿浊内盛，苔厚纳呆者，可加茯苓、薏苡仁以淡渗利湿等。

总之，实邪所致，健脾运脾；虚邪所致，补脾助运。

2. 理气化滞，从肝论治

肝气犯胃，胃气郁滞，临床症见脘腹痞闷，胸胁胀满，心烦易怒，善太息，呕恶嗳气，或吐苦气，大便不爽，舌质淡红，苔薄白，脉弦。治宜疏肝理气，和胃消痞。方用越鞠丸合枳术丸加减。前者长于疏肝解郁，善解气、血、痰、火、湿，合用能增强行气消痞之功效，适用于胃脘胀满连及胸胁者、郁怒心烦之痞满者。常用药：香附、川芎疏肝散结，行气活血；苍术、神曲燥湿健脾，消食化滞；栀子泻火解郁；枳实行气消痞；白术健脾益胃；荷叶升养胃气。

3. 重症肌无力专病经验：健脾益气为主，醒脾运脾为辅

免疫疾病中重症肌无力患者多见脾胃虚弱证，脾之阳气受损，运化失职，清气不升，浊气不降，中焦升降失常，不能流通故作胃痞，治宜健脾理气，同时重视醒脾健脾、调畅气机，疗效显著。所以，治疗胃痞应在和胃降气的同时，重视健脾益气法的运用，宜用黄芪、党参、升麻、柴胡、白术以升清阳，降浊气。脾胃虚寒者，可加干姜、吴茱萸等以温中祛寒。但脾以运为健，运脾可调气。故遣方时应配合醒脾运脾法，选用茯苓、砂仁、木香、厚朴、陈皮、半夏等芳香辛散药，取流通之意，运脾化湿，健脾助运。

（三）泄泻

李庚和教授认为，虚证泄泻需调“风”。脾气不升是慢性泄泻的主要病机之一。风药轻扬升散，同气相召，脾气上升，运化乃健，泄泻可止。湿是形成泄泻的病理因素之一，湿见风则干，风药具有燥湿之性。湿邪已祛，脾运得复，清气上升，泄泻自止。风药尚具有促进肝之阳气升发的作用，肝气升发条达，疏泄乃治。从现代医学观点来看，风药尚有抗过敏作用，而慢性泄泻者多与结肠过敏有关，故而有效。临床常用药有藿香、葛根、荆芥、防风、桔梗、白芷、藁本、升麻、柴胡、蝉蜕、羌活等。方可选藿香正气散、荆防败毒散、羌活胜湿汤等，如运用得当，效果明显。

久病泄泻宜祛瘀化痰。泄泻一证，病位在肠腑。大肠为“传导之官”，小肠为“受盛之官”，前者司“变化”，后者主“化物”，一旦肠腑发生病变，必然“变化”无

权、“化物”不能，于是曲肠盘旋之处易形成积滞、痰饮、瘀血、浊毒。久之中焦脾胃渐亏，难以运化，或陈积未去，新积又生。故治疗诸多方法无效者，必有痰饮、瘀血、浊毒、积滞。攻除积滞、痰饮、瘀血、浊毒，攻补兼施，掌握好攻补的孰多孰少，乃为治疗难治性泄泻出奇制胜之法。久泻辨证上应注意血瘀征象的有无。王清任的诸逐汤（通窍活血汤、身痛逐瘀汤、血府逐瘀汤、膈下逐瘀汤、少腹逐瘀汤），活血化瘀，结合临床，变通使用得当，往往可以获效。

（四）慢性肝炎

慢性肝炎多数由急性肝炎转变而来，为病毒感染。脾居中焦，乃升降之枢纽，毒郁于肝，肝气不扬则郁，五脏相连，先克脾土，有碍脾升，有用疏法，伤其脾气，脾升失职，临床上最多出现消化道症状，即木克土症状。因此，在治疗上以肝病治脾为主要原则。

1. 保存肝阴

肝为刚脏，体阴而用阳，病态时表现为阳气有余而阴血不足，加之慢性肝炎，邪郁火缠，病情反复，精神负担较重，五志化火，灼烁伤阴，阴愈伤则气火更炽，势必形成恶性循环。因此，养肝阴抑气火，是扶正祛邪，调整、恢复脏腑生理功能的重要一环。

关于补养肝阴，《黄帝内经》认为“肝欲酸”，如五味子、山茱萸、枸杞子、何首乌、乌梅、金樱子、酸枣仁、白芍之类。同时配伍炙甘草、当归、阿胶、鸡血藤以酸甘化阴。肝喜条达，主疏泄，疏泄失司则气火易炽，故于疏理气分之中，参以旋降之品，如旋覆花、丝瓜络、赭石之类。

2. 早用活络

久病入络，血瘀络阻是肝病发展的必然趋势，故临床上除用补肝法之外，还需与祛瘀法同用。即使无明显血瘀见症，也应在补肝、健脾方剂中加活血化瘀之品，不一定要等到血瘀证完全显露出来后再用祛瘀法。软坚化瘀可用田三七、鳖甲、赤芍、丹参、牡丹皮、三棱、莪术等破气耗血之品。

3. 扶正祛邪

慢性肝炎的出现与正虚有很大关系，湿热疫毒之邪之所以能长期潜伏于人体内，其原因首先在于人体正气不足，不能祛邪外出，正邪之间处于长期对峙的局面。对于湿热交滞、固结不解、淹黏难化的病理特点，治疗上以扶正为主，但不能舍弃湿热之因。有资料表明，黄芪、太子参、黄精、甘草、茯苓有扶正、补益气阴及增强细胞免疫功能的作用。柴胡、黄芩、虎杖能疏利肝胆，清利湿热。茯苓能淡渗利湿，有利于祛除湿热之邪，纠正机体病理状态。黄芩、柴胡对肝脏有保护作用。在李庚和教授多年观察的一组患者中，免疫球蛋白 G（immunoglobulin G，IgG）较正常明显增高，而淋巴转化率较正常明显偏低，提示慢性肝炎患者细胞免疫功能减低，这与突/急发性肝病中 T 细胞功能降低的理论是一致的，如果湿热证 IgG 增高，脾虚证 IgG、淋巴转化率均降低等，说明本病和邪热同时存在，清利湿热时不忘扶正，补益正气不忘祛邪。

4. 用药拾零

本病之治疗原则是消除症状，改善体征，恢复肝脏功能。李庚和教授多年在治疗用药上稍有心得。

（1）降酶：垂盆草、白花蛇舌草、夏枯草、五味子（阴分已伤者）。

（2）降胆红素：茵陈、龙胆草、栀子、黄柏、黄芩、金钱草。

（3）降浊度者：以健脾柔肝为主，以参苓白术散合一贯煎为主，或用归芍六君子汤加减，这对锌浊度及麝香草酚浊度的改善均有好处。

（4）降低球蛋白（尤其是丙种球蛋白）：在辨证基础上有瘀血者加红花、鳖甲，毒邪重者加黄芩、连翘、柴胡、白花蛇舌草。

（5）升高白蛋白：病变日久，正气损伤，以补脾胃、益肝肾之阴二法为主，四君子汤加柴胡、白芍治脾虚者，一贯煎加女贞子、墨旱莲、白芍治肝肾阴虚者。

（6）乙肝表面抗原转阴：据李庚和教授多年观察，乙肝表面抗原携带者中以肝郁者比例高，因此用药以疏肝解郁为主，参以祛瘀扶正解毒。疏肝以柴胡、郁金、香附为主；祛瘀以三七、丹参、红花为主；扶正以党参、白术、枸杞子、女贞子、生地黄为主；解毒以野菊花、大黄、甘草为主。

（7）治疗脂肪肝：肝病治疗后体重增长过快，成长期有嗜酒史的，多引起脂肪肝，选用利湿化瘀、清导之品，如胆南星、法半夏、白术、川贝母、淡竹茹、陈皮、鸡内金、槟榔、泽泻，且同时加食粗粮，勤锻炼。

四、呼吸系统疾病

咳嗽、咳痰、咯血、呼吸困难、哮鸣、胸痛等是呼吸系统疾病的常见症状。咳嗽是一种反射性防御动作，以将呼吸道黏膜上的异物或分泌物排出。根据咳嗽的性质、节律、声音、出现时间及伴随症状，有助于临床诊断。痰为气管黏膜的分泌物，咳痰是呼吸道疾病的征象。根据咳痰的量、性质、黏稠度、颜色、气味等特征，有助于疾病的诊断。气管及肺组织的损伤或肺循环障碍可引起咯血或痰中带血，应查明出血部位及原因，并排除血液系统疾病。呼吸困难并非呼吸系统疾病的特有症状，而气管狭窄或受压、肺实质病变、胸腔积液或积气、呼吸功能障碍等均可引起肺源性呼吸困难。阵发性呼气期的哮鸣，提示为支气管暂时性的痉挛；吸气期伴有高音调的喘鸣，多为支气管阻塞或狭窄。肺组织本身的病变不引起疼痛，只有累及壁层胸膜才会出现胸痛，常见于干性或有少量渗出液，甚至胸膜炎。胸痛多随咳嗽及深呼吸而加剧。望触叩听的各项体格检查对呼吸系统疾病的诊断至关重要，但需要全面、细致且富有经验。血液、痰液、胸膜液等理化性质及细菌检查，CT 检查，肺功能测定与各种内镜检查，都是诊断呼吸系统疾病的重要手段。

中医学认为肺主气，司呼吸；天气通于肺，肺为"娇脏"，最易受邪；肺为相傅之官，治节出焉；肺朝百脉。这些认识和西医是类似的。而肺主皮毛，宣发卫气与防御功能有关；肺为水之上源，能通调水道，又与水盐代谢有关；肺气通于鼻，肺与大肠相表里等又与神经、消化等功能有关。以上说明中医"肺"的内涵较之西医更为广泛。

肺脏疾病的病因包括感受外邪和气阴耗伤两个方面，内外因素又是相互联系的。外因常为风热、风寒、燥气、热毒等，或从皮毛而入，或自口鼻而入，内侵于肺而致肺气失于宣通。气不化津而成痰，气不清肃而上逆则为咳，痰气阻塞气道则为喘为哮，热伤肺络则咯血或胸痛，瘀热作腐则为脓为痈，病久不愈则伤津耗气，正愈虚则邪难去。内伤之因多为他脏病变累及于肺，主要是脾、肾两脏。脾为气血生化之源，消化吸收障碍，可致肺气来源不足；脾为生痰之源，肺为贮痰之器，脾虚生痰可致痰浊壅肺；呼气在肺，纳气在肾；肺为气之主，肾为气之根。肺阴需要肾阴的补充和调节，肺气的宣通借助肾阳的蒸腾和肾气的摄纳。全身气机的调畅有赖于肝的升发和肺的肃降；全身血液的运行凭借心的推动和肺的治节。因此，其他脏腑的病变均可累及肺，特别是慢性消耗性疾病，最易伤及气阴，而成为肺脏感邪的内在基础；同时，肺病日久也势必累及他脏。

肺的病证根据邪正消长的情况可分为虚实两类：实证多由外感所致，病程较短而正气未伤，其中又可分有表证和无表证两类，有表证如风寒袭肺、风热犯肺、风燥犯肺，风水犯肺等；无表证如肺热喘咳、痰热蕴肺、肝火犯肺、痰浊阻肺等。虚证多为肺气虚、肺阴虚或气阴两虚。肺气虚常累及于脾而为肺脾气虚，又多累及于肾致肺肾气虚；肺阴虚多累及于肾而为肺肾阴虚。肺脏的疾病如肺痈多属实证，肺胀及哮喘多为本虚标实之证，肺痨及肺痿多属虚证。咳喘日久累及于心，而表现为肺、脾、肾三脏功能的失调及痰饮、瘀血的病变，致标本虚实错综复杂，辨证尤为困难。

直接治肺之法，常用的有宣肺、肃肺、清肺、泻肺、温肺、润肺、补肺、敛肺八法。说是八法，然无外乎虚者补之，实则泻之，区别为补泻之间的程度不同。宣肺之宣，通也，宣通肺气之膹郁，肺气通畅，则咳嗽上气自得缓解。肃肺之肃，非但指降，而更有清除外邪内饮之意。肺喜清肃而肺气以下降为顺。只有把肺中不正常的痰火水饮肃清，肺气才能下降。若宣肺是发表，肃肺为清里，那泻肺似攻里，其程度较肃肺更为峻猛。肺为邪伤，热者清之，即为清肺；痰饮化之，是谓温肺。清肺、温肺针对的病理产物不同，可视作泻肺的细化。润肺者，对应燥邪伤肺；补肺者，针对肺气有损；敛肺者，用于肺气耗散。此三法皆属补法。

（一）咳嗽

李庚和教授认为但凡咳嗽，无论是新病初起还是久咳不愈，但凡有邪就要宣肺，使肺气宣通，外邪自去，咳嗽则平。

风挟寒邪郁于肺卫，肺气不宣，腠理闭塞，症见咳嗽，痰稀色白，鼻塞，流清涕，头痛或关节疼痛，苔薄白，脉浮紧。治宜宣通肺气，疏散表邪，可用辛温之品，如荆芥、麻黄、杏仁、桔梗、防风、紫苏、桂枝、羌活等。

风挟热邪犯肺，肺失肃降，症见鼻塞，流黄涕，咳嗽，痰黄或白稠黏，口渴咽痒痛，恶风，发热微恶寒，舌苔薄黄，脉浮数。治宜散风热，可用辛凉之品，如桑叶、菊花、薄荷、牛蒡子、蝉蜕、淡豆豉、葛根、柴胡等。

风挟燥邪犯肺，症见口渴，干咳无痰或痰少难咯，舌红，苔薄白而干燥，脉数。治宜宣散凉润，可用辛凉或质润之品，如桑叶、北沙参、浙贝母、瓜蒌、麦冬、梨皮等。

痰热壅肺，外感之邪，由表入里，症见发热重而不恶寒，咳嗽且伴气喘，咳吐黄黏痰者。治宜清肺化痰，可用苦辛甘寒之品，如黄芩、栀子、石膏、知母、鱼腥草、金荞麦、射干、芦根等；配化痰之瓜蒌、贝母、枇杷叶、胆南星、竹沥、半夏等。若肺火痰咳，或肺中有水汽而咳喘者，又常选泻肺之品，如葶苈子、桑白皮、黄芩等。若瘀热蕴肺酿脓者，常见咳吐脓痰，痰腥臭难闻，伴胸闷胸痛。治宜清热排脓，佐以活血散瘀。排脓可选芦根、天花粉、薏苡仁；散瘀常选牡丹皮、赤芍、桃仁、虎杖、大黄等。

病久伤津耗阴，若肺津受损，肺阴不足，症见干咳少痰，咽干，或咳嗽痰中带血，潮热，盗汗，或五心烦热，舌红少苔，脉细数。治宜养阴润肺，可用甘凉质润之品，如北沙参、麦冬、天冬、玉竹、百合、川贝母等。

病久亦耗气，肺气虚弱，症见少气，懒言，咳喘，语言低微，自汗，倦怠无力，舌淡苔白，脉虚。可用味甘之品调之，如人参、党参、黄芪、山药、甘草等。肺气虚久，渐损及肾，以致肺肾两虚。肺为气之主，肾乃气之根，肺虚不能主气，肾虚不能纳气，则咳喘短气，动则喘甚，甚则不能平卧。单补肺气，难收良效，治宜补肾纳气平喘，可选甘温之品，如补骨脂、核桃仁、蛤蚧、紫河车、磁石、肉桂等。

（二）哮喘

李庚和教授认为所谓哮喘，须分而论治，在治疗时应谨守病机，随症施治。

1. 哮病

哮因寒诱发，素体阳虚，痰从寒化，属寒痰为患则发为冷哮，呼吸急促，喉中哮鸣有声，胸膈满闷如窒，咳不甚，痰少咳吐不爽，白色黏痰，口不渴，或渴喜热饮，形寒怕冷，或有恶寒、喷嚏、流涕等表寒证，舌苔白滑，脉弦紧或浮紧。治宜温肺散寒，化痰平喘。常用麻黄、制半夏、射干、细辛、五味子、紫菀、款冬花等。

哮因热邪诱发，素体阳盛，痰从热化，属痰热为患则发为热哮，气粗息涌，喉中痰鸣如吼，胸高胁胀，张口抬肩，咳呛阵作，痰色黄或白，黏浊稠厚，排吐不利，烦闷不安，汗出，面赤，口苦，口渴喜饮，舌质红，苔黄腻，脉弦数或滑数。治宜清热宣肺，化痰定喘。常用杏仁、桑白皮、制半夏、黄芩、麻黄、紫苏子、白果仁、款冬花等。

哮病反复发作，寒痰伤及脾肾之阳，脾虚不能转输水津上归于肺，反而积湿生痰；肾虚精气亏乏，摄纳失常，则阳虚水泛为痰，短气息促，动则尤甚，吸气不利，或喉中有轻度哮鸣音，腰膝酸软，脑转耳鸣，畏寒肢冷，面色苍白，舌淡苔白，质胖嫩，脉沉细。治宜温阳健脾，纳气平喘。常用熟地黄、山药、茯苓、山茱萸、桂枝、熟附片、牛膝、车前子等。

哮病日久反复，痰热伤及肺肾之阴，肺虚不能主气，气不布津，则痰浊内蕴，并因肺不主皮毛，卫外不固，而更易受外邪的侵袭。阴虚虚火灼津生痰，因肺、肾虚所生之痰上贮于肺，影响肺之宣发肃降功能，痰多气短，动则尤甚，或喉中有轻度哮鸣声，咳痰清稀色白，面色㿠白，常自汗畏风，易感冒，每因劳倦、气候变化等诱发哮病，颧红，烦热，汗出黏手，舌红苔少，脉细数。治宜益气补肺，滋阴补肾。常用党参、白术、防风、五味子、麦冬、茯苓、山药、熟地黄、山茱萸等。

2. 喘病

外感风寒之邪，未能及时表散，邪蕴于肺，壅阻肺气，肺气不得宣降，上逆作喘，喘息，呼吸气促，胸部胀闷，咳嗽，痰多稀薄色白，兼有头痛，鼻塞，无汗，恶寒，或伴发热，口不渴，舌苔薄白而滑，脉浮紧。治宜散寒宣肺。常用麻黄、桂枝、杏仁、细辛、甘草等。

脾失健运，痰浊内生，致肺气受阻，气津失布，津凝痰生，痰浊内蕴，上阻肺气，肃降失常，发为喘促，喘而胸满闷窒，甚则胸盈仰息，咳嗽痰多黏腻色白，咳吐不利，兼有呕恶纳呆，口黏不渴，苔厚腻色白，脉滑。治宜化痰降逆。常用制半夏、化橘红、茯苓、紫苏子、白芥子、莱菔子等。

情志失调，忧思气结，肝失条达，气失疏泄，肺气痹阻，或郁怒伤肝，肝气上逆于肺，肺气不得肃降，升多降少，气逆而喘，发病突然，呼吸短促，息粗气憋，胸闷胸痛，咽中如窒，咳嗽痰鸣不著，喘后如常人，或失眠、心悸，平素常多忧思抑郁，苔薄，脉弦。治宜开郁降气。常用沉香、槟榔、乌药、木香、枳实等。

久病脾气虚弱，肺失充养，肺之气阴不足，以致气失所主而喘促，喘促短气，气怯声低，喉有鼾声，咳声低弱，痰吐稀薄，自汗畏风，极易感冒，食少便溏，面色萎黄，舌质淡红，脉细滑。治宜补肺健脾益气。常用黄芪、茯苓、白术、党参、柴胡、当归、陈皮等。

久病迁延，由肺及肾，或劳欲伤肾，精气内夺，肺之气阴亏耗，不能下滋于肾，肾之真元损伤，根本不固，则气失摄纳，上出于肺，出多入少，逆气上奔为喘，气息短促，动则喘甚，气不得续，小便常因咳甚而失禁，或尿后余沥，形瘦神疲，面青肢冷，或有跗肿，舌淡苔薄，脉微细或沉弱。治宜补肾纳气。常用人参、蛤蚧、五味子、熟地黄、山茱萸、茯苓、山药、桂枝、熟附片等。

五、李庚和教授膏方经验

（一）膏方组方的总体原则

注重膏方运用的针对性：神经肌肉疾病多见慢性病程，病因复杂多样，症状变化多端，运用膏方治疗时当审慎辨证，对适合的患者、在适合的病程阶段使用膏方才能起到事半功倍的效果。先天性疾病如进行性肌营养不良、遗传性共济失调、腓骨肌萎缩症、线粒体病、遗传性痉挛性截瘫等，中医多责之于肾，治疗上应重视培补肾元。虽然此类疾病无论中西医治疗，短期内都未必会见到明显改善，但膏方治疗在延缓疾病发展、提高免疫、减少并发症及改善生活质量方面有一定的意义。后天获得性疾病如重症肌无力、周期性瘫痪、多发性肌炎、皮肌炎、多发性硬化、运动神经元病等，病机复杂，运用膏方治疗要严格把握“时间窗”，若体内邪毒未尽之时盲目补益则有“闭门留寇”之嫌。例如，多种细菌、病毒性脑炎，归于“温病”范畴，然温热毒邪侵袭与肺卫门户密切相关，气分更是传变转折的要冲（少数逆传，直入营血）。因此要高度关注卫气阶段的诊治，其意义在于能否截断防变。治疗上可归纳于宣、泄、清、透诸法，膏方未必适合。锥体外系症状，如静止性震颤、舞蹈症、手足徐动症、偏身投掷运动、抽动-秽语综合征等，应从肝风主动、血虚生风理解，运用膏方治疗应柔肝养血息风，慎用大补元气之品。肌强直、肌张力障碍等症状，多属中医学“痉证”范畴，治疗当以柔肝养阴、舒筋和络为主。肌无力、肌萎缩，应从脾主四肢、肌肉理解，重视益气健脾，强力生肌，可重用“参”“芪”之品。认知功能减退、进行性遗忘症状，应从脑髓空虚入手，治宜温肾填髓、脾肾双调。对于癫痫性发作、晕厥症状应重视心主神明，药用养心开窍、安神定志之品。

强调斡旋脾胃升降，以喜为补：清代著名医家叶桂曾谓“食物自适者即胃喜为补”，为临床药物治疗及食物调养的重要法则，同样适合于膏方的制订。口服膏方后，胃中舒服，能消化吸收，方可达到补益的目的，故制订膏方，总宜佐以运脾健胃之品，或取檀香拌炒麦芽，以醒脾开胃；或用桔梗、枳壳，以升降相因；或配伍陈皮、山楂、神曲以消食化积；尤其是苍术一味，气味辛香，为运脾要药，加入众多滋腻补品中，则能消除补药黏腻之性，以资脾运之功。习惯在服用膏方进补前，服一些开路药，或祛除外邪，或消除宿滞，或运脾健胃，处处照顾脾胃的运化功能，确具至理。

（二）不同疾病的具体运用

1. 重症肌无力

目前，膏方治疗重症肌无力的经验较少，主要用于病情相对稳定的阶段。本病由脾胃虚损而起，脾虚及肾，依据这一认识，在临床确立了培补脾肾的基本法则，可概括为补益真气、振元治痿，注重在辨病中抓病机特点、在辨证中抓证候态势特征，病证结合、病机与证势结合，这是治疗重症肌无力的要点。膏方治疗重症肌无力主要遵循证治观点中的“正治观”，即运用补益真气、振元治痿法则，在实施中有三个基本证方：① 脾虚气弱型，治法为补中益气升阳，基本方：黄芪、党参、升麻、柴胡、白术、葛根、当归、黄精、陈皮、甘草、大枣。② 脾肾气阴两虚型，治法为益气补肾滋阴，基本方：黄芪、党参、生地黄、熟地黄、山药、何首乌、枸杞子、山茱萸、麦冬、龟甲、白术、甘草。③ 脾肾阳虚型，治法为益气补肾温阳，基本方：黄芪、党参、制附子、鹿角胶、熟地黄、巴戟天、锁阳、坎炁、怀山药、补骨脂、甘草。

2. 多发性肌炎

在浩瀚的中医典籍中,虽没有对多发性肌炎的专门论述和记载,但很多中医文献中却记载和阐发了有关多发性肌炎的相关症状和理论,认为其病因病机主要是因邪热灼伤阴液,筋脉失于濡养;或因湿热浸淫筋脉肌肉,而弛纵不用;或因体虚久病,肝肾亏虚,精血不足,不能濡养肌肉筋骨或瘀阻脉络等而成。本病属于中医学的"肌痹""痿证"范畴。治疗原则不外乎"各补其荥而通其腧,调其虚实,和其顺逆"而已。在治疗时主张标本兼治:祛风解毒、清热除湿以治其标;养血荣肌、活血华肤以治其本。从而使受损肌肉炎症消除,彻底治愈。膏方治疗本病在缓解期,遵循"缓则治其本"的原则,以扶正培元、健脾益气生肌为宗旨,随症兼以清热通络、活血化瘀或清肺化痰解毒等。

3. 急性炎症性脱髓鞘性多发性神经病

其病机主要责之于湿热浸淫、寒湿阻络、气虚血瘀、脾胃虚弱、肝肾不足,以致筋脉肌肉弛纵不用。本病急性期由于病证进展迅猛,多以西医治疗为主;恢复期中医药治疗及针灸腧穴则具有显著的优势。临床用膏方治疗急性炎症性脱髓鞘性多发性神经病,主要用于恢复期,以扶正固本培元为要,结合辨证分别加上化湿、通络、活血等药物,其效勘验。西医对于本病的治疗常选用肾上腺糖皮质激素,然长期应用激素多可导致众多不良反应,按照中医辨证思路,患者常表现有肾阳虚或肾阴虚的症状。在用膏方治疗减轻激素的副作用方面颇为意义,如有肾阳虚征象时,处方中加入淫羊藿、菟丝子、肉苁蓉、巴戟天、补骨脂、锁阳、肉桂等,而在有肾阴虚征象时,可加玄参、生地黄、百合、知母等。故以中西医结合考虑,经中医辨证,结合患者体质、病程等多项因素,于膏方中遣方用药,多可取得良好疗效,同时可以减少激素运用剂量、缩短激素撤药时间。

4. 肌营养不良

其病机主要责之先天不足,脾肾虚损,治疗仍遵从"痿证"治则——滋培水土、补益脾肾,药用黄芪、白术、当归、熟地黄等,以健脾益肾、补气养血贯穿本病始终。若见颈软、抬举无力,可加葛根、柴胡以升阳举陷;若见病在背部、上肢,可加姜黄、桑枝活血化瘀;若病在腰部以下,则用牛膝、威灵仙补益肝肾、强健筋骨;若四肢拘挛无力,常用伸筋草舒筋和络;若病情发展过程中出现头晕耳鸣、疲乏无力、腰膝酸软等肾元亏虚之象,常根据"肝肾同源"之说,加用杜仲、续断、桑寄生等培补肝肾。总之,面对肌营养不良多变的病情,坚持审证求因、辨证施治与经验用药相结合,常可达到满意效果。

虽然肌营养不良如同其他许多神经系统疑难杂症一样,目前尚缺乏有效治疗手段,但每个临床医生都应该坚信:提高生存品质,医者亦当为之。生活质量日益成为判定疾病临床治疗效果的重要指标,虽然目前的科学技术在医学领域无法攻克所有的疾病，但我们仍不能放弃每一位患者，即使不能彻底解决病根，仍应力求通过中医药的干预，改善神经系统疾病患者运动迟缓、震颤、肌无力、痉挛等严重影响生活质量的症状。此外，神经系统疾病最易引起抑郁、焦虑症状的发生，在膏方中适当加入疏肝和血、宁心安神之品，使其肝气条达、气血调和，从而缓解症状、改善预后。总之，在膏方治疗中，缓解疾病为最高追求，其次经治疗后带病延年，如两者皆不能达到目标，则改善症状、减轻病痛、提高生存品质，医者亦当为之。

（三）防治优势

运用膏方治疗重症肌无力，在防止其复发或加重、减少危象发生、缩短激素减量时间、减少激素副作用等方面优势明显。

重症肌无力属于自身免疫性疾病，这类疾病的特点之一就是病程呈慢性迁延性发展，缓解与恶化交替，大多数患者经过治疗可以达到临床痊愈（即患者的临床症状和体征消失，和正常人一样能正常生活、学习、工作，并停止一切治疗重症肌无力的药物）。有的患者可有一个长时间的缓解期，但本病患者往往由于精神创伤、全身各种感染、过度劳累、内分泌失调、免疫功能紊乱、妇女月经期、激素减量或停药等多种因素而复发或加重病情，当病情突然加重或治疗不当，易引起呼吸肌无力或麻痹而致严重呼吸困难，即发生重症肌无力危象，导致生命危险。因此，重症肌无力症状的反复性成为本病的特点，其发生危象及高复发性即为临床治疗的难点。此外，对本病西医治疗常采用放化疗、激素和免疫抑制剂，此类治疗方法和药物明显的副作用与激素如何递减的难题始终困扰着患者及临床医生，而且这些方法在治疗疾病的同时亦不可避免地损害患者的免疫功能而造成患者易于感染，由此反复诱发或加重疾病。而在本病缓解期适当运用膏方治疗，能显著改善症状、增强免疫功能、减少感染概率、防止复发加重、提高生活质量，且能帮助患者递减激素，减轻激素或放化疗及免疫抑制剂的副作用，可谓优势明显。

此外，重症肌无力的发病与过度劳累有很大关系，本病患者往往与劳累过度、用眼过度、日夜操劳，或因奔波而起居失常有关，以致耗伤气血、体质下降、外邪乘虚而入，导致本病发生和发展，因此本病患者在恢复过程中服用膏方，其中峻补脾气之品可以提高人体抗疲劳的能力和耐久力，辅以起居有常、劳逸结合，更能逐步增强体质，早日恢复健康。

第二章 医话医案

第一节 医　　话

一、李庚和教授用药经验

（一）李庚和教授用药四法

1. 倡用经方

李庚和教授倡用经方，认为经方具有立法明确、言简意赅、功效专著的特点。经方实则源于殷商之际伊尹《汤液经法》，至张仲景时代得以发挥。《伤寒杂病论》之方剂，被后世称为“经方之祖”。经方经过了历代大量临床实践的验证，但也在相当长的一段历史时期中，如孙思邈所言：“江南诸师，秘仲景之方而不传。”经方之特点是方为证而设，证之下有方，所谓“观其脉证，知犯何逆，随证治之”。经方最为重大的贡献在于将辨证论治贯穿于证与方之中，使得中医之治病思路得以神机万变而丝丝入扣。

张仲景时代，外感疾病居多，推动了六经辨证的发展。今时之世，常以七情六欲及饮食起居有违天地之法而病者居多，或失治误治、耐药者亦多。临证应用之时，当仔细辨证，据患者之证，本经方之法，参经方之义，提纲挈领，不必完全拘泥于经方之原方，正所谓“师古而不泥古”也。

旋覆代赭汤原治“伤寒发汗，若吐、若下、解后，心下痞硬、噫气不除者”，临床凡胃气虚弱、痰浊内阻、嗳气泛恶之气逆不降者可配伍用之。柴胡加龙骨牡蛎汤是仲景专为伤寒误下形成表里俱病、虚实互见的变证而设，专治“胸满烦惊，小便不利，谵语，一身尽重，不可转侧者”，于和解少阳之中寓重镇安神，临床上见肝郁不疏之思虑犹豫、烦热上冲，甚或入眠困难者均可大胆化裁应用。桂枝汤、桂枝加厚朴杏子汤、桂枝加芍药汤均为桂枝汤类方，其共同病机为营卫不和或气血阴阳失调，故以和营卫、调阴阳为基本，临床见表虚外感、自汗、身酸楚者多可斟酌应用。半夏泻心汤方中半夏和胃降逆，干姜温中散寒、消痞散结，黄连、黄芩苦寒泄降、清热和胃,人参、甘草、大枣补脾胃之虚,寒温并用、攻补兼施、阴阳并调,故治疗脾胃升降失调、寒热错杂之证可获良效。桂枝加附子汤系仲景专为太阳病发汗太过导致卫阳虚、漏汗不止所设。其中桂枝温经散寒解表,白芍滋阴柔筋,伍甘草即著名的芍甘汤,生姜辛散,附子温阳,大枣调和诸药。此方将看似矛盾的散寒与止汗融入一方,体现了中医辨证治本之意,甚是可叹!凡证属表虚、阳虚感寒者均可化裁用以解表温经。仲景之方诸如此类者不胜枚举,虽历经岁月仍熠熠生辉。

2. 药宜精专

药之效力,首先在于辨证之精准,其次在于选药之谨慎。李庚和教授主张选药宜精专,不可大量堆叠药物、面面俱到、以多取胜。处方应立意明确,方简功宏,正如拳术中之太极,以四两拨千斤之巧劲取胜。拳法有云"顺其力而破之为巧,逆其力而破之为拙"。用药亦同此理,应注意保护和鼓舞患者自身的抗病能力,因势利导,若用猛药强行压制病邪或妄图替代机体的抗病能力,则是误治,虽可勉收一时之效,实则贻害无穷。

用药精专的基础在于明辨阴阳表里、寒热虚实,所谓"热者寒之,寒者热之,虚者实之,实者虚之"。更在于配伍之精良,李庚和教授认为中医处方之君、臣、佐、使是药物治疗史上的创举。用药剂量的不同可以在很大程度上影响药物的疗效。不同剂量的配伍可以产生不一样的功效,这在历代方书中记载良多。故有"中医不传之秘在于剂量"之说。

一张处方之中多种药物在这种指导思想的统驭下各司其职又相互合作,体现了中国传统文化"和"的思想,是法天地万物之规律而形成的独特的治疗艺术。

3. 善用对药

李庚和教授善于使用对药,顾名思义,对药既是将药物组成某个小组,协同作用,取长补短,用于治疗疾病。

有时以功效相似的药物组合以增强疗效。例如,升麻、柴胡合用,增强升阳举陷之功,对于眼肌型重症肌无力之眼睑下垂有良效;炒党参、炒白术、生炙黄芪合用以健脾补中益气;茯苓、薏苡仁合用增强健脾除湿之力。

两种不同功效的药物组合,可相互发挥特长,增强疗效。例如,苍术与陈皮同用,燥湿之中加以行气,对湿阻气滞之证有良效;半夏与陈皮同用,化痰之中加行气,气顺则痰消,对脾虚湿盛痰阻之患者有良效;当归与川芎同用,补血活血行气结合,取四物汤之意;黄芪与当归同用,同补气血。

有时不同性味、功效之药物组成对药可以取长补短,改变各自原来的性质,获得另一种新的功效。例如,黄芪与防风同用,黄芪补气固表止汗,防风祛风解表发汗,两者一补一散,既可益气固表又能解表发汗,同时可助脾散其精气,对脾气虚弱、四肢乏力者尤为适合。重症肌无力患者常因体虚导致外感,正邪相争,耗伤元气,或可导致病情加重,甚至诱发呼吸危象。平素处方之中加入玉屏风散,既可益气固表，又能鼓舞脾气。柴胡疏肝解郁透达郁热，白芍补血养阴柔肝止痛，两者同用，一散一收，对于肝脾不调、胸胁脘腹疼痛者具有疏肝解郁、柔肝止痛之功。柴胡主升，白芍主敛，对于脾气不足之虚劳亦可有升发脾气、和营之效。淫羊藿入肝、肾二经，善补肾壮阳、祛风除湿，白花蛇舌草清热解毒，清利湿热，两者药性不同，功用各异，但同用之后则出现既可补肾，又能抑制自身抗体形成的神奇功效。

4. *顾护脾胃*

（1）健脾为要：脾胃为后天之本，五脏六腑之气均赖水谷精微之滋养，《素问·灵兰秘典论》谓："脾胃者，仓廪之官，五味出焉。"脾胃不足则百病由生。李杲《脾胃论》谓，"胃虚则五脏六腑、十二经、十五络、四肢皆不得营运之气，而百病生焉""胃者十二经之源，水谷之海也；平则万化安，病则万化危"。

药物也是通过脾胃之消化、散精的作用才能输布周身。因此，顾护脾胃在立法处方中尤为重要。正如"脾、胃、大肠、小肠、三焦、膀胱者，仓廪之本，营之居也，名曰器，能化糟粕，转味而入出者也"。

（2）辅以运脾，必要时温脾：恢复脾的运化功能中另一关键是运脾，脾不运则不健。李庚和教授处方，每多伍用白术、茯苓之属以健运脾胃，并以陈皮之类疏通气机。脾虚失运，易生湿邪，湿为阴邪，无温不化。故必要之时当温脾以求健运。温脾化湿首选白豆蔻、草果、砂仁，但应注意过于温燥则伤气。

（二）李庚和教授用药经验三则

1. *白花蛇舌草*

白花蛇舌草为茜草科一年生草本植物，主产于我国福建、广东、广西等地。其叶为纤细狭条形，状如蛇舌，花季时翠绿叶柄间点缀朵朵细小白花，甚是可爱。此药宜于夏、秋二季采收，当地人多鲜用，但晒干之后应用亦不损其疗效。

民间流传关于白花蛇舌草的传说甚多，人们在这些传说中寄托了淳朴的美好愿望。白花蛇舌草又名二叶律、竹叶菜、蛇利草。味苦、甘，性寒，归胃、大肠、小肠经。苦寒能清热解毒，甘寒则清利湿热。此药在民间应用甚多，但历代本草少有记载，唯其产区岭南一带稍有记录，如《广西中草药》谓其："清热解毒，活血利尿。治扁桃体炎，咽喉炎，阑尾炎，肝炎，痢疾，尿路感染，小儿疳积。"

本药传统用于治疗疮毒、咽喉肿痛、肠痈腹痛和毒蛇咬伤，也用于热淋涩痛和小便不利，可见实乃清热解毒之良药。因其用途多泛，质地轻盈，便于采集，堪称物美价廉。

李庚和教授独辟蹊径，认为本药具有良好的免疫调节功能，可辨证配伍用于多种自身免疫性疾病的治疗。同时能寓补于清，具有补气功效，本药长于消散，能缓消积聚。

（1）增强免疫力，促进抗体形成：白花蛇舌草能显著增强机体的免疫力，现代研究证实其能刺激网状内皮细胞增生，使吞噬活跃，促进抗体形成。可将这种特性应用于免疫疾病的治疗中，重症肌无力是自身抗体所致的免疫性疾病，将白花蛇舌草配伍于传统培补脾肾药物中，疗效比单用培补脾肾药物治疗显著，常用剂量一般为15~30 g，与淫羊藿同用更是清补同施，两相适宜。值得注意的是，本药有芳香轻清之性，入煎剂不宜久煎。

案. 李某，女，33岁。眼睑下垂伴眼球活动障碍3年。3年前感冒发热后出现双眼睑交替下垂，症状朝轻暮重，服用溴吡斯的明，疗效不明显。发病期间四肢肌力正常，咀嚼吞咽呼吸均正常。1年前出现眼球活动受限、复视、难以久视一物。因工作性质需要面对电脑，故而工作受限，需在家休息。舌质淡边有齿印，苔薄白，脉濡细。辨证属脾肾气虚。以炒党参15 g，白术15 g，黄芪30 g，炙黄芪30 g，升麻10 g，葛根15 g，柴胡10 g，防风12 g，锁阳12 g，巴戟天12 g，生地黄15 g，熟地黄15 g，黄精12 g，墨旱莲15 g为基本方加减服用2个月，眼睑下垂略有改善，但复视及眼球活动并无改善。于原方之中加入淫羊藿15 g，白花蛇舌草15 g，服用2周后眼睑下垂即有明显改善，以此方加减服用2个月后眼睑下垂消失，眼球活动明显改善，复视减轻。随访半年症状稳定，已能胜任工作。

（2）寓补于清，清补同施：白花蛇舌草抗菌作用佳，具有清热解毒、利湿消肿抗炎的功效。《潮州志·物产志》谓："茎叶榨汁饮服，治盲肠炎，又可治一切肠病。"经现代药理学研究证明，白花蛇舌草对铜绿假单胞菌、金黄色葡萄球菌、肺炎球菌、痢疾杆菌等致病菌均有抑制作用。中药抗菌作用的特点是通过调动机体的防御机制，以达到抗菌目的，故而标本同治，不易产生耐药性。近现代有医家用其治疗浅表性胃炎、肝炎、良性甲状腺结节、痤疮等，均与其清热解毒之用有关。

然本药之功并不止于"清"，更可贵的是本药能寓补于清，具有独特的补气作用。白花蛇舌草之补气特性与"参""芪"之属不同，在于防止正邪相争过程中精微物质的耗散而起到补益作用，因此，补益寓于清解之中，清不留邪，补不滞中。

（3）善于消散：积聚的产生与邪毒长期侵袭，体内气滞血结有关，如《诸病源候论》所言："诸病受邪，初未能成积聚，留滞不去，乃成积聚。"白花蛇舌草在体外培养中对急性淋巴细胞型、粒细胞型、单核细胞型及慢性粒细胞型的肿瘤细胞有较强抑制作用，能抑制肿瘤细胞的生长。白花蛇舌草具有清热解毒之功，可使积聚渐消缓散，并防止其复发。故而与半枝莲、猫爪草、藤梨根等相配伍随症加减可用于治疗各种癌症。

2. 淫羊藿

淫羊藿又名仙灵脾，其类似植物有箭叶淫羊藿、柔毛淫羊藿或朝鲜淫羊藿，广泛分布于我国的广大区域，药用其叶，其药用价值大抵相仿。味辛、甘，性温，归肝、肾经，可补肾阳，强筋骨，祛风湿。效用可从其别名得窥一斑，如《神农本草经》称为刚前，《日华子本草》谓放杖草、弃杖草、千两金、干鸡筋。

（1）温肾阳、祛寒湿：淫羊藿善于治疗风湿痹痛偏于寒湿者，四肢麻木不仁、筋骨拘挛、腰膝痿软、肢冷畏寒，可与威灵仙、巴戟天、川牛膝、狗脊配伍，亦可治疗宫冷不孕、更年期综合征，疗效卓著。亦可用于泡制药酒，如《普济方》中记载有名的淫羊藿酒，以白酒浸泡淫羊藿而成，用于温肾壮阳，见肾虚阳痿，腰膝酸软之症者饮之尤为适宜。

（2）具有雄激素样作用：淫羊藿可用于肾虚阳痿、遗精早泄，可配仙茅、山茱萸、锁阳等；治腰膝痿软，可配杜仲、巴戟天、狗脊。研究发现淫羊藿有催淫作用，淫羊藿提取液具有雄性激素样作用，可使精液分泌亢进。其叶及根部作用最强，果实次之，茎部最弱。故而干品以茎少叶多、色黄绿、干燥、不破碎者为佳。

（3）增强机体免疫功能：淫羊藿可提高肾虚患者T细胞数量及网状内皮系统吞噬功能。研究表明，淫羊藿多糖通过对脾脏抗体生成细胞的影响，既增加脾脏抗体生成细胞数，又促进每个浆细胞产生抗体，具有增强机体免疫功能的作用。李庚和教授将本药与白花蛇舌草相配，清补消散，治疗免疫系统疾病。

（4）延缓衰老作用，防治骨质疏松：淫羊藿可以从不同方面影响衰老机制，其延缓衰老的作用与调节免疫系统的功能有关。淫羊藿总黄酮具有增强T细胞、B细胞免疫，以及肾上腺皮质功能的作用，如影响细胞传代、延长生长期、调节免疫和分泌系统、改善机体代谢和各器官功能。淫羊藿禀辛温之性，可助骨骼生长、发育、修复，具有良好的防治骨质疏松的作用，对老年患者骨节酸痛疗效卓著。

（5）强心、止咳平喘效佳：淫羊藿对缓慢型心律失常具有较好的治疗作用，可以提高心律，改善心悸、胸闷症状。有实验证实淫羊藿煎剂可以增加实验动物的冠状动脉血流量，具有耐缺氧、防止心肌缺血、降压等作用。淫羊藿适用于久咳虚喘的患者。肾为气之根，气之升降出入以肾为根本，久咳之人多兼肾虚。

3. 黄芪

黄芪旧写作“黄耆”，古称六十岁曰耆，耆，老也。《本草纲目》解释：“耆，长者。黄芪色黄，为补药之长，故名。”黄芪的药用历史迄今已有2 000多年，其记载始见于汉墓马王堆出土的帛书《五十二病方》。《神农本草经》中将黄芪列为上品。

黄芪为豆科植物，味甘，性微温，归肺、脾经。生用益卫固表，利水消肿，托毒、生肌，治疗自汗、盗汗、血痹、浮肿，痈疽不溃或溃久不敛。蜜炙后可以补中益气，治内伤劳倦，脾虚泄泻，脱肛，气虚血脱，崩漏，以及一切气衰、血虚之证。

《神农本草经》谓其：“主治痈疽，久败疮，排脓止痛，大风癞疾，五痔，鼠瘘，补虚，小儿百病。”

李庚和教授应用生、炙黄芪，用量均在15~45 g，量小则力差。

（1）益气固表，强身健体防感冒：黄芪常与党参相配，相为辅佐，有助于增强健脾益气之功，如《得配本草》云：“黄芪补气，而气有内外之分，气之卫于脉外者，在内之卫气也；气之行于肌表者，在外之卫气也。肌表之气，补宜黄芪，五内之气，补宜人参。”亦善与防风相伍，借防风辛散之性，助脾之散精。李杲曰：“防风能制黄芪，黄芪得防风其功愈大，乃相畏而相使也。”《本草逢原》载：“黄芪能补五脏诸虚……治脉弦自汗，泻阴火，去肺热，无汗则发，有汗则止。”卫外之气得以巩固则体健少病，外感之邪难以乘虚而入。

黄芪为补气之首选药物，黄芪能补五脏之气，尤擅补益脾胃之气，如《本草正义》曰：“黄芪，补益中土，温养脾胃，凡中气不振，脾土虚弱，清气下陷者最宜。其皮直达人之肤表肌肉，固护卫阳，充实表分，是其专长，所以表虚诸病，最为神剂。”因其具有直达人之肌肉之功，故而能有效改善重症肌无力患者肌肉无力之症。

(2) 调补气血：黄芪不仅为补气之品，亦是养血佳剂。善补血者，必不止于补血，经由补气生血则事半而功倍。如著名的当归补血汤，即将黄芪与当归配伍调补气血，气能生血，气为血之帅，气行则血行。黄芪亦可与黄精配伍，补中益气、益心肺、强筋骨。

(3) 消肿利水：黄芪消肿利水的作用常常为人们所忽视。一方面，黄芪之补气作用使气之升降出入的流动性增强，水为阴邪，水饮得气之推动与温煦则自然消退；另一方面，黄芪之气善走肌表，善散蕴结肌肤之水汽，尤善治疗气虚水肿。

(4) 预防脑血管疾病，促进组织修复：气虚者早衰，气足者长寿。黄芪可以用于预防脑血管疾病，其具有良好的组织修复作用，故传统用于疮疡痈疽不溃或溃后不敛。

(5) 双向调节免疫：黄芪有明确的免疫增强作用，对非特异性和特异性免疫都有一定的增强作用，包括增强树突状细胞和吞噬细胞的吞噬作用、提高自然杀伤细胞活性及杀伤作用、调节细胞因子含量、增加T细胞数量及活性等。但黄芪调节免疫的作用远不止此，还显示出更为复杂的免疫调节作用，不同剂量的黄芪在不同的疾病状态下，显示出增强或抑制免疫反应。其具有神奇的双向免疫调节作用，即可以“损有余而补不足”，是一味非常难得的免疫疾病治疗药物。

(三) 李庚和教授运用对药经验

1. 淫羊藿与白花蛇舌草

淫羊藿：《神农本草经》将淫羊藿归为中品，味辛、甘，性温，曰其主阴痿绝伤，茎中痛。利小便，益气力，强志。谓羊食藿后，一日百遍合，盖食此药所致，故名淫羊藿。其作用以往集中在补命门、益精气、坚筋骨、利小便等方面。现代医学研究表明，其主要成分为黄酮类化合物，具有多种药理作用，能增强下丘脑-垂体-性腺轴及肾上腺皮质轴、胸腺轴等内分泌系统的分泌功能，即可提高免疫功能。

白花蛇舌草：味苦、淡，性寒。主要功效是清热解毒、消痈散结、利尿除湿，尤善治疗各种类型炎症。现代医学药理研究表明，清热解毒类中药具有增强免疫功能的作用，白花蛇舌草系通过刺激网状内皮系统增加白细胞吞噬功能，提高杀菌力，并有抑瘤作用。

李庚和教授选用淫羊藿与白花蛇舌草配伍，挖掘出两者与调节免疫功能相关，所以此组合主要能调节免疫、增强体质，一个是通过补肾增强体质以调节免疫，另一个是通过清热解毒类似西医抗炎以调节免疫，临证用药多年，对于免疫相关性疾病，如重症肌无力、多发性肌炎等，效果显著。其用药特色为淫羊藿配伍白花蛇舌草可补肾阳，调整免疫。淫羊藿能补肾阳而不伤阴。

2. 女贞子与墨旱莲（二至丸）

女贞子：为清补之品，具有滋补肝肾，乌发明目之功。主治肝肾阴虚，头目昏眩，耳鸣耳聋，头发早白，腰膝酸软等病证。女贞子，《神农本草经》列为"上品"，云其"补中，安五脏，养精神，除百疾，久服肥健，轻身不老"。李时珍称之为上品无毒妙药。现代医学研究表明，女贞子还有增强免疫功能，升高外周白细胞，增强网状内皮系统吞噬能力，增强细胞免疫和体液免疫的作用；有强心、利尿、保肝、止咳、缓泻、抗菌、抗癌等作用。女贞子的特点在于药性较平和，作用缓慢，久服方能见效。

墨旱莲：味甘、酸，性凉，归肝、肾二经，无毒。滋补肝肾，凉血止血，可治各种吐血、肠出血等症。捣汁涂眉发，能促进毛发生长，内服有乌发、黑发功效。现代医学研究表明，墨旱莲还有抑菌作用、保肝作用、免疫功能抗诱变作用和止血作用等功效。

二药配伍即二至丸，是滋补肝肾之上品，同时还有保肝、解毒、降低转氨酶的作用，可以治疗肝肾阴虚、失眠心烦、耳鸣头晕、腰膝酸软等病证。李庚和教授临证多见痿证、痹病、虚劳等，证属肝肾不足、脾肾虚损之疾病较多，宗"肝肾同源、精血同源"，常用二至丸补益肝肾、滋阴补血。

3. 白芍与甘草

白芍：味苦、酸、甘，性微寒。功效有养血敛阴，滋润筋脉，又可柔肝缓急止痛。《神农本草经》谓之"主邪气腹痛，除血痹，破坚积，寒热疝瘕，止痛"。

甘草：味甘，性平。功效有益气补中，清热解毒，祛痰止咳，缓急止痛，调和药性。

白芍和甘草合用，为缓急止痛之要药。其源于《伤寒论》芍药甘草汤，原治疗伤寒脉浮，自汗出，小便数，心烦，微恶寒，脚挛急，经误汗后，更见咽中干，烦躁吐逆等。

李庚和教授临证运用白芍、甘草对药，主要针对肝阴不足致肝阳化风，或肝风内动致面肌痉挛、肢体抖动、肌肉抽搐之症，此均属于急证，故以酸甘化阴，和里缓急。此法为酸甘化阴之先河，亦为缓急止痉（痛）之典范。

4. 知母与黄柏

知母：味苦，性寒，归肺、胃、肾经。功效有清热泻火，滋阴润燥，同时有清阳明实热，但温而不燥，既养阴又清虚火的特点。主治热病烦渴，肺热燥咳，骨蒸潮热，内热消渴，肠燥便秘。现代药理研究表明，知母有抗病原微生物、解热、影响皮质激素、减少激素副作用、调节血糖等作用。重症肌无力患者常使用大量激素治疗,会引起皮质醇增多症,而知母可缓解激素带来的阳明热甚。

黄柏:味苦,性寒,归肾、膀胱经。黄柏苦寒燥湿,补肾阴时常用,补而不腻,泻虚热、实热均可,如口干苦腻者,又可治妇科炎症、不孕症、更年期综合征;又可清肾热、泻肾火,补肾理肝气。调节生长激素,治儿童性早熟,宜配鹿角胶片。现代药理研究表明,黄柏具有抗菌、抗炎,调节免疫功能,促进血管生成而抗溃疡的作用。

黄柏与知母配伍有泻“相火”之意,即清泻肝肾偏亢之火,一般多指肾火,药性苦寒,用于相火妄动。症见五心烦热,潮热盗汗,腰膝酸软,性功能亢奋,遗精早泄。

李庚和教授临证运用知母、黄柏对药,主要针对免疫障碍疾病、用激素治疗后出现皮质醇增多症“满月脸,水牛背”、水钠潴留症状,即阳旺之象,肾虚火旺,需养阴清虚火。《本草纲目》言:“肾苦燥,宜食辛以润之,肺苦逆,宜食苦以泻之。知母之辛苦寒凉,下则润肾燥而滋阴,上则清肺金而泻火,乃二经气分药也;黄柏则是肾经血分药,故二药必相须而行,昔人譬之虾与水母,必相依附。”

5. 苍术与厚朴

苍术:味苦、辛,性温,归脾、胃经。功效为燥湿健脾,祛风散寒,明目。用于脘腹胀满,泄泻,水肿,脚气痿躄,风湿痹痛,风寒感冒,夜盲。现代药理研究表明,其有较强调节胃肠运动功能,可抗溃疡、抑制胃酸,能增强胃黏膜保护作用,还有保肝抑菌、调节血糖、抗缺氧、抑制中枢、促进骨骼钙化和影响心血管系统的作用。其用药特色为健脾燥湿化浊,苔腻者多用,升阳化湿,燥湿力强,祛湿多于补脾。

厚朴:味苦、辛,性温,归脾、胃、肺、大肠经。功效为燥湿消痰,下气除满。用于湿阻中焦,脘腹胀满。本品苦燥辛散,能燥湿,又下气除胀满,为消除胀满的要药,可治食积气滞、痰饮咳喘等证。现代药理研究表明,厚朴有调整胃肠运动、促进消化液分泌、抗溃疡、保肝、抗菌、抗病毒、抗炎、镇痛等作用。这与厚朴燥湿、消积、行气之功效相对照。

对照苍术和厚朴中药功效和现代药理研究作用,两者都有燥湿、调节胃肠道功能的作用,有协同、相互促进、增强功效之意。李庚和教授临证应用苍术与厚朴这一对药,苍术为燥湿健脾之要药,厚朴为消除胀满之要药,两者都取燥湿之功效,常用于湿阻中焦证。症见纳差,腹胀、大便不通或稀薄,舌苔白腻,痰湿深重。

6. 郁金与石菖蒲

郁金:味辛、苦,性寒,归肝、心、肺经。功效为活血止痛,行气解郁,清心凉血,利胆退黄。主治胸胁刺痛,胸痹心痛,经闭痛经,乳房胀痛,热病神昏,癫痫,血热吐衄,黄疸尿赤。现代药理研究表明,郁金有抗肿瘤、降血脂及保肝利胆的作用。

石菖蒲:味辛、苦,性温,归心、胃经。功效为化湿开胃,开窍豁痰,醒神益智。用于脘痞不饥,噤口下痢,神昏癫痫、健忘耳聋。现代药理研究表明,石菖蒲对中枢神经系统有镇静、抗惊厥、扩张血管、缓解肠管平滑肌痉挛、镇咳平喘、抗真菌的作用。

石菖蒲开窍除痰，醒神健脑，化湿开胃；郁金凉血清心，行气解郁，祛瘀止痛，利胆退黄。石菖蒲以开窍为主，郁金以解郁为要。二药伍用，豁痰开窍醒神，宣痹止痛益彰。

李庚和教授用郁金、石菖蒲这一对药，取开郁、散结通窍化痰之功效，对于重症肌无力、运动神经元病、延髓肌无力患者出现的言语不利，以开音利咽、通窍化痰，疗效显著。

7. 青葙子与密蒙花

青葙子：味苦，微寒，归肝经。有清肝、明目、退翳之效。《日华子本草》中记载："治五脏邪气，益脑髓，明耳目，镇肝。"现代药理研究表明，青葙子具有抗肝炎、抗细胞毒性、抗糖尿病等作用，并且对化学性肝损伤具有较好的防治作用。

密蒙花：味甘，微寒，归肝经。有清热养肝、明目退翳之效。《本草备要》言："入肝经气血分，润肝燥。"现代药理研究表明，密蒙花具有抗炎、抗菌、免疫调节、抗氧化等生理活性。

李庚和教授认为，眼肌型重症肌无力的主要临床症状如眼睑下垂、复视、眼球活动受限等，皆与肝关系密切。《黄帝内经》中所记载的"肝主目""肝受血而能视""肝气通于目，肝和则目能辨五色矣"等均可为据。故临证运用青葙子和密蒙花各15 g，既能清肝明目，又可养肝润燥，用于改善眼肌型重症肌无力临床症状，大有裨益。

8. 巴戟天与锁阳

巴戟天：味甘、辛，性微温，归肝、肾经。有补肾阳、壮筋骨之效。《神农本草经》中记载："主大风邪气，阴痿不起，强筋骨，安五脏，补中增志益气。"现代药理研究表明，巴戟天具有延缓衰老、抗骨质疏松、增强机体免疫力等功效。

锁阳：味甘，性温，归脾、肾、大肠经。有补肾阳、益精血之效。《本草纲目》记载："润燥养筋，治痿弱。"现代药理研究表明，锁阳中含有多种化学成分，具有增强组织耐低氧能力、抗疲劳、保肝护肝、抗骨质疏松及对神经系统的保护等多种药理作用。

李庚和教授认为，患者先天禀赋不足，肾阳亏虚，则温煦脾胃无力，水谷精微生化不足、肌肉筋脉失养，而表现出疲劳、乏力、腰膝酸软、完谷不化等临床症状。常用巴戟天12 g、锁阳6 g治疗脾肾阳虚型重症肌无力患者。

9. 蒲公英与半枝莲

蒲公英：味苦、甘，性寒，归肝、胃经。有清热解毒、消肿散结之效。《本草衍义补遗》记载："化热毒，消恶肿结核，解食毒，散滞气。"现代药理研究表明，蒲公英具有消炎、抗氧化、抗肿瘤等作用。

半枝莲：味辛、苦，性寒，归肺、肝、肾经。有清热解毒、散瘀止血消肿之效。现代药理研究表明，半枝莲有抗肿瘤、抗菌、抗氧化等作用。

两药合用，协同而治，可有效发挥消炎、抗肿瘤等作用。

李庚和教授通过大量临床观察发现，重症肌无力患者多并发胸腺瘤，且以中年男性患者居多，亦有研究证实重症肌无力的发病与胸腺瘤所导致的自身免疫功能下降密切相关。故李庚和教授在治疗合并有胸腺瘤的重症肌无力患者时，常用蒲公英和半枝莲各 15 g，行清热解毒、散结消肿之效。

（四）白芍的临床应用

白芍远在汉代就被医学家所重视，当时白芍与赤芍并不分开，统称芍药，广泛应用于临床。唐宋以后对白芍的认识日益明朗。尤其《伤寒论》中仲景用含白芍方剂甚多。目前随着中医、中西医结合临床视野的扩大，白芍的运用也随之扩大。应用的范围和历史的记载如下。

《中药大辞典》认为其泻肝、敛阴气、和脾止痛，有镇痛作用，用于腹痛泻痢，又有解热作用，可以用于感冒及妇人之调经药中。

《神农本草经》认为其主治邪气腹痛，除血痹，破坚积，寒热疝瘕，止痛，利小便益气。

《名医别录》认为其主治通血脉，缓中，散恶血逐贼血，去水气，利膀胱大小肠，消肿痛，以及时行寒热，中恶，腹痛，腰痛。

唐代甄权认为其治脏腑壅气，强五脏，补肾气；治时疾骨热，妇人血闭不通。

明代李时珍认为其止下痢、腹痛、后重。

清代黄宫绣认为其味酸，微寒无毒，入肝经血分敛气血属阴，阳亢则阴衰，阴凝阳伏，故白芍号为敛阴之液，收肝之气，功能益气，除烦敛汗安胎。

清代张隐庵认为其味苦，性平，风木之邪，伤其中土，致脾络不能纵络脉而外行，则腹痛，白芍疏通络脉则邪气在腹而痛者可治。

临床上和其他药物配伍运用于以下几个方面。

1. 汗法

治风寒在表，症见恶风、头痛、身热、自汗出，此为风伤太阳营阴弱于内，卫阳盛于外之故，予桂枝汤。君以桂枝，辛能散邪，温能从阳而扶正。白芍和阴通调血脉，其味酸，性微寒，苦能坚阴，酸能敛阴是和营益阴之药。《神农本草经》认为白芍“活血痹”，其与桂枝为伍能调和营卫。而桂枝汤为祛风解肌调营卫而设。有人认为白芍酸寒，为止汗剂，这种观点和仲景设此方治太阳病中风证意义相背。如邹澍《本经疏证》认为桂枝汤“此实和营布阳之功，断非酸收止汗之谓”。陆渊雷曰：“桂枝汤之主药，易知为桂枝白芍二味……是知桂枝为发表解肌所必需……白芍无发表之效。配伍桂枝而为本方主药。或谓白芍酸敛，中风自汗证用以敛汗。然葛根汤证无汗何以需要白芍，自古今治自汗盗汗之方，无专伍白芍者，知白芍非为敛汗矣。”《神农本草经》与《名医别录》均未提出敛汗之意。《医宗金鉴》曰白芍酸寒，酸能敛汗，寒走阴血益营。桂枝与白芍是发散之中寓汗之意；白芍经桂枝是固表中有微汗之道焉……是刚柔相济以为和也，为仲景群方之冠，乃解肌发汗，调和营卫之第一方也。吴谦虽认为白芍有敛汗作用，但并没有改变桂枝汤发汗的作用，这又是一种观点。仲景设葛根汤与白芍相伍解肌合营，复加麻黄、葛根开腠理以发汗，治太阳病项背强几几，无汗恶风证。又如桂枝麻黄各半汤、桂枝二麻黄一汤、桂枝二越婢一汤等均白芍、桂枝并投治疗不同的表证。

2. 下法

脾约证，胃强脾弱阳盛阴伤，脾弱则不能为胃行其津液以四布，但下输膀胱，于是肠津干枯而输送维艰，结果小便频数而大便秘结。如麻子仁丸为仲景所立，以小承气汤加麻子仁、白芍、杏仁，本方用于肠有实邪，津液干竭，大肠失润滑者。《医宗金鉴》曰：“麻仁甘平而润，杏仁甘温而润。经曰：脾欲缓，急食甘以缓之。本草曰：润可去燥，是以麻仁为君，杏仁为臣，枳实破结，厚朴泻满，故以为佐，芍药调中，大黄通下，故以为使。”方中行曰，“白芍敛液以辅润，脾约用白芍”，即增水行舟之意，后世朱震亨制活血润燥生津汤，吴有性创养营承气汤，因此使用白芍亦当从此悟出。麻子仁丸，在临床中常用于产后大便秘结，以及肛门疾病手术后或虚人、老人有肠梗便秘者。有人报道本方加入槟榔、乌梅类治疗蛔虫性肠梗阻有效。

3. 和法

抑郁寡欢之人，其病多在于肝，因肝为藏血之乡，性本疏泄，郁则逆其疏泄之性，于是气机不调，而生寒热往来、头痛颊赤、口苦、烦渴、乳胀胁痛等症。调和之法，当用白芍与柴胡、薄荷等为伍，因柴胡有泄肝气解郁之用，白芍柔肝养血，所谓肝为刚脏，宜柔宜和，白芍味酸，能入肝补益肝体，与《金匮要略》所言“夫肝之病，补用酸……”之义吻合。加辛散之薄荷，解郁结之气以助肝用。例如，逍遥散主肝郁血虚所致两胁作痛，头痛目眩，疲乏食少，或见寒热往来，或月经不调乳房作胀。本方为肝郁血虚而设。赵羽皇曰：“肝木之所以郁，其说有二，一为土虚，不能升木也。一为血少不能养肝也。盖肝为木气全赖土以滋培水以灌溉，若中土虚则木不升而郁，阴血少则肝不滋而枯，方用白术茯苓者助土德以升木也。当归芍药者，益荣血以养肝也。薄荷解热甘草和中，独柴胡一味，一以为厥阴之报使，一以升发诸阳。经云木郁达之。遂其曲直之性故名曰逍遥。”本方以开其郁遏之气，并宜养营血而健脾土以达养肝补脾之目的，方中的芍药和当归为补血合营养肝之药。《伤寒论》中四逆散是调和肝脾的基础方，逍遥散、柴胡疏肝散等乃此方化裁而来。治少阴病化热的四逆证，方以柴胡枢转气机，疏解郁结，使阳气透达于表，并治“心腹肠胃中结气”，枳实配柴胡以升清降浊，白芍益阴和里，即《神农本草经》中“主邪气腹痛”。与枳实同用能舒畅气滞，在这里白芍配甘草调和中气，缓急舒挛。故临床多用于治疗胸胁疼痛，乳房疾病，胃脘痛，胆囊炎，慢性肝炎，下痢腹痛。亦有人报道用其治疗发作性精神痴呆症等。

4. 温法

《伤寒论》曰："发汗病不解，反恶寒者，虚故也，芍药甘草附子汤主之。"太阳伤寒发汗后表邪虽解，但恶寒现象反加剧，此乃发汗太过，或素体阳虚，因发汗而腠理不密，表阳外泄之故。吴瑭曰："汗者以阴津为材料，以阳气为运用。"其病机为汗后伤正，阴亏阳弱，形成贼去而城空之状。治宜阴阳兼顾，白芍味酸而甘草味甘，酸甘化阴有养阴敛阴之功，附子辛温大热，有回阳之效，三者合用取其阳生阴长之意，体现了扶阳抑阴的治法。柯琴曰："夫太阳少阴为表里，太阳之病，本由少阴之虚，不能藏精而为阳之守也……若仍以桂枝汤攻表，非以扶阳，反以亡阳也，故以芍药收少阴之精气，甘草缓阴邪之上行，附子补坎宫之少火，但使肾中元阳得位，在表之虚阳，恶寒自解耳。"又少阴病从寒化，由于寒盛伤阳，阳气因流行不利，营阴滞涩，而致肢体骨节疼痛，手足寒，脉沉者，应以白芍与附子、党参、白术等合用，因病在阴经，故用白芍以和阴气，且可引附子入阴散寒，"引经报使"之意。临床上用于发汗后腓肠肌痉挛症有良效。

5. 消法

《伤寒论》曰："少阴病，得之二三日以上，心中烦，不得卧，黄连阿胶汤主之。"此乃少阴病邪从热化，心阳亢盛，阴血亏耗，一直心神不宁，烦躁不寐者应以白芍配甘平之阿胶与苦寒之黄连同用。柯琴曰："此少阴病之泻心汤也……用黄连以直折心火，用阿胶以补肾阴……芍药佐阿胶于补阴中敛阴气，斯则心肾交合，水升火降，是以扶阴泻阳之方。"此方乃以苦寒之性，以制心经亢阳而除烦热，以血肉有情之品养血，兼有酸甘化阴之意。金镒则认为，为扶阴守阳之方，变而为滋阴和阳之剂也。是则少阴之火各归其道，心中之烦不得卧可除，即"阴平阳秘"之意也。临床上治疗杂证中因心肾不交所致的失眠症、慢性痢疾、便血等可获良效。

6. 补法

白芍有滋养阴血作用，常以熟地黄、当归之属配伍以治血虚之证，如四物汤之类。柯琴曰："……心生血，肝藏血，凡生血者则究之于心，调血者，当求之于肝也……当归甘温和血，川芎辛温活血，芍药酸寒敛血，地黄甘平补血，四物具生长收藏之用……"本方是补血之主方，又是调经之要方。黄芪桂枝五物汤用白芍养阴敛营以除血痹，桂枝龙骨牡蛎汤以白芍养阴敛营、龙牡重镇守阴。又如小建中汤，治伤寒未解，或心悸而烦，或腹中挛急而痛，实因营阴亏损，阳气不足而形成，即桂枝汤倍白芍加饴糖，建中气和营阴为主，桂枝扶阳为佐。尤在泾曰，"甘与辛合而生阳，酸得甘助而生阴"。阴阳相生，则中气自建。临床用于胃脘痛、瘰疬、萎缩性胃炎、虚性眩晕、腹痛因虚寒而致者均能获效，此方以甘平之饴糖补中缓急，辛温之桂枝温中散寒，以酸苦微寒之白芍合营敛阴，甘平之甘草以和中益气，酸甘化阴，甘草、白芍相须则能缓急止痛，使阴阳平调，营卫协和，脾胃健运，气血得充，诸证自愈。

7. 缓急

白芍、甘草合用，尚有甲乙化土之义，是调中的妙法。《伤寒论》曰："伤寒脉浮，自汗出，小便数，心烦，微恶寒，脚挛急……若厥愈足温者，更作芍药甘草汤与之，其脚即伸。"本方用于阴虚所致筋挛急之证，体现了缓急止痛之法，此乃甘酸化阴，津液不足则无以灌溉，血液不足则无以养筋，白芍和血养筋，甘草补中缓急。肝木克土，脾失健运，以致肠鸣腹泻，大便溏泻，泻后而痛不减，服健脾和胃之剂而泻不止者，需加白芍、防风，以泻木安土，方克有济，如痛泻要方。又如桂枝加芍药汤，《伤寒论》曰："本太阳病，医反下之，因而腹满胀痛者，属太阴也，桂枝加芍药汤主之……"本方为太阳中风兼太阴里急（如腹满时痛）证，有调和营卫兼缓急止痛之意，表证未解，阳邪已陷入太阴，故白芍以益脾调中，而除腹满时痛，此用阴和阳之法也。

总之，白芍以不同药物配伍缓急止痛，已越来越使临床医生广泛使用，如治疗腓肠肌痉挛、两臂痉挛、三叉神经痛、胃脘痛、上消化道出血。

8. 其他

妇人月经不调，无论寒热，白芍均有一定使用价值。例如，月经愆期，血色淡红，腹痛喜按，或因子宫虚寒之不孕，可用白芍补血，艾叶、吴茱萸、官桂之类暖宫，祛血寒，勿使阴血充盈，并处于温润和煦状态。

若阴火内盛，血为热逼而妄行，以致经行不止，以及崩中漏下紫黑成块，烦热溺赤，舌绛，用白芍配龟板，滋阴壮水以制亢阳，再加黄柏、黄芩以清邪火，如此阴气生，火邪退，血得宁静，崩漏即止。

白芍用于水不涵木、肝阳升腾之头痛、眩晕及温病在下焦，灼伤真阴而筋脉拘急，手足瘛疭者，有柔肝、息风养阴止痉之效。

此外，白芍与白术相配能治脾虚，用白芍在于益脾阴，用白术在于培脾阳；与黄连、黄芩相配治热痢，如芍药汤；与罂粟壳、诃子等相配则止久痢，取白芍酸以收敛，罂粟壳、诃子涩可脱之意；与牡丹皮同用则平肝火，牡丹皮主散，白芍主敛，两散一敛则散不伤血、敛不留邪，有相反相成之效用。

由上所述，白芍有养阴、益血、敛阴、敛汗、柔肝、安神、止痛的功效，主要适用于肝脾两经。应用范围：肝郁、肝阳、腹痛、便泻、下痢、足挛急作痛、阴亏血少、月经不调、崩漏。白芍有效成分是安息酸，为收敛、止痉止痛药，主治神经性挛痉、肌肉挛急、眩晕、癫痫。

（五）李庚和教授"强力"系列医院自制制剂

重症肌无力是神经肌肉接头间信号传递功能障碍所导致的慢性难治性疾病。李庚和教授从事本病治疗60余年，依据临床诊治众多重症肌无力患者的实践经验可知,重症肌无力一病由脾胃虚损而起,脾虚及肾为病之发展过程,重症或失治误治可出现元气衰败、气脱亡阳之象,究其病机特点确立了"培补脾肾"为基本治疗原则。

由于本病为典型的神经肌肉疾病,病程发展迁延,临床分型多变;部分患者年幼时表现为眼肌型,经治疗或达到临床痊愈,或病势缠绵,待其成年后又转为全身型,或因外感疾病引动而出现肌无力危象,不一而足。临床上很多患者即使症状缓解,判定为临床痊愈之后仍对自身的疾病极其紧张、焦虑,为防加重、复发宁可长期服用中药维系治疗。李庚和教授常告诫弟子们,对于此类慢性病患者,在中医药治疗的同时,患者来"看医生"的过程,更是医生对其的心理疏导过程;究其效用,医生的鼓励与安慰较之药物可能更是治病良方,故临床应时刻秉持"见彼苦恼,若己有之"的感同身受之心,尽力为其解决病痛并解疑释惑。

正因为重症肌无力患者服用中药疗程较长,加之五湖四海甚至远隔重洋的患者为求医而来,探寻相对方便易于服用的中药剂型成为李庚和教授探索的动力。李庚和教授选择了重症肌无力临床最为常见的三种证型——脾气虚型、精血不足型、肾虚失纳型,将常用的中药处方分别制作了相对应的颗粒制剂与胶囊,方便患者服用与携带。以下详细介绍这三种凝结着李庚和教授宝贵经验的医院自制制剂。

1. 强力益气颗粒

首先,介绍临床上使用最多的李庚和教授的经验制剂——强力益气颗粒。其药物组成为黄芪、党参、白术、升麻、柴胡、淫羊藿,主要功效为补中益气升阳,主治重症肌无力脾气虚型(相当于西医学重症肌无力改良 Osserman 分型中的眼肌型与轻度全身型)患者。

重症肌无力发病机制为神经肌肉接头处传递功能障碍而导致神经冲动无法下传,但整个发病过程对于肌细胞本身并无破坏,故其主要临床表现为部分或全身骨骼肌无力和易疲劳,通常活动后症状加重,休息后症状可以减轻。患者多表现为全身某组,或者多组肌群的乏力,乏力症状通常在休息之后能缓解,疲劳之后会加重,上午相对较轻,下午加重;全身骨骼肌均可能受累,西医学一般根据受累肌群的分布来确定本病的临床分型。重症肌无力各分型中以眼肌型(提上睑肌与眼外肌受累者)最为常见,临床表现为眼睑下垂、眼球活动障碍等。

李庚和教授认为重症肌无力一病,主要表现为骨骼肌的乏力,症状可有明显的时相变化,劳倦后加重,休息后可缓解,这与中医学中的"虚劳"见症相吻合;且通常情况下受累肌细胞本身不表现出病变状态,也无明显肌细胞萎缩的征象,故本病病因归属于气化病大类。本病与运动神经元病、进行性肌营养不良等其他类型神经肌肉疾病的发病机制及临床症状明显不同,后者表现为进行性加重且不可逆的肌肉无力与因肌细胞受累破坏致肌肉萎缩,上述表现均提示此类疾病属形质病范畴,临床应归为痿证。虚劳与痿证的病因病机不同,故治疗也各异。对于重症肌无力而言,脾主四肢肌肉,肌肉乏力当责之于脾;本病症状劳则加重、休息后可缓解与劳倦伤脾相符;本病临床常见眼睑下垂,上抬无力,中医学"五轮"学说中眼睑属"肉轮",分属于脾胃,其无力下垂亦提示本病与中焦息息相关。李庚和教授秉持重症肌无力一病由脾胃虚损而起之理,故治疗上从中焦入手,对于初发与轻症患者以补益中气为治疗原则。

多年临证工作中,李庚和教授经诊治的重症肌无力患者约50%以上辨证属较为单纯的脾气虚型。李庚和教授细究其病因病机,结合临证经验,创制了强力益气颗粒。强力益气颗粒组方化裁于《脾胃论》名方"补中益气汤"。补中益气汤出自金元四大家补土派的代表李杲,方以黄芪、人参、白术、甘草甘温益气,陈皮调理气机,当归补血和营,升麻、柴胡升举清阳,为补益中气的经典代表性方剂。强力益气颗粒由补中益气汤易人参为党参,去甘草、陈皮、当归,加淫羊藿而成。

组方中重用黄芪为君。黄芪性微温,味甘,归肺、脾、肝、肾经,有益气健脾、固表止汗、养阴生津、行水消肿、升阳托毒之功。《神农本草经》将其列为上品;李时珍言"耆,长也,黄耆色黄,为补药者之长,故名";李杲言其"益元气而补三焦";王好古赞其"治气虚盗汗并自汗,即皮表之药……又治咯血,柔脾胃,是为中州药也……又补肾脏元气,为里药。是上中下内外三焦之药"。黄芪历来被作为"补气诸药之最"而备受推崇,李庚和教授将其列为补中州方剂之首选。

党参、白术合用为臣。党参性平,味甘,入手、足太阴经气分,有补中益气、健脾益肺、养血生津之功。《本经逢原》言其"虽无甘温峻补之功,却有甘平清肺之力";《本草正义》云其"力能补脾养胃,润肺生津,健运中气,本与人参不甚相远"。李庚和教授谓其尤可贵者,则健脾运而不燥,滋胃阴而不湿,润肺而不犯寒凉,养血而不偏滋腻,鼓舞清阳,振动中气。白术性甘、温,味苦,归脾、胃经,有健脾益气、燥湿利水、止汗安胎之功,为补脾之要药。《本草汇言》云其"乃扶植脾胃,散湿除痹,消食除痞之要药也。脾虚不健,术能补之,胃虚不纳,术能助之";《本草求真》谓"白术缘何专补脾气?盖以脾苦湿,急食苦以燥之,脾欲缓,急食甘以缓之。白术味苦而甘,既能燥湿实脾,复能缓脾生津。且其性最温,服则能健食消谷,为脾脏补气第一要药也";《本草通玄》赞"白术,补脾胃之药,更无出其右者。土旺则能健运……土旺则能胜湿……土旺则清气善升,而精微上奉,浊气善降,而糟粕下输,故吐泻者,不可阙也"。两药合用,以党参甘平润兼制白术之温燥,益气与运中之功相得益彰,并兼益肺固表,合君药共奏补气健运脾胃之功。

升麻、柴胡合用为佐。升麻性微寒,味辛、微甘,归肺、脾、胃、大肠经,有发表透疹、清热解毒、升举阳气之功。李杲云其发散阳明风邪,升胃中清气,又引甘温之药上升,以补卫气之散而实其表,故元气不足者,用此于阴中升阳……人参、黄芪,非此引之,不能上行;《药品化义》言"升麻,善提清气,少用佐参、芪,升补中气"。柴胡性微寒，味微苦，归肝、胆经，主和解表里，疏肝，升阳；《日华子本草》言其“补五劳七伤，除烦止惊，益气力，消痰止嗽，润心肺，添精补髓”。升麻配柴胡为临床最为常用的升阳举陷的对药，《本草纲目》云“升麻引阳明清气上行，柴胡引少阳清气上行，此乃禀赋素弱、元气虚馁及劳役饥饱、生冷内伤，脾胃引经最要药也”。李庚和教授临证喜用此两味相配治疗重症肌无力，谓柴胡引肝气从左而下，升麻引胃气从右而上，两者入补中益气类方中有鼓舞脾元之妙，使清阳之气上升而浊阴之气下降，使乏力之肌肉复健；又善引党参、黄芪之力直达清空，助力眼睑上抬。

淫羊藿为使。淫羊藿性温，味辛、甘，归肝、肾经，有补肾阳、强筋骨、祛风湿之功。《日华子本草》言其可“治一切冷风劳气，补腰膝，强心力，丈夫绝阳不起，女子绝阴无子，筋骨挛急，四肢不任，老人昏耄，中年健忘”。重症肌无力之起始为虚在脾胃，然因其病势缠绵，时欲复作，当虑久病及肾；李庚和教授赞淫羊藿性温不寒，能益精气，真阳不足者宜予之，在方中少量用之以为使药，意在截断脾肾传变，先安未受邪之地。

纵观全方，君药黄芪为“补气诸药之最”统率全局；臣药党参、白术润燥搭配，鼓舞中焦清阳之气，并兼顾上焦以固表；佐药升麻、柴胡引阳明与少阳之清气上行；使药淫羊藿以填补先天之法，助益后天中土之地；诸药合用补而不峻，温而不燥，共奏补中益气升阳之功，使脾胃之气充足，濡养四肢肌肉，并助中焦清阳上达头目眼睑。李庚和教授在组方时选用党参替代人参有以下原因：① 本颗粒制剂主要应用于重症肌无力临床最常见的脾气虚型见症，即相对应于本病西医学分类中的眼肌型与轻度全身型患者。此类患者病情相对较轻，在治疗后病情多可以控制稳定；但众多轻症患者即使临床痊愈，一旦遇外感病邪或劳倦内伤引动，病情易复发波动，故可予本方除后续余邪。考虑患者后续可能需要长期服药，故以党参易补气力峻之人参，不峻补、不温燥、不滋腻、不犯寒凉。同理，李庚和教授临证时常有患者问询，为求补气平时可否长期泡服人参、黄芪之类，对此李庚和教授并不赞同，她常告诫弟子们：“诚然孤药单行时有奇效，但治病多为客观科学的过程，须知气有余便是火，临时救急尚可，不顾服药时间与剂量峻补，常欲速则不达，不如组方配伍来得合理安全。”② 本方适应证的患者有很大一部分为儿童（重症肌无力眼肌型患者中儿童占 40%~60%），患儿脏腑多娇嫩，形气多未充，人参类峻补之剂用之不宜，故以党参代替，在制剂过程中加入少量蔗糖，更增甘缓之意，求补助中州而润泽四隅缓缓图之，同时改善口味以减少患儿对于服药的畏惧之情。③ 本病患儿与成年患者多体虚易感，外感的过程又恰可引动本病，或为导致本病加重的重要因素。选用党参，配以白术、升麻、柴胡，以平和中正之规模，健运中焦而助益上焦，益气固表，减少外感的风险以避免本病的复发与波动。

此外，本方化裁于补中益气汤，功在补中益气，升阳举陷，除外重症肌无力一病，李庚和教授还常将其广泛用于脾胃气虚、少气懒言、困倦少食、不耐劳累、气虚发热等诸证中。同时本方补益升提之力强,李庚和教授在治疗久泻脱肛及内脏下垂等气虚下陷证时使用本方也常有很好的疗效。

2. 养血强力颗粒

重症肌无力患者发病之初多表现为眼睑、四肢乏力,随着病情进展,肌肉无力症状进行性加重,逐渐出现行走不能、颈项乏力、抬头困难;续而进展出现无力咀嚼、发音低微、舌活动不利、口干少津、腰膝酸软,甚则生活不能自理;伴随眼肌受累症状的患者在眼睑下垂的同时,出现眼球转动受限、斜视、复视。

李庚和教授认为重症肌无力一病由脾胃虚损引起,表现为四肢肌肉乏力、眼睑下垂等症状;但随着病情迁延缠绵,或失治误治,中土虚损气血生化乏源,先天之精无后天气血濡养补给,渐见亏耗,日久致肾精不足,阴血失于濡润,而见口干少津等症。《灵枢・经脉》云:“膀胱足太阳之脉……从巅入络脑,还出别下项……肾足少阴之脉……循喉咙,挟舌本……肝足厥阴之脉……循喉咙之后,上入颃颡,连目系,上出额,与督脉会于巅。”就经脉通道而言,项部主要有足太阳膀胱经循行,足少阴肾经、足厥阴肝经均循行过喉咙,足厥阴肝经亦连目系;从生理上看,肾与膀胱互为表里,肝肾同源均居于下焦。重症肌无力病久,后天之精无力补养先天,下焦真元不充,膀胱经经气亏耗,则颈项痿软抬举不能;咽喉与舌协同主司构音发声,亦隶属孔窍,肾与膀胱主司孔窍机关开阖,肾足少阴之脉与肝足厥阴之脉均环绕喉咙循行,挟舌本。肝藏血肾藏精,先天无后天补养,精血耗伤,开阖失职,故见舌不灵便,言语声低微;《灵枢・大惑论》云“精散则视歧,视歧见两物”,李庚和教授言重症肌无力眼外肌受累后出现视一为二的复视症状,与《黄帝内经》所论之“视歧”如出一辙,五脏中肝开窍于目,“五轮”学说中精之窠为眼,骨之精为瞳子,筋之精为黑眼,精化气,气化神,肝肾精气散乱,约束失权,目之神用不在,故有视一为二。

针对此部分患者,李庚和教授立方养血强力颗粒,其药物组成为熟地黄、当归、炒白芍、阿胶、枸杞子、五味子,主要功效为养血益精,主治重症肌无力精血不足型(相当于重症肌无力中度或中度全身型以上)患者。养血强力颗粒化裁于治血证之名方“胶艾汤”。胶艾汤出自药王孙思邈《千金翼方》,方中熟地黄、当归、白芍、川芎、阿胶滋养阴血,艾叶暖宫温经,甘草调和诸药,为滋阴养血的经典代表性方剂。养血强力颗粒由胶艾汤去川芎、艾叶、甘草,加枸杞子、五味子而成。

组方中重用熟地黄为君。熟地黄性微温,味甘,归肝、肾经,有补血滋润、益精填髓之功。李时珍言其填骨髓,长肌肉,生精血,补五脏、内伤不足;张介宾赞其补髓添精,助阳固泄。李庚和教授认为熟地黄借酒蒸熟,性凉变温,味苦化甘,气味纯净浓厚,为浊中之浊品,其擅入足厥阴、足少阴,阴不足者,补之以味,又以甘能缓,故滋阴养血、填补下元之力卓著。

当归、炒白芍合用为臣。当归性温,味甘、辛,归肝、心、脾经,有补血活血、调经止痛之功。李庚和教授赞其味甘而重,故专能补血,其气轻而辛,故又能行血,补中有动，行中有补，诚血中之气药，亦血中之圣药也，能滋营养血，补气生精，安五脏，强形体，益神志，凡有形虚损之病，无所不宜。炒白芍性微寒，味苦、酸，归肝、脾经；有平肝敛阴、养血调经之功。《本草经疏》论其为手足太阴引经药，入肝、脾血分；《药性论》言其主时疾骨热，强五脏，补肾气；王好古赞其能理中气，治脾虚中满……目涩，肝血不足，腰溶溶如坐水中。当归气味俱厚，行则有余，守则不足；炒白芍酸苦平和，收敛固涩，静宁补养，均为血分之药，李庚和教授将两者合用，一温一凉，一走一守，合用取四物之意，辅助君药熟地黄益精血、敛肝阴。

阿胶为佐药。阿胶性平，味甘，归肺、肝、肾经，有滋阴补血、润燥止血之功。《本草纲目》言主劳极洒洒如疟状，腰腹痛；《药性论》赞其主坚筋骨，益气止痢；《本草纲目拾遗》言其治内伤腰痛，强力伸筋，添精固肾。李庚和教授云："味者阴也，精不足者，补之以味；血虚则肝无所藏亦无所养，精亏则下元空虚腰府失充，阿胶具补阴之味，俾入肺、肝、肾三经而得所养，故能补益阴精，养肝气填肾精，以肺主气，肾纳气，又入肺肾，补不足，可资助元气，佐助君臣增精益气之功。"

枸杞子、五味子合用为使。枸杞子性平，味甘，入足少阴、足厥阴经气分与血分，有滋肾益精、养肝明目之功；《本草经疏》赞其润而滋补，兼能退热，而专于补肾、润肺、生津、益气，为肝肾真阴不足、劳乏内热补益之要药；《本草汇言》曰枸杞子善能治目，非治目也，能壮精益神，神满精足，故治目有效。五味子性温，味酸、甘，归肺、心、肾经，有益气生津，滋肾宁心之功。《本草别录》言其专补肾，兼补五脏，肾藏精，精盛则阴强，收摄则真气归元，而丹田暖，腐熟水谷，蒸糟粕而化精微，则精自生，精生则阴长；《本草经疏》赞其主咳逆上气者，气虚则上壅而不归元，酸以收之，摄气归元……劳伤羸瘦，补不足，强阴，益男子精。以枸杞子之甘制约五味子之酸，免其酸收碍胃；以五味子之酸敛，兼制枸杞子凉润滑肠之弊，两药相合，补中有敛，配合君臣佐平调肝肾阴阳。

纵观全方，君药以熟地黄"填补下元之力卓著"统率全局；臣药当归、炒白芍动静搭配，寓补血于行血之中，寄益精于敛肝之时；佐药阿胶以血肉有情之身，佐助君臣填精益气；使药枸杞子、五味子酸甘相合，化阴精补元气。诸药合用填补下元而免滋腻，助益精血而远温燥，共奏补益肝肾、养血益精之功。李庚和教授常言本方选药遵生精益气之法，助养肝肾，填补先天以助后天，下元得充，精气调和，则颈项、咽喉部肌肉力可复；且肝开窍于目，黑水神光属肾，二脏之阴气增益，则目自明，视歧自消矣。

李庚和教授强调本方虽为病程偏久、病情偏重的全身型重症肌无力而设，但临证时当灵活机动，若遇夹杂四肢乏力症状显著之人，亦可与强力益气颗粒配合，健脾补肾同用以治病。本方立意为益肾填精，滋养阴血。故李庚和教授还将其广泛应用于头晕目眩、不寐健忘、腰膝酸软、心悸多梦、贫血、白细胞减少症等辨证属精血不足病证之中，久服效如桴鼓。

3. 参蛤强肌力胶囊

重症肌无力之病日久，失治误治，或病情本身难治迁延，临床症状由单纯眼肌型或全身型进一步加重，进而出现言语声低微含混、构音障碍、吞咽困难、胸闷憋气、呼吸不畅等延髓支配肌肉明显受累之症，或由外邪及特殊刺激诱发突然转型或加重，此类患者归属于本病急性重症型或迟发重症型。上述患者由于病变已累及生命中枢，随着呼吸困难进行性加重，稍有不慎极易出现呛咳而导致窒息，或由呼吸肌无力发展至呼吸衰竭。

李庚和教授概括重症肌无力一病的发病过程，多由中焦脾土虚弱而起，见眼睑下垂、四肢乏力；病久脾虚及肾，先后天俱虚，出现腰膝酸软、斜视、复视、舌不灵活；经历失治误治，或外邪、内伤等因素引动，缓慢或急进至发音难以分辨，吞咽困难，胸闷憋气，此为精气衰败、大气下陷之候；更有少数患者见短气不足以息、厥逆肢冷等形神衰惫、气脱亡阳之象。

对于这部分病情较重的患者，李庚和教授立方参蛤强肌力胶囊，其药物组成为坎炁、人参、蛤蚧，主要功效为补肾纳气，主治重症肌无力肾虚失纳型（相当于西医学重症肌无力改良 Osserman 分型中的急性重症型）患者。参蛤强肌力胶囊化裁于《严氏济生方》之名方参蛤散，由人参与蛤蚧研粉相混制成，效能补肺肾定喘嗽。参蛤强肌力胶囊在参蛤散的基础上加坎炁而成。

君药坎炁，其名出自《本草纲目拾遗》，性平，味甘、微咸，归心、肺、肾三经，为纳肾气，定喘咳，敛汗止疟之要药，主治虚损，胎毒，疮疟等重症。李庚和教授云“坎”者，“水”也，“坎”卦为六十四卦中第二十九卦，寓意细水长流不滞之象，学习教化人民的方法；其卦象中一爻相连，上下两爻中断，为一阳生于两阴之中，阴精化生阳气之意，对应人体五脏之肾水；“炁”者，“气”也，出自道教专用术语，为构成人体及维持生命活动的最基本能量和生理功能。坎炁即胎儿连接母体，供应养分的生命通道，先天之精肇始之源，生命之气化生之所，其益精气、填下元之功显著；且其为血肉有情之味，味咸能下能助摄纳，引浮跃之气归于本元。相较同为血肉有情之品的紫河车，从形质言，坎炁为先天之精运行通道，填补下元又具流动之性，补而不滞；从性味言，坎炁性平，力专益精气，助摄纳，元气充足则生命所需之气血化生不绝，平补而远温燥。坎炁为君药，填补先天，既可壮水之主以制阳光，又能益火之源而消阴翳。

蛤蚧与人参合用为臣药。蛤蚧性平，味咸，归肺、肾二经，有补肺益肾、纳气定喘、助阳益精之功。许叔微、何大英均赞其纳气定喘之效显著；《本草纲目》言其“补肺气，定喘止渴，功同人参，益阴血，助精扶羸，功同羊肉”。李庚和教授言蛤蚧属阴，能补水之上源，则肺肾皆得所养，而劳热咳嗽自除；肺朝百脉，通调水道，下输膀胱，肺气清，故淋沥水道自通也，故主久肺痨咳嗽、动则喘促、淋沥等症者。人参性平，味甘、微苦，归脾、肺、心经，有大补元气、复脉固脱、补脾益肺、生津安神之功。

《神农本草经》云其“主补五脏，安精神，定魂魄，止惊悸，除邪气，明目，开心益智”；《药性论》言其“主五脏气不足，五劳七伤，虚损瘦弱……补五脏六腑，保中守神……消胸中痰，主肺痿吐脓及痫疾，冷气逆上”。李庚和教授赞其为大补元气，固脱生津之上品，为治少气、短气等诸疾之首选。蛤蚧与人参，味厚与气壮相配，纳气与益气相辅，则气浮失纳，劳损萎弱等症可除。

纵观本方，君药坎炁为填补先天之要药，力专达下焦，填补气之根；臣药蛤蚧以咸平入肺、肾，功专纳气定喘，与君药同为血肉有情之品，补精之不足；并以大补元气、回阳固脱之要药人参相配，在精不足者补之以味的基础上，增形不足者温之以气之力，既速生元气，又亟补肾精，诸药相配共奏补气助纳之效，直指重症肌无力肾虚失纳、精气衰败、大气下陷之候。

此外，本方化裁于参蛤散，效能益肾助纳，除治疗重症肌无力急性重症型与迟发重症型之外，李庚和教授也将其用于治疗喘脱、水饮凌心摄肺等呼吸系统、循环系统慢性疾病，症见喘息气短、动则益甚、呼多吸少、气不得续、形瘦神疲、跗肿、汗多肢冷等。

此外，坎炁、蛤蚧、人参三味均属于中药处方中的贵重药，不属于医疗保险报销范围，需自费使用，但李庚和教授将通过处方配伍，组成口服胶囊，巧妙地将其纳入医院自制制剂范畴，可以享受医保待遇，从一定程度上减轻了本病患者长期服药的经济成本。想患者所想，急患者所急，更体现了李庚和教授的大医仁心。

李庚和教授依据多年临证经验创制的强力益气颗粒、养血强力颗粒与参蛤强肌力胶囊系列制剂，针对重症肌无力发病肇始之源与疾病发展转归立方，力专而效著，受到五湖四海患者的交口称赞。李庚和教授将这三种自制制剂定名为强力系列，在突出了组方配伍之意的同时，又取“强力”的口彩，意在协助本病患者树立战胜“无力”病魔的信心并增强斗志。李庚和教授常告诫后辈，“重症肌无力一病病程长，病情迁延难愈，是内科疾病难治之证，患者不仅要承受躯体上病痛折磨，也常因丧失劳动力而遭受歧视，同时久病四处求医更增加经济上的负担；为医者当秉大慈恻隐之心，在司外揣内，细究病因，辨证治疗，在治疗疾病的同时，多多宽慰、鼓励患者，帮助患者树立战胜疾病的信心，根据具体病情尽可能帮助其自食其力，提高生活质量”。

二、衷中参西，西为中用

李庚和教授强调诊法在疾病辨证中的意义，更在传统的望闻问切之外强调客观化计量及现代医学检查，认为中西医各有优势，应相互取长补短，有利于临床诊断与治疗。为医者之道，至精至微，确应明辨而行之，若冒失妄为，则罔顾医者救死扶伤之天职。

（一）察言观色望形体

李庚和教授注重望诊，望诊居四诊之首，有“望而知之谓之神”之谓。望诊之法甚为精微，汪宏在望诊专著《望诊遵经·五色十法合参》中论及：“病情深奥，望法精微，间有隐于此而显于彼者，其病盖又有遁情焉，故必参伍于脉症，错综于声音，察之至精，问之至确，然后决其病焉可也。”患者神、色、形、态的变化反映了其内在脏腑之气的充盈与亏损程度。

神态表现于外，是动态的连续，其灵活或呆滞的表现可以体现机体健康状况。患病之人少有神态安闲者，如非蹙眉悲苦即怅然若失。遵《黄帝内经》之旨，《素问·举痛论》中岐伯曰：“五脏六腑固尽有部，视其五色，黄赤为热，白为寒，青黑为痛，此所谓视而可见者也。”虚损者神气不充，气血不畅，面色晦暗；邪实者色显于外而无润泽之象。有经验的医者往往通过望诊对患者健康状况已大致了然。顾名思义，神经肌肉疾病患者常有明显的肌肉无力症状。但其中精微之处，仍需明辨。进行性肌营养不良的患者可能出现特殊的面具面容。而如眼睑下垂一症，可能有多种病因。眼睑下垂、不耐上视者可能是眼肌型重症肌无力的表现，若伴有眼球活动障碍、复视等表现则更有利于诊断。但若紧张时眼睑紧闭难以睁开，而放松时如常则可能是眼肌紧张症所致。若自出生时即如此，无论劳累或休息后始终不能上抬则可能是先天性眼睑下垂的表现。

望诊不止于望面色，形体动作特点在神经肌肉疾病的诊断中亦有重要价值。重症肌无力患者四肢软弱无力，多无肌肉萎缩。起步困难、字越写越小、震颤、表情僵硬、肌肉僵直可能是帕金森病的表现。而肌营养不良患者可能呈现特殊挺胸凸腹的体态，行走时骨盆向两侧摇摆，部分肌群萎缩，侧卧站起时需要先转为俯卧位再用双手支持才能缓慢站起则为进行性肌营养不良的特殊体态，并可见翼状肩胛及肌肉假性肥大。

（二）闻声知病辨深浅

闻诊可分听声音与辨气味两端。气实者声高多言，气虚者声低少言。嗳气呃逆为胃失和降、胃气上逆的表现；口气臭秽为脏腑浊气上犯所致；嗳气酸腐可能为食滞肠胃或嗳气，无味则为胃气虚弱。眼肌型重症肌无力患者不影响发声，轻度全身型患者可能存在构音障碍、言语含混；中度全身型患者常语声低微难以连续，若出现咳嗽无力或呼吸急促、痰涎不止、言语不能者多可能于近期出现呼吸危象，应引起足够重视以免贻误病机。能引起言语障碍的神经肌肉疾病有多种，如部分进行性肌营养不良患者也可能出现构音障碍、甲状腺肌病，也可能伴随言语笨拙、帕金森病能引起声音嘶哑及言语障碍，需结合其他辅助检查以明确诊断。

（三）详问病史助诊断

不同神经肌肉疾病的发病年龄均具有特异性。例如，帕金森病多发于中老年人，进行性肌营养不良除个别晚发型者则大多发病于幼年或童年时，而重症肌无力的发病年龄从几个月到80余岁均可，先天性眼睑下垂则自出生时即如此。感染、情绪刺激、怀孕等是多种肌肉疾病发生发展的诱因。进行性肌营养不良及运动神经元疾病多有相关家族史，某些肌肉疾病与近亲结婚有关。诸如此类的相关病史必须详加询问，有助于明确诊断。

李庚和教授认为，患者的主诉具有重大价值，能够为医生提供最直接的依据，如酸痛、刺痛、麻木等是有邪的表现，以祛风除湿治疗多有效，而虚弱无力不伴上诉表现者则宜补虚。

（四）舌脉合参辨病证

一般来说，凡六腑病，舌苔变化明显，五脏病症，舌质变化更明显，外感病随邪气由浅入深可以出现舌苔、舌质的逐渐变化。临床诊病，多苔质合参，舌形、舌质、舌苔、脉象的变化可反映正气之盛衰、邪气之消长、预后之转归，舌象与脉象合参才能如实反映机体状况。舌象反映了胃气的盛衰、邪正关系、脏腑气机，脉象反映了气血运行、脏腑充盈、经络流通的情况。

正常之舌质淡红，苔薄白，随年龄增长，舌质可能逐渐略暗。舌上白苔，多主表证。舌苔白滑多里阳虚衰。舌苔水滑则寒湿内胜。舌上苔黄垢则多为湿热内扰。舌苔干燥则为津亏，口苦者多有邪热。舌痿者脾气不足，或肝肾俱虚。口舌生疮者火热上炎；但亦可见真寒假热或真热假寒之象。故应舌脉合参，并全身辨证方可确诊。

（五）计数测量明疗效

李庚和教授在临证治疗患者时往往随身携带一把尺子，这把尺子是用来测量患者眼睑下垂程度的。肉眼的估计有时并不能反映精确的数据，而疗效是要用数据来加以证明的。患者治疗前后直立下蹲次数的改变、鼓腮是否有力、手臂直立平抬时间等都是评估疗效的有力证据。

（六）实验室检查助辨证

李庚和教授认为现代医学的实验室检查也可以纳入中医辨证之中。例如，肌酶高、血沉高也是正邪相争的结果，是有邪的表现，除补虚外宜泻实化瘀。

三、李庚和教授临床思辨特点

（一）辨证与辨病相结合

辨证论治是中医学的灵魂。但由于患者的描述有时可能与客观实际不符、"证"本身缺乏客观统一标准等因素，辨证论治可能有其局限性。此外，"证"概念的宽泛有时也掩盖了"病"的细微差别，尤其是医学检验快速发展的今天，同样的证可能存在不同的病，因此，辨病论治成为辨证论治的良好和必要的补充，辨证与辨病相结合顺应了医学发展的需要，也提高了中医诊断与治疗的水平。在辨病的基础上将辨证或辨病贯穿于辨证之中都是切实必要的，正如现代的中医师也要学会看化验单一样。

（二）伏其所主，先其所因，知常达变

“必伏其所主，而先其所因”出自《素问·至真要大论》。张介宾注：“必伏其所主者，制病之本也，先其所因者，求病之由也。”这一学术思想在李庚和教授的临证实践中得到了进一步的深化，医者治病，不仅要求本问由，更要知常达变，此亦“见肝之病，知肝传脾，当先实脾”（《黄帝内经》）之意。每一种疾病都有其发生发展的规律，此种特点在神经肌肉疾病中表现尤为突出。如单纯眼肌型重症肌无力不会危及生命，但若治疗不及时也可能在若干时间内转化成全身型，或出现呼吸症状。某些与遗传有关的神经肌肉疾病常难以彻底治愈，后期往往会复发。

（三）祛邪为要，邪去正安

疾病的发生与发展实际上是人体正气与邪气斗争的过程，邪正双方的盛衰变化，对于疾病的转归具有重大影响。扶正在于增强正气抗病能力，以达到战胜病邪、恢复健康的目的；祛邪则是祛除人体的病邪，邪去则正安。此则为《黄帝内经》中所述“虚则补之，实则泻之”。然而人体患病之状况，常虚实夹杂，有补虚则留邪、祛邪则伤正之矛盾。故又有攻补兼施之法，总以“扶正不留邪，祛邪不伤正”为要。李庚和教授认为，相对于扶正而言，祛邪更为重要，邪损正气，日久则坏病，故有邪则必祛之，邪去则正气自复，切不可姑息养奸，贻误病机。

（四）顾护脾胃之气

李庚和教授在临证处方之时，尤重顾护脾胃之气。脾为后天之本，气血生化之源，多种疾病的发生与脾胃受损有关，如李杲提出的“内伤脾胃，百病由生”。而治疗疾病之药物也有赖于脾胃的吸收运化功能得力，药力方可达病所。在养生调护中，顾护脾胃更是增强正气、防御外邪的有效方法。

四、女性重症肌无力治疗特点

重症肌无力发病存在性别差异，女性多发，而且在发病年龄的性别差异中女性的发病年龄亦早于男性，发病高峰在20~30岁。女性重症肌无力以眼部肌肉与躯干、四肢肌肉受累为首发症状，且女性眼外肌首发后向全身型，特别是中度全身型转化的趋势较高。因此，对于成人以眼外肌起病的女性重症肌无力患者，应予以重视，可考虑给予糖皮质激素以避免其向全身型的转化。然而有研究表明，大量应用糖皮质激素对女性患者月经影响较大，故在临床实际运用中应根据病情适当处理。李庚和教授认为应正确对待此类患者，依据病情辨证论治即可，不必过度治疗，徒增患者心理压力，反而不利于患者病情恢复。

月经、妊娠、分娩等因素是诱发或加重女性重症肌无力的独特因素，甚至出现重症肌无力危象。女性在这些特定的时期，体内性激素水平变化很大，可使免疫系统受到干扰，导致重症肌无力病情发生变化。对于月经期症状加重的患者，必要时可将药物加量。李庚和教授认为，女性重症肌无力患者出现月经失调时多与大量

应用激素有关，因此，运用中医药治疗时可以选用知母、生地黄等以降低激素副作用，同时可以加入益母草、泽兰等调经药予以调理，但不以调经为主要目的，兼顾即可。目前妊娠是否会加重重症肌无力还存在争论，但临床上确有许多患者分娩时症状加重，甚至诱发重症肌无力危象，此已得到广泛认可，因此，在病情未得到有效控制时不建议患者怀孕。

临床上重症肌无力总体以女性多见，合并甲状腺疾病者，仍以女性发病率高，因此，对于女性重症肌无力患者需积极筛查甲状腺功能及形态学改变。合并有甲状腺疾病的患者多表现为阴虚阳亢、痰热上扰之证，故治疗以清化痰热、软坚泻火为主，常以导痰汤加减，如夏枯草、牡蛎、海藻、昆布、黄连、郁金等，待机体亢进症状平复后再予以益气健脾之剂收功。

重症肌无力患者焦虑和抑郁的发生率较高，且女性高于男性。患病初期，由于对疾病认识不够，患者的心理反应以焦虑为主，随着病程的延长，由于需长期服药且病情易反复，对本病的病因和治疗效果等信息掌握得越来越多。全身型的患者症状较重，病程中均出现过不同程度的呼吸肌无力和生活不能自理，患者会感到自信心和自我价值感丧失，逐渐产生悲观、抑郁的情绪，因此应实施针对性心理护理干预，有助于改善其负性情绪。李庚和教授认为，重症肌无力患者病程日久出现焦虑、抑郁等症状多是由心虚肝郁所致，临床上多见失眠、易惊、多梦、情绪低落、喜悲伤欲哭等症状，因此，用药之时喜用煅龙骨、煅牡蛎等重镇安神之品及茯神、酸枣仁等宁心安神之药，若患者情绪低落明显，常喜悲伤欲哭则合用甘麦大枣汤治之。

案．陈某，女，22 岁，初诊：2012 年 9 月 25 日。

患者因感冒后出现右睑下垂 1 个月，傍晚时会有复视，在南京鼓楼医院及南京医科大学第一附属医院检查，胸部 CT 示前上纵隔小片状软组织影，考虑未退化胸腺，两肺未见明确实质性病变；甲状腺功能检查正常；抗乙酰胆碱突触前膜抗体阳性；抗乙酰胆碱突触虹膜抗体阳性；胸腺瘤相关抗体检测提示阳性可疑；新斯的明试验阳性。确诊为眼肌型重症肌无力，予以泼尼松 15 mg/d，溴吡斯的明 60 mg，每日 3 次，口服治疗后症状稍见好转。

刻下：两眼睑皆下垂，易疲劳，偶有复视，情绪欠佳，胃纳一般，眠差，易醒，便溏，每日 2~3 次，小便正常，苔薄，脉细。予以黄芪 40 g，炒白术 15 g，炒党参 10 g，葛根 15 g，升麻 10 g，柴胡 10 g，枸杞子 12 g，女贞子 12 g，墨旱莲 15 g，淫羊藿 15 g，白花蛇舌草 15 g，当归 12 g，熟地黄 15 g，制何首乌 10 g，防风 10 g，怀小麦 15 g，大枣 9 g，酸枣仁 12 g。

服药 28 日后两眼睑仍下垂，两眼球活动好，偶有复视，情绪较前好转，睡眠情况好转，末次月经：10 月 25 日，月经量较前明显减少，色红，无痛经，纳食一般，二便调，舌边红苔薄，脉细。予以西药泼尼松 10 mg/d，溴吡斯的明 60 mg，每日 3 次，中药前方去防风、制何首乌，加益母草 15 g、白芍 12 g、炙甘草 6 g。

复服1个月后患者两眼睑无下垂，下午则乏力，复视已消失，四肢肌力尚可，末次月经：11月23日，月经量较上次稍增，色红，纳食一般，二便调，眠可，苔薄。予以西药泼尼松5 mg/d，溴吡斯的明60 mg，每日2次，中药前方去酸枣仁、怀小麦、大枣。

更服1个月后患者两眼睑无下垂，两眼球活动好，无复视，末次月经：12月26日，月经量中，色红，无痛经，纳食一般，二便调，苔薄，脉细。予以停服西药，中药前方去升麻、葛根，加锁阳12 g、桑寄生12 g。

续服28日后停药，后长期随访患者，停药后生育一女，重症肌无力症状平稳，未见复发。

五、重症肌无力干扰因素、日常调摄、转归预后与并发症

（一）干扰重症肌无力的治疗、影响疗效的常见因素

干扰重症肌无力治疗的因素主要包括感冒、感染、月经病、人工流产、劳累、情绪波动及季节气候等。因此，重症肌无力患者在服药治疗的同时，应避免大喜大悲、过度劳累；季节交替、气候变化之时，应及时加减衣物，避免感冒；平时饮食应规律，避免暴饮暴食或食不洁食物而致腹泻；而女性患者还应注意月经规律及合理规划生育，这些都将影响药物的疗效及病情的发展与预后。

（二）心理疏导

重症肌无力患者病情反复，久治不愈，因此，大都有急躁情绪，长期遭受病痛折磨易陷于悲观绝望；尤其年轻患者思想负担重，易产生自卑感、绝望或愤怒等。而年龄较大或经济条件差的患者，考虑问题复杂，以致产生焦虑、失眠、嗜睡或食欲缺乏等，引起抑郁。而全身型患者躯体器官功能损害较重，病程中出现过不同程度呼吸肌麻痹，生活质量明显下降，严重者还威胁其生命；使患者处于不利因素的环境中而出现应激反应，造成神经内分泌系统和自主神经系统的某些功能改变或亢进，或不足，或失去平衡，引起抑郁。

生活质量日益成为判定疾病临床治疗效果的重要指标，早在19世纪70年代，李庚和教授便注重对神经肌肉疾病患者生活质量的改善。力求通过中医药的干预，改善重症肌无力患者眼睑下垂、复视、肌无力、易疲劳等严重影响生活质量的症状。因此，从治病之初，便强调对患者进行心理疏导或辅以药物治疗，使其肝气条达，气血调和，从而改善预后。

《养性延命录》中云："喜怒无常，过之为害。"无病之人情志过度尚易患病，何况已病之人。患病之人多忧悲思虑，忧则精神萎颓，抑郁寡欢，意志消沉；思则气结，思虑伤脾；悲则气消。不利于疾病向愈，而适度"忽视"疾病，怡情养志，疾病反而容易治愈。李庚和教授主张患慢性病之人应做力所能及之事，在病情许可的情况下可以坚持学业与工作，不可因病消沉绝望，一切依赖他人，放弃自己的人生。

（三）预后

重症肌无力是一种常见的慢性病，对患者的身心都有很大的伤害，对治疗来说很重要，但是重症肌无力的预后也同样重要。

本病的预后，一些病例在发病后数月或数年后自行缓解；一些儿童期病例可持续到成人时期。在青春期前发病的眼肌型患者预后较青春期后发病者好，单纯眼肌型约25%患儿在最初2年内可有1次自然缓解。但以眼部症状起病者，约80%可逐渐累及其他肌群，只有20%患儿仅仅累及眼肌。多数病例经免疫抑制剂、胸腺切除及胸腺放疗等治疗可能得以治愈。重症肌无力患儿最初几年的病死率为5%~7%，死于重症肌无力本身者，多数病程在5年以内；死于继发感染者，多见于病程5~10年的患儿；死于呼吸功能衰竭者，常见于病程10年以上的患儿。

本病患者中，对抗胆碱酯酶制剂、激素等药物不敏感又不能手术者预后不好；合并感染（如肺部感染）和呼吸衰竭者预后不好；合并胸腺增大，或眼肌型、轻度全身型合并胸腺瘤者，能手术切除且对抗胆碱酯酶药物敏感者预后好；中度全身型或急性重症型合并胸腺瘤者手术效果差，胸腺瘤呈浸润性生长，或有转移者预后不好；病程短、药物治疗敏感者疗效好，预后好；病程长、药物不敏感者预后不好。

经临床观察，重症肌无力的预后与年龄也有一定关系，患者治疗时年龄<15岁疗效明显，预后好；>15岁则治疗效果差，预后亦差。

（四）以眼外肌无力起病的重症肌无力患者向全身型重症肌无力转化

随着病程延长，以眼外肌无力起病的患者全身型重症肌无力转化率呈增长趋势。

（1）起病年龄、慢性疲劳现象是不同时期向全身型重症肌无力转化的影响因素。

（2）失治时间越长，全身型重症肌无力转化率越高。

（五）合并胸腺瘤的重症肌无力

重症肌无力是一种自身免疫性疾病，可发生于各个年龄阶段，常常合并胸腺瘤。对于全身型重症肌无力患者，治疗相对困难。虽然重症肌无力的治疗难度较大，但可通过积极治疗控制病情，改善患者的生活质量。其主要治疗方法有药物治疗、胸腺切除、放射治疗、血浆交换等，根据患者的具体病情应采用适当的治疗措施。伴有胸腺瘤的重症肌无力患者，可进行胸腔镜微创手术切除胸腺，具有创伤小、并发症少、术后恢复快等技术优势，治疗后可以明显减缓病情，一段时间后可达到临床治愈的效果。部分重症肌无力患者术后是可以自愈的，如眼肌型患者，术后恢复情况较好。

大多数重症肌无力患者术后可以得到较好恢复，对于那些少数病情严重的，难以治疗的患者，可以选择其他方法来控制病情的发展，且需要终身治疗。重症肌无力的预后取决于患者的病情及治疗方法，越早治疗，术后的效果就越好。

（六）重症肌无力危象

重症肌无力危象以呼吸困难、痰涎壅盛，甚至汗出淋漓、脉细微弱或大而无力为主症。危象病机可以以脾气败、肾气极、心气衰、肺气竭统而概之，势成阴阳离决之危候。中药治疗要在积极配合现代医学抢救（如及时给予气管插管或气管切开并施以正压器械呼吸外）的同时，以培补脾肾、回阳救逆、扶正纳气为主，肃肺化痰为辅。针对诱发重症肌无力危象的因素，预防危象的发生是可以做到的。首先，健康教育要做到位，让患者真正理解危象的各种诱因；其次，患者的生活起居要规律，心情要舒畅，要在医生的指导下用药，出现身体不适及时返院复查。应时刻注意危象的各种诱因，才能有效预防危象的发生。

六、李庚和教授论《伤寒论》下法之应用

“下法”是中医传统的八法之一，应用于内、外、妇、儿各科，运用泻下攻逐里实、下积逐水以消除燥屎、积滞、实热及水饮，从而导邪外出。《黄帝内经》有述“中满者泻之于内”，至仲景《伤寒论》，对于下法之运用，阐述精详，立法有方。《伤寒论》中有113条提到下法，相关方剂18首。不仅发挥了《黄帝内经》的理论，而且应用于临床实践，为历代医家所推崇与沿用。温病学诸家，宗仲景之意，师仲景之方，更是有所继承和发展，直至目前从中西医结合的角度，实验研究了中医的下法，从科研方法来探讨中医学的治疗机制，有助于提高中医基础理论，反过来又促进和提高临床疗效。

（一）苦寒泻下法

苦寒泻下法在《伤寒论》阳明篇中论述最多，少阴篇中也有提及，即三承气汤的使用法，凡邪热深入阳明之腑或阴虚化燥转出阳明与肠中燥屎相结成实，致腑实不通，燥实伤津等症，皆适用。

1. 攻下燥实

若为潮热、谵语、便秘或热结旁流，腹胀满硬痛或绕脐痛、拒按，甚则喘冒不得卧、目睛不和、视物不清、惕而不安，符合阳明腑实证，用大承气攻下燥屎。“目睛不了了，睛不和”或“发汗不解，腹满痛”，是腑实而又兼伤津，急下存阴，更宜大承气汤。少阴病中三急下症，如热结旁流、口燥咽干、腹胀不大便或自利清水、色纯青、心下痛者，是邪从热化复转阳明，燥结成实，也可用大承气汤急下存阴。临床上常见中风之风阳夹痰火上窜，痰热互结，阻滞中焦，腑气不通，应急行通腑下痰浊以釜底抽薪之法截断病势，引上逆之风火下行，使逆乱之气血得以调顺，药后大便通利，神志亦随之转清，偏瘫症状相应改善。

2. 轻下实热

《伤寒论》曰“阳明病，谵语，发潮热，脉滑而疾者，小承气汤主之”“下利谵语者，有燥屎也，宜小承气汤”，为阳明里结，腑气失通，大便虽硬，尚未燥化内结，而且

潮热汗出，腹满硬痛，宜小承气汤轻下实热。

3. 软坚通下

“太阳病三日，发汗不解，蒸蒸发热者，属胃也，调胃承气汤主之”是因胃肠燥实，热郁于胃，气滞不甚，仅见蒸蒸发热口渴、心烦、腹微满疼痛、拒按、便秘等症。只需调胃承气汤，软坚润燥通便。三承气汤为苦寒攻下之剂。医家多以痞、满、燥、实的程度来作为鉴别使用三承气汤的标准。大承气汤重用枳实、厚朴以破壅滞，以芒硝、大黄攻下通结。小承气汤减枳实、厚朴用量且不用芒硝，适用于痞满为主，而燥实不甚之症。调胃承气汤则芒硝倍于大黄，甘草易枳实、厚朴，适用于痞满而燥实不甚者。

实际上在临床治疗外感热病时，只要具有可下之症，就可选用三承气汤。温病学家对于下法之运用，又有所补充和发展。吴有性曰：“其所同者，伤寒时疫皆能传胃，至是同归于一，故用承气汤辈。”又曰：“可下者，约三十余证，不必悉具……”叶桂曰：“三焦不从外解，必致里结，里结于何？在阳明胃与肠也，亦须用下法。”又曰：“舌黄或浊，当用陷胸、泻心须要有地之黄……其脐以上为大腹，或满或胀或痛，此必邪已入里矣……皆当下之。”吴有性在《温疫论》中指出了邪热和燥屎的因果关系“因邪热而致燥结，非燥屎而邪热”“邪为本，热为标，结粪又其标也”。由此可见，通下是手段，目的在攻逐邪热。

根据这种指导思想，李庚和教授于临床上将其用于中毒性菌痢，患者大便并不燥结，但有高热；或发热不高，但烦躁、腹胀、大便极臭。此为热毒蕴积肠胃用苦寒泻下法，取其“通因通用”之意。泻下毒热，往往可以避免中毒性休克之发展，每可收到良效。

（二）泻热逐水法

“结胸热实，脉沉而紧，心下痛，按之石硬者，大陷胸汤主之”“结胸者，项亦强，如柔痉状，下之则和，宜大陷胸丸”。泻热逐水法适用于水热互结心下、气机不畅之症。大承气汤以芒硝、大黄配甘遂，其逐水泻热作用很强，适用于胸腹积聚，心下痛，按之实硬，大便秘结，小便不利，舌苔黄厚，脉沉紧或沉迟有力等。

（三）攻逐水饮法

“其人漐漐汗出，发作有时，头痛，心下痞硬满，引胁下痛，干呕则短气，汗出不恶寒……属十枣汤。”攻逐水饮法适用于饮水停胸胁，胸阳不宣，气机壅滞之证。十枣汤中甘遂、大戟、芫花苦寒，俱为峻泻逐水之品。大枣扶正补脾，缓和诸峻药的毒性。在临床上用十枣汤加减治疗渗出性胸膜炎，如有发热加柴胡、黄芩；胸痛加旋覆花、丝瓜络；扶正除用大枣外，再加入党参、黄芪。服后部分患者大便有所增加，小便也增加，对于控制胸腔积液和改善症状均有作用。

（四）缓通润下法

运用于胃中燥热，脾之转输功能为燥热所约束，不能为胃行其津液，使肠乏津液而致大便秘结，腹无所苦，或微满不痛之脾约证，以麻子仁丸治之。本方以大黄、枳实、厚朴除胸腹痞满，用火麻仁、杏仁润燥通便，用白芍和阴利肠，用大黄泻热去实，后世多用此方治疗年老、体弱、小儿之津枯便秘。

（五）温下逐饮法

适用于寒痰凝结胸中之法，伤寒论中仅有1条，"寒实结胸，气热证者与三物白散"。以药测证适用于肺痈初期，胸满振寒、痰多而有腥臭者，或胸胁至心下硬满而痛、大便秘结、口不渴、舌苔白滑、脉沉迟者等。故方以巴豆攻逐寒实，桔梗、川贝母开肺气而化痰，解胸膈之郁滞，合为温下寒实，涤痰破结之剂。临床上用巴豆0.15 g、雄黄0.15 g制成巴黄丸，治疗出血性胰腺炎、脓毒血症等急症，或出现似寒实结胸，如胃炎、胃潴留、肠胃功能紊乱、胃张力差者。凡出现舌苔白腻、怕冷、大便不通均可以应用，每每临床取效，但应效后配合补气药续服更好。

（六）攻逐瘀血法

适用于蓄血证，如"太阳病不解，热结膀胱，其人如狂，血自下，下者愈……外解已，但少腹急结者乃可攻下，宜桃核承气汤""太阳病，身黄，脉沉结，少腹硬……小便自利，其人如狂者，血证谛也，抵挡汤主之"。桃核承气汤即调胃承气汤加桂枝、桃仁而成，桂枝宣阳行气，通经活血；桃仁活血化瘀并与大黄、桂枝配伍，可增强活血化瘀之力。抵挡汤中水蛭、虻虫为虫类破血药，其破血逐瘀力量峻猛。李庚和教授曾用此类方剂治疗妇女经闭，伴有精神症状者。症见少腹硬满小便通利，苔黄舌质红，脉细弦，乃肝气郁结，气滞血阻，冲任失调，以桃仁承气汤加味治之可获良效。

此外，对于燥屎已近肛门，因津亏而难以排出者，《伤寒论》中用蜜煎导或土瓜根、猪胆汁通导大便，这可能是世界上最早的灌肠法。

《伤寒论》之下法，辨证用药确切，疗效可靠，经得起实践的检验，对后世影响极大，在温病学说的形成过程中得到了重视和发展。除前面在苦寒泻下法中提到的吴有性对邪热为本、结粪为标的观点外，又提出邪正合治、增液保津的观点。吴有性应用陶氏黄龙汤，至吴瑭发展为新加黄龙汤，这是受急下存阴之启发从邪热与津液两个方面考虑而得之的。根据不同的病机，变换其方，发展了承气汤之应用（如宣白承气汤、桃仁承气汤、导赤承气汤、牛黄承气汤、护胃承气汤、增液承气汤等），这是对《伤寒论》承气法的补充和发展，为后世临床医家所推崇。

叶桂对湿邪所致之湿温证也有其独到的看法，曰："此多湿邪内搏，下之宜轻……"盖湿性黏腻，难以速去，若用承气猛攻之，徒伤正气而湿邪不去，故宜轻下频下，用小陷胸汤、泻心汤之类。

戴北山言："伤寒下不嫌迟，温病下不嫌早。"对此也要全面理解。一般外感热病，邪从外入，大凡治法以先表后里，未致里结。无论伤寒温病者均不宜攻，但伤寒中也有阳明、少阴三急下，故伤寒也有下之宜早之例，而温病中也有急症急攻。吴有性曰"客邪贵乎早逐""勿拘于下不嫌迟"，是以保存正气于津液。

温病学家运用下法时，提出脉证合参，强调了舌苔用以补《伤寒论》之不足。吴瑭曰："脉沉数有力，甚则脉体反小而实者，大承气汤主之。"叶桂在用下法时指出"验之于舌，或黄甚；或如沉香色；或如灰黄色……皆当下之""若未见此等舌，不宜用此等法"。总之，温病学说发展了《伤寒论》之下法，目前随着时间的推移，中西医结合的发展，临床各科广泛运用下法的概念已超过了通大便、攻热积的范围。目前已作为一种调整阴阳，去除不利因素（祛邪），促进和增强抗病能力的有效手段。从下法摸索中医学的理论机制，尤其是急腹症所运用的通里攻下之剂，增强了肠蠕动，扩大了肠容积，改善了胃肠功能，降低了毛细血管的通透性，解除了肠麻痹所致的瘀滞状态。随着对下法研究的深入，还发现通里攻下的药物，有增加胆汁分泌、促进胆囊收缩，有利胆的作用。因此，临床将之用于肠梗阻，尤其是粘连性肠梗阻、急性阑尾炎、急性胰腺炎、胆囊炎、胆石症、黄疸型肝炎、氮质血症等，都能收到一定的效果。目前看来，下法已经超出了伤寒、温病学中所论述的范围，是临床各科应用较广的方法之一，探讨、研究也较为深入。关于下法的评价，虽然目前还不能下定论，但是前途还是极为乐观的。

七、李庚和教授学习《金匮要略》中风篇的体会

（一）《金匮要略》对中风的描述

1. 病因方面

"寒虚相搏，邪在皮肤""络脉空虚，贼邪不泻"，又言"营缓则为亡血，卫缓则为中风"。根据《金匮要略》所述，由于内在因素的虚弱，营卫虚弱卫气不固，络脉空虚，邪风乃乘虚而入，留着不去，则由浅入深，根据不同程度，表现为中络、中经、中腑、中脏。

2. 症状方面

"风之为病，当半身不遂……邪在于络，肌肤不仁，邪在于经，即中不胜，邪入于腑，即不识人，邪入于脏，舌即难言，口吐涎"：又言，"邪气中络，则身痒而瘾疹，心气不足邪气入中，则胸满而短气"。由上可知，正邪相互掣引，缓急不能协调，发病部位，或左或右而形成口眼㖞斜，偏瘫不用，但风邪入中有深有浅。邪中于经则正气不达四肢，即肢重不举，偏瘫不用。邪中于络则正气不达肌肤，肌肤不仁，不知痛痒。入腑者，胃脉通心，痰浊内蒙上迷心窍，即昏聩不识人。入脏者，脏指心脏，心开窍于舌，其脉络舌本，风痰阻滞，血脉凝涩，故舌强不能言，舌下气不收摄，故口吐涎沫。

3. 脉象方面

"寸口脉浮而紧""寸口脉迟而缓""脉微而数，中风使然"。寒邪外束则脉紧，气血不足则脉浮而虚，是指邪乘虚而入的外因，迟为风寒外中，缓为营血不足，指气血虚寒之内因。风为阳邪乘虚而入，热从风发故见脉数。以上所举之脉象，有真中

也有类中之脉。

4. 治法方面

如侯氏黑散为祛风散寒、息风潜摄、补气血、通阳气之剂，治风寒侵袭、阳气不达、心中恶寒、四肢烦重等证。风引汤为清热息风、重镇潜降之剂，治虚风内动、生热炼痰而成之癫痫。防己黄芪汤为养心清热、祛风和络之剂，治无寒热、病如狂状、独语不休之证。《金匮要略》附方有古今录验续命汤、千金三黄汤。总的来讲，中风治法，以养正祛邪为原则，方法不外：① 扶正养血；② 和营活络；③ 祛风散寒；④ 化痰祛湿；⑤ 息风清热；⑥ 潜阳镇摄。

（二）后世医家对中风之发挥

唐宋之前医家多认为中风系外风所侵，而小续命汤为主方，《备急千金要方》《外台秘要》罗列的许多中风方子，大都不出此范围。治宜解肌散寒、祛风清热、益气助阳、活血舒筋，说明此时尚未提出外风、内风之说。

金元之后对中风提出了真中、类中之说，如刘完素主火，谓“由于将息失宜，而心火暴甚，肾水虚衰，不能制之，则阴虚阳实，而热气怫郁，心神昏冒，筋骨不用，而卒倒无所知也”。朱震亨主痰，谓东南气温多湿，湿土生痰，痰生热，热生风也。李杲主气，将中风分为中血脉、中腑、中脏。

后至明清名医辈出，虽未能否定外风而又提出内风之说，有真中、类中之分。叶桂曰：“内风乃身中阳气之变动，肝为风脏，因精血衰耗，水不涵木，木少滋荣，故肝阳偏亢，内风时起，治以滋液熄风，濡养营络……”

近代程门雪先生认为中风是经络病，是根据《金匮要略》所言“络脉空虚，贼邪不泻”，即《黄帝内经》所言“外不得泄，内不得通”。由麻木不仁而重着不胜、半身不遂，进而舌强言謇。因为经络内连脏腑，外通肢节九窍，外风可由经络而入脏腑，内风亦可由脏腑外延至经络肢节九窍。

（三）目前临床对中风之辨证施治

1. 中经络

中经络为较轻的一种中风，从现代医学角度来看中经络即为脑血栓形成之类。其病势较缓，多在安静状态下发生，通常不出现意识障碍，仅有肢体欠灵活、轻度或中度偏瘫、口眼㖞斜、舌强言謇等症。其主要是由于在动脉硬化的基础上，脑动脉内膜病变引起血管腔狭窄或闭塞，加之血流缓慢、血液瘀滞而导致脑血栓形成，出现偏瘫等神经系统症状。中经络之中医辨证又有实证、虚证之分。

（1）实证：有高血压病史，体壮或湿痰较盛，因肝郁化热，灼津为痰，阻塞络道，乃至半身不遂，口眼㖞斜，言语謇涩，脉弦滑而数，治拟平肝豁痰，通络活血。方以羚羊角散加减，湿痰盛加半夏、广陈皮、茯苓，言语不利加石菖蒲、郁金、天竺黄，头重脚轻加川牛膝、磁石。按照治风先治血，血行风自灭的理论可以加活血通络药，如鸡血藤、地龙、僵蚕、威灵仙、豨莶草等。

（2）虚证：体质素弱，气血不足，血虚不能养筋，则筋缓纵；气血不足则活动无力或濡滑。拟补气养血，宣通经络，以补阳还五汤为主。气为血帅，血为气母。也就是说血为气的物质基础，气为血的循行动力。所以多以人参、黄芪、白术补气，当归、白芍、熟地黄养血，再配活血通络之品。俾正气充足，循环旺盛，自易恢复。

2. 中脏腑

中脏腑即为脑出血之类，其病势凶猛，常突然昏迷，呕吐，呼吸鼾声，大小便失禁，瘫痪，发热等。其是由于血压骤然上升，病变的脑动脉管壁不能耐受，因而破裂出血，血液进入脑实质，而出现一系列症状。《金匮要略》曰："邪入于腑，即不识人，邪入于脏，舌即难言，口吐涎。"《素问·调经论》曰："血之与气，并走于上，则为大厥，厥则暴死，气复反则生，不反则死。"中脏腑中医辨证又分为闭证、脱证。

（1）闭证：突然倒仆，不省人事，牙关紧闭，两手握固，面赤气粗，痰涎壅盛，口眼㖞斜，半身瘫痪，脉弦滑数或沉弦而缓。此系阴虚，肝热，热极风动，风起痰壅，肝风夹痰上逆，故卒然发生昏仆。拟以豁痰开窍，清热镇肝，开窍豁痰。可用安宫牛黄丸、苏合香丸，或用竹沥、姜汁、石菖蒲、远志等。镇肝清热可用生石灰、石膏、黛蛤粉、龙胆草、赭石、知母、黄柏、牛膝、羚羊角、犀角等。

（2）脱证：卒然昏仆不语，口开眼合，鼾声，手撒遗尿或四肢清冷，汗出如油，或面赤如妆，脉浮大无根或沉细欲绝，口开为心绝，鼾声为肺绝，眼合为肝绝，手撒为脾绝，遗尿为肾绝，四肢清冷为阳绝，面赤如妆为阴绝。拟以回阳救逆，扶正固脱。可用参附汤固托扶正，人参、黄芪、甘草补元气，白芍、熟地黄、枸杞子、山药大补肾阴，白术醒脾，生龙骨、生牡蛎固脱。

程门雪老先生治疗中风以开泻药中必兼扶正，而固正方中必兼宣利，因为闭证与脱证在临床上不能截然分开。程门雪老先生治中风分四步：第一步，宜开关，内风升扰于上，本宜重镇之药以降之，但发病之时必有痰涎壅盛，则舍下行之路不得不暂借开关之药，使其痰闭得开，窍闭得通，重镇药方能见效。第二步，重镇以平逆上元气火，为治内风之要法，取其兼用不任独味，凡珍珠母、石决明、玳瑁、牡蛎、贝齿、龟板、鳖甲、铁落、磁石、龙骨、赭石、寒水石、辰砂等这类金石之品，大剂量并用先平其冲激之势。第三步，取清滋之品清气火、滋阴液而不助痰湿，如三甲复脉汤、大小定风珠、大补阴丸、二至丸、生脉散、阿胶鸡子黄汤等。第四步，用血肉有情之品，厚味腻补，生精益髓，养肝肾元阴以息肝阳，为根本之治，用左归丸、杞菊地黄丸及动物类药。

《黄帝内经》所言"年四十，而阴气自半"，是由于气阴不足，阴不足则阳有余，也就是水不能涵木，则肝肾阴虚。此型是中风中较多的原因。不过随着时代的不同和生活条件的改善，"阴气自半"的年龄亦向后推移。

《素问·调经论》又曰"血之与气，并走于上，则为大厥"，说明气与血的关系。气滞则造成血瘀，痹阻脉络，这一型多数属于实证，故用活血化瘀法，去其实则本也渐复，所以效果较其他类型好。而肝肾阴虚型虽占多数，但由于营分难复，所以补阴不是一朝一夕能奏效的。

气血不足型和脾虚型疗效差，主要由于正气虚或本虚标实，或由于有夹杂证，因为中风之后，要及时治疗，不然待正气亏虚之后则难于恢复，目前中风已上升为我国人民健康最常见疾病之一，抓紧治疗和预防中风是很重要的。

八、李庚和教授论《金匮要略》湿病之证治

《金匮要略·痉湿暍病脉证治》中所谓湿病是该篇的重点，湿邪伤人，每与风寒相兼，本篇所论实际上是风、寒、湿三气杂至，且湿邪重者，名曰“湿痹”或“风湿”。其属风胜或寒胜者被列入中风历节病篇，由风、寒、湿久郁化热者或列入历节或列入痉证，其属血虚不运者，则列入血痹虚劳病篇，本篇所论湿病，乃为肌表湿邪偏重，属于外湿，所以条文上冠以风湿的病名。湿病有外湿、内湿之别，肌表多受外湿，多挟风寒，主犯肌肉、关节，以发热、身重、骨节疼痛为主症，故与痹证在病机上有相同之处，但病位与症状不同，需要辨别虚实异同之处。

（一）湿病的病因病机

湿为六淫之邪，有外湿、内湿之分，一般在表在上者为外湿，在里在下者为内湿。《黄帝内经》中“因于湿，首如裹”“地之湿气，感则害皮肉筋脉”“伤于湿者，下先受之”，而本部分以表证为多，外湿之伤于上者，即感受雾露之邪，风湿之由表受者，或当汗出之时，感受风邪，汗液不得外泄者，或久伤取冷，身处潮湿皆能致病。

至于内湿乃是湿动于中，《素问·至真要大论》曰“诸湿肿满，皆属于脾”，内湿蕴蓄而为发黄不在本篇所论。

湿病与气候时令相应，如长夏湿胜之令，阴雨连绵之时受内因外因的感召，病易发而难愈。而且与人之体质有关，抗病力强的人，感受湿邪后遏抑表阳，表气不虚，多变为表实证；抗病力弱的人，表气已虚，多变为表虚证，湿为阴邪，易伤阳气。故湿病的传变和预后每以阳气盛衰为转移。

（二）湿病的治法

《金匮要略》湿病篇对之治法有三种。

1. 发汗

“风湿相搏，一身尽疼痛，法当汗出而解……”“若治风湿者，发其汗，但微微似欲汗出者，风湿俱去也”。外感风湿大都首犯体表，客于肌腠，流走关节，卫外之气痹阻，故一身疼痛，以发汗使外入之邪从表而出，其病可速愈，但只宜微汗而不宜大汗，因风为阳邪，性轻扬而易表散，湿为阴邪，性黏滞而难骤除，汗出过多则风虽去湿仍在，不仅病不能痊愈反使卫阳耗伤，这是治疗外感风湿的发汗方法，临床必须掌握分寸。

2. 利小便

“关节疼痛而烦,脉沉而细者,此名湿痹,湿痹之候,小便不利,大便反快,但当利其小便。”《金匮要略心典》曰“……中湿者,亦必先有内湿而后感外湿”,故其人平日土不及而湿动于中,由是气化不运而湿侵于外,外内合邪,为关节痛烦,为小便小利,大便反快。治之者必先逐内湿而后可以除外湿,故曰当利其小便。李杲亦云:“治湿不利小便,非其治也。”此阐发了仲景之旨,小便得利,里湿得去,阳气得通,则湿痹随之减轻。

3. 纳药鼻中

“湿家病身疼发热,面黄而喘,头痛鼻塞而烦……病在头中寒湿故鼻塞,内药鼻中则愈。”此为寒湿犯表,鼻中纳药宜泄头中寒湿。《金匮要略心典》曰:“寒湿在上,则清阳被郁,身疼头痛,鼻塞者,湿上甚也,发热面黄,烦喘者,阳上郁也……内药鼻中,如瓜蒂之属,使黄水出则寒湿去而愈……”其病理特点为寒湿上受,肺系不利。其机制与伤寒表寒鼻衄而解略同。

有报道用瓜蒂散纳药鼻中治疗急慢性肝炎,有黄疸或无黄疸者,使用后鼻中有黄水,且急慢性肝功能指标有所好转,并认为此与免疫功能有关。

(三)方剂分析

本篇治湿之方,各有侧重,配伍严密而且得当,至今在临床上仍不失治疗慢性病之指导意义。

1. 麻黄加术汤证

“湿家,身烦疼,可与麻黄加术汤,发其汗为宜。”寒为阴邪,伤人之阳,肌表络气失宣,故身疼而烦以方测证,必见发热、恶寒、无汗之表实证,故以麻黄汤发散郁邪,加术以祛表湿。

《金匮要略心典》曰:“麻黄得术,则虽发汗不致多汗,而术得麻黄并可以行表里之湿。”

2. 麻杏薏甘汤证

“病者一身尽疼,发热,日晡所剧者,名风湿……可与麻黄杏仁薏苡甘草汤。”本条历代注案见解不同,尤其对“日晡”的机制,所论尚难一致。有主湿邪化热化燥解;有解释日晡属阴,湿邪遇阴则呈两阴相搏的见证。后世论湿温病午后发热为重,即可参证。

风湿在表,可兼见卫阳受遏,故头痛、恶寒、身重疼痛、发热不扬、胸脘痞闷不饥、舌苔白腻、脉来濡缓。方中麻黄解表以胜湿,杏仁宣肺以除湿,薏苡仁利水以渗湿,甘草调营卫、和诸药,更以小剂量,使微汗,所谓得汗则风湿俱去。

3. 防己黄芪汤证

“风湿脉浮身重,汗出恶风者防己黄芪汤主之。”表阳虚故汗出恶风;风邪在表,其脉自浮,湿困肌肉,则身重疼痛。治当振奋卫阳而祛除风湿,本方重用黄芪以益气固表，防己、白术利湿培中，甘草、生姜、大枣调和营卫，俾邪去正复而身安。

4. 桂枝附子汤证

“伤寒八九日，风湿相搏，身体疼烦，不能自转侧，不呕不渴，脉浮虚而涩者，桂枝附子汤主之。”风湿合邪形成风寒湿三气杂至，痹着于肌表，虽类于痹证，而重点在肌肉经脉，湿从外来，传变类似于伤寒，若其人不呕不渴，可知湿邪并未传里犯胃，并未郁而化热，脉浮主风，涩主湿困有表虚，故可兼见恶风汗出等现象。治宜温经助阳、祛风化湿，可予桂枝附子汤，方中桂枝祛风，伍以附子温经助阳、宣痹缓痛，甘草、生姜、大枣调和营卫以理表虚。

5. 白术附子汤证

“伤寒八九日，风湿相搏，身体疼烦……若大便坚，小便自利者，去桂加白术汤主之。”此条承上条而言，因表湿不除，中阳不运，寒从中生而伤里，三焦水湿偏盛，故小便量多，而大便反坚，是里气调和湿邪仍留于肌表，宜予祛湿温经之白术附子汤，方用白术、附子逐皮间湿邪，温经复阳，甘草、生姜、大枣调和营卫，是为表阳虚湿气偏盛者而设。

6. 甘草附子汤证

“风湿相搏，骨节疼痛，掣痛，不得屈伸，近之痛剧，汗出短气，小便不利，恶风不欲去衣，或身微肿者，甘草附子汤主之。”种种病情均由风湿而成，而且表里阳虚，骨节疼烦活动受限，汗出畏风不欲去衣，是表阳不固，小便不利，短气浮肿，是里阳不振为肿，此体虚证实之象已显，以助阳温经，益气祛湿，方以甘草为君，取其甘以缓急，协白术能益气祛湿，附子、桂枝助阳逐湿温经，系表里兼顾之方。

《金匮要略·痉湿暍病脉证治》有11条论湿，湿痹属痹之范围。

湿病表实用麻黄汤类，表虚用桂枝汤类，治法与伤寒中风可同，但湿邪黏腻，不能骤去，然挟寒、挟风治法与伤寒中风有所不同，故主微汗为湿病在表之治则。

麻黄加术汤治湿而兼寒，防己黄芪汤治湿而兼风，适用于表虚有汗，桂枝、白芍二药在加减时可斟酌使用，可见仍不失桂枝汤的变局，祛邪而论寒重主麻黄、桂枝，湿重主防己。另一条是风胜，风为阳邪，虽热化之象未著，但日晡所剧，已有化热之兆，故不欲桂枝之热而用芍药之缓，为麻黄汤演变而来。就扶正而言，麻黄加术汤主要用于表实证，防己黄芪汤主要用于表虚证，麻杏薏甘汤证介于其间，表实证用麻黄发汗兼用白术，表虚证用黄芪固表辅以白术，二方需看用白术以实脾之义。总之，黄芪、白术培土以利水，附子、桂枝温经以化湿，麻黄宣散以祛风，防微利以通下，治温痹诸方，用药大致在此范围。

从学习《金匮要略》温病的过程中，李庚和教授体会到仲景对温病所提出的治湿三大原则及湿病辨证，目前仍在临床上起着指导作用，本着古为今用的精神，当前在病种研究方面有了扩大，常用于风湿热、风湿性关节炎、类风湿关节炎、肌源性疾病、痛风、风湿性心脏病等多种疾病，对这些疾病的某些阶段的证能取得良好的效果。因此，学习古典著作的目的，就在于领会其辨证施治的实质，而后用于指导临床实践，将古人的经验发展至提高临床疗效。

九、结合临床学习《外感温热篇》中“透”与“泄”的体会

“透”与“泄”是治疗温病的两个原则方法。早在《素问·热论》中，对热病的治疗就指出“未满三日者，可汗而已；已满三日者，可泄而已”，故泄法是由《素问·热论》首先提出的，其所言的汗法，也含有透法的意义。清代叶桂《外感温热篇》关于透法与泄法的论述甚详，李庚和教授通过学习，结合临床运用，有一些体会。

（一）透法

叶桂认为，温热挟风，则加入薄荷、牛蒡子之属，可起透风于热外的作用；温邪在卫气，“若无汗恶寒，卫偏胜也，辛凉泄卫透汗为要”；若温邪入于气分，“热未伤津，犹可清热透表”“若白苔底绛者，湿遏热伏也，当先泄湿透热”；若温邪入于血分，则应“急速透斑为要”“入营犹可透热仍转气分而解”“初传绛色中兼黄白色，此气分之邪未尽也，泄卫透营两和可也”；如正气已虚，“初病舌就干，神不昏者，急加养正透邪之药”，又言“急急透解，莫待传陷而入为险恶之病”。可见叶桂对透法之运用，涉及温病的整个过程。

1. 泄卫透风

叶桂曰：“肺主气而合其皮毛，故云在表，初用辛凉轻剂，如挟风应用透风于热外。”临床用于风温初起，属于卫分阶段，有发热、咳嗽、喉痒、苔薄或舌红、脉浮数或滑数，如上感、急性支气管炎等，取“其轻者，因而扬之”的法则，以桑菊饮透风泄卫。常用桑叶、薄荷、牛蒡子、前胡、芦根、鱼腥草、清水豆卷等。

案. 朱某，女，16 岁。初诊：1976 年 6 月。

因发热 4 日伴咳嗽而来就诊。体格检查：体温 38℃，咽部充血，扁桃体Ⅱ度肿大，心律齐，心率 120 次/分。白细胞 15×10^9/L，中性粒细胞比率 82%。胸部 X 线检查示支气管感染。予青霉素、链霉素、庆大霉素等抗生素后，发热仍然不退，加用中药治疗。

中医辨证分析：发热 4 日，汗出不扬，口干咽痛，咳嗽有痰，痰色微黄，舌红苔白中间微黄，脉滑数。此为风热上受，肺热内蕴，郁遏肺卫。治宜泄卫透风。

处方：桑叶 10 g，金银花 10 g，菊花 9 g，薄荷 4. 5 g（后下），杏仁 12 g，连翘 12 g，芦根 30 g，黄芩 10 g，鱼腥草 30 g。

2 剂后体温降至正常，再予清肺养胃之剂。1 周后，白细胞下降至正常，前方加减又服 4 剂后痊愈。

2. 清透湿热

临床主要用于湿热留恋气分阶段，症状常见发热起伏，汗出不解，胸痞，腹满，

或有呕恶,纳呆,小便短赤或混浊,大便溏而不爽,舌苔黄厚腻,脉滑数;多见于肠伤寒、病毒性感冒、暑热等病中。常用桔梗、白豆蔻、陈皮、杏仁或三仁汤之类,加入芳香之品。

案. 吴某,女,15 岁。初诊: 1978 年 9 月 18 日。

病毒性感冒,发热 20 日。

中医辨证分析: 身热午后增高,稍有恶寒,汗出不多,纳呆,胸闷,泛恶,小便短赤,大便溏而不畅,咽红、不痛,不咳嗽,脉濡滑而数,苔微黄腻。此为外邪夹湿,湿遏热伏,气机不畅。治宜清透湿热。

处方: 淡豆豉 9 g,金银花 10 g,薄荷 4. 5 g(后下),桔梗 5 g,杏仁 12 g,白豆蔻 4. 5 g,藿香 9 g,佩兰 9 g,茯苓 10 g,炒薏苡仁 12 g,甘露消毒丹 30 g(包煎)。

服药 3 剂后寒热已退,但纳少乏力,脉细,苔薄白,口不渴。正虚邪恋,仍拟扶正祛邪,拟香砂六君子汤加柴胡等,服药 2 周后痊愈。

3. 轻透气热

临床多用于邪热入于气分之热盛阶段,症见发热,热势较高,烦渴,苔黄而干,脉滑数或洪滑数。此邪热内蕴肺胃,阻于上中二焦。治宜轻清透泄气分之热。叶桂用轻剂治上焦郁热如栀豉汤,吴瑭用辛凉平剂银翘散。常用栀子、黄芩、连翘、瓜蒌皮、淡豆豉、金银花、芦根、桔梗,或加用鱼腥草、蒲公英、石膏等。

案. 王某,男,38 岁。于 1975 年 11 月 28 日急诊入院。

发热 4 日,伴咳嗽胸痛,咽痛,体温 39. 5℃,白细胞 25×10^9/L,中性粒细胞比率 90%。胸部 X 线检查示右下肺炎。

中医辨证分析: 恶寒发热 4 日,咽喉作痛,咳嗽痰少,痰色白,右侧胸痛,口渴口苦,小便短赤,舌质红偏干苔薄,脉浮滑数。此为风温热邪阻于卫气之间,夹痰化热。治宜宣肺解表,透气分之热。

处方: 金银花 15 g,连翘 12 g,黄芩 9 g,栀子 9 g,淡豆豉 12 g,鲜芦根 30 g,杏仁 12 g,瓜蒌仁 12 g,石膏 30 g,鱼腥草 30 g,甘草 9 g。

二诊: 服药后,汗出身热略退,恶寒已不显著,咳嗽时胸痛依然,咳痰为铁锈色,大便 3 日不行,舌苔薄黄腻,舌尖质红。此为邪热有传里之象,再拟清肺化痰、祛邪泻热。前方去栀子、石膏、淡豆豉,加大青叶 30 g、炒竹茹 4. 6 g、薏苡仁 12 g。

三诊: 汗出甚畅,身热已退,咽痛、胸痛均减,唯咳嗽有痰,口干,小便微黄,体弱乏力,脉濡滑,舌质红。此为邪已外透,痰热未清,再拟清理肺胃之剂。前方去金银花、连翘、黄芩,加南沙参、玉竹、扁豆、神曲等。服药 5 剂后体温正常,白细胞 9.9×10^9/L,中性粒细胞比率 72%。前方加减调理数日,痊愈出院。

4. 透热转气

用于邪热由气分陷入营分。叶桂曰:“入营犹可透热转气。”症见发热,入夜尤甚,烦渴,斑疹隐隐,舌绛苔黄,脉数等。多发生于流行性乙型脑炎、败血症、血液病并发感染或结缔组织病等的某个阶段。常用生地黄、淡豆豉、金银花、水牛角、玄参、竹叶,或加鲜石菖蒲、郁金等。

案. 吴某,男,45岁。初诊: 1974年10月30日。

患者发热头痛,神志不清,烦躁不安。神经科检查: 两手肌张力较高,膝反射亢进,两下肢感觉过敏,克尼格征阳性。白细胞 20×10^9/L,中性粒细胞比率 33%,淋巴细胞比率 67%。脑电图提示高度弥漫性波形。临床诊断: 病毒性脑炎。

中医辨证分析: 患者高热5日,肌肤灼热,神昏,烦躁,大便3日未通,苔黄舌绛,脉数。此为湿热之邪入里传营,心神被扰,气营同病,乍入营分犹可透热转气。治拟透邪、凉营、泻热。

处方: 淡豆豉10 g,生地黄15 g,玄参12 g,牡丹皮10 g,水牛角30 g(先煎),金银花12 g,郁金9 g,鲜石菖蒲9 g,竹叶10 g。另用醒脑静加入葡萄糖注射液静脉滴注。

二诊: 身热已退,肌肤微汗,神志渐清,但有时恍惚,腑行未得通畅,舌质红,苔微黄而干。前方去竹叶,加大黄9 g、连翘12 g。2剂后热退神清,腑行得通。后经中西医共同治疗月余,痊愈出院。

5. 凉血透斑

用于邪入血分,血热欲发斑者。症见发热不退,斑疹显露,舌绛而深,脉细数。多见于流行性乙型脑炎、猩红热、重症肝炎、败血症,或各种疾病引起的弥散性血管内凝血。叶桂曰:"营分受热,则血液受劫,心神不安,夜甚无寐,或斑点隐隐……急速透斑为要。"陈光淞曰:"透斑之法,不外凉血清热,甚者下之,所谓炀灶减薪,去其壅塞,则光焰自透。"从上可见,透斑的原则除凉血清热外,还须清火解毒通泄。常用生地黄、牡丹皮、赤芍、水牛角、人中黄、神犀丹、安宫牛黄丸,或加生大黄、熟大黄、大青叶、板蓝根、紫草等。

案. 张某,男,7岁。初诊: 1963年2月13日。

患者发热3日,伴头痛、咽痛、食欲减退,全身不适,恶心、呕吐,耳后、颈项、胸、背多发点状充血性红疹,体温39.3℃,白细胞 18×10^9/L,中性粒细胞比率 87%。临床诊断: 猩红热。

中医辨证分析: 壮热3日不退,咽喉疼痛,丹痧色红密布,并伴瘀血点,神昏烦躁,口干不渴,舌色深绛,脉细而数。此为热邪内陷营血,热毒内伏,当以清营凉血、解毒开窍为治。

处方: 羚羊角粉4.5 g,生地黄15 g,赤芍9 g,牡丹皮9 g,大青叶15 g,紫草12 g,连翘9 g,黄连3 g,石菖蒲8 g,熟大黄6 g,安宫牛黄丸2粒(每次化服半粒)。

服药2剂,壮热渐退,神志转清,仍有咽红肿痛。前方减去安宫牛黄丸、熟大黄,加人中黄3 g、射干3 g。再进4剂后,体温正常,丹痧瘀点渐退,转予养营利咽之剂加减善后,于3月6日痊愈出院。

（二）泄法

1. 开泄

开泄多用于湿温证湿浊留恋气分，气机不畅，邪无外达之机，湿郁而热蒸。症见发热，头身重疼，胸脘痞闷欲呕等。叶桂所谓："宣通气滞，以达归于肺。"常用白豆蔻、杏仁、陈皮宣通气机，芳香化湿；薏苡仁、滑石、茯苓、通草通利膀胱，分利湿邪。《温病条辨》中三仁汤、宣痹汤、三香汤均可选用。

案．沈某，男，64岁。初诊：1976年9月2日。

患者发热4日，伴身倦乏力，口淡无味，咽中有痰，量少，色白，质黏，难以咯出，午后最高体温38.4℃，胃纳欠佳。临床诊断：温病。

中医辨证分析：发热4日，午后体温较高，身倦纳少，口淡不欲饮，咽间有痰黏滞，舌质淡，苔稍腻，脉弦滑。此为湿邪外侵，肺胃郁闭，三焦气机失其调畅。治宜宣通气机，芳香化浊而利湿邪。

处方：杏仁12 g，白豆蔻4.5 g，茯苓15 g，陈皮9 g，桔梗4.5 g，苍术10 g，制半夏10 g，滑石30 g，通草3 g，神曲12 g。

3剂后热渐退，苔腻减轻。前方去苍术、半夏，加谷芽、白术。又服5剂症状基本消失。

2. 走泄

走泄多用于湿温证久留气分，既不外解又不传里，留于三焦。叶桂曰："邪留三焦……此则分消上下之势……如近时杏、朴、苓等类，或如温胆汤之走泄。"三焦主气机升降出入，并司水道决渎之令，湿热稽留，则气机郁滞，水道不通，致使湿痰蕴阻。常见症状为寒热起伏，胸闷，脘痞腹胀，呕恶，溲短，苔腻等。湿热阻于上中下三焦，治疗应"分消上下之势"，使湿热之邪有分消走泄之机。叶桂提出以杏仁开上焦肺气，厚朴通中焦气滞，茯苓导下焦湿浊，共达分消通利三焦之目的。本法常用于消化系统疾病如肠炎、肝炎、胆囊炎、夏季热等。

案．王某，男，20岁。初诊：1963年12月13日。

患者反复腹胀多年，加重5日，伴右胁作痛，纳差口苦，寐少，大便溏薄，小便黄赤。谷丙转氨酶350 U/L。临床诊断：急性无黄疸型传染性肝炎。

中医辨证分析：腹胀，右胁作痛，纳差口苦，寐少，大便溏薄，小便黄赤，舌苔微黄腻，脉弦细数。此为湿聚热郁，脾胃失调，三焦气机不和。治宜清利湿热，疏泄三焦。

处方：茵陈30 g，茯苓9 g，厚朴6 g，栀子9 g，滑石15 g，大腹皮12 g，通草3 g，炒枳壳6 g，广郁金9 g，杏仁12 g，垂盆草30 g。

服药14剂后，腹胀、口苦减轻，大便成形，小便仍黄，食欲增加，谷丙转氨酶降至100 U/L。再拟调肝脾，清湿热。处方：白术9 g，茯苓9 g，泽泻10 g，茵陈80 g，薏苡仁15 g，滑石30 g，扁豆衣6 g，垂盆草15 g，神曲12 g，黄芩9 g。

服药30余剂，谷丙转氨酶降至正常，症状亦随之改善。后服健脾化湿之剂调理，连续3次化验，肝功能正常，工作恢复正常。

3. 苦泄

苦泄适用于湿热阻遏中焦。叶桂曰："……脘在腹上，其位居中，按之痛或自痛，或痞胀当用苦泄。"选用黄芩、黄连、栀子之寒能清热，苦能燥湿，常与辛开药如半夏、枳实、石菖蒲配伍，辛开苦降并进。叶桂认为，运用苦泄法要按胸脘了解湿热互结中焦的情况，验舌象了解湿热偏盛之程度，舌苔黄浊方可用。若"或白不燥，或黄白相间，或灰白不渴"，以及舌光如镜，舌红焦燥，均为禁忌。

案. 黄某，女，70岁。初诊：1975年6月2日。

患者反复低热，伴呕吐不能食3个月。

中医辨证分析：反复低热，伴呕吐不能食，胸脘闷痛，气机不舒，苔白腻口苦，脉濡数。此为湿温证，邪热痞结不开，三焦气机滞塞，上焦之气不行，则为胸闷而痛，中焦之气不通，则为上逆而呕。年事已高，防生变端。诊断为湿阻。取仲景半夏泻心汤加减，辛开苦降，开解湿热，调和肠胃。

处方：制半夏10 g，淡黄芩9 g，姜黄连3 g，柴胡4.5 g，赤茯苓9 g，陈皮6 g，姜竹茹4.5 g，广郁金9 g，薏苡仁15 g，豆蔻壳2.4 g。

服药2剂，热稍退，呕吐不食亦减轻。原方去黄芩、柴胡、竹茹，加佛手花8 g、瓜蒌9 g、厚朴花3 g，又服7剂，热退、呕止、纳增，诸症均除。

4. 通泄

通泄适用于湿热积滞于肠道者。叶桂曰："其脐以上为大腹，或满或胀或痛，此必邪已入里矣……亦须验之于舌，或黄甚；或如沉香色；或如灰黄色；或老黄色；或中有断纹，皆当下之。如小承气汤，用槟榔、青皮、枳实、元明粉、生首乌等。若未见此等舌，不宜用此等法。"叶桂对通泄法之症状与舌苔的描述较为详尽。温病凡属有形实邪内结如燥屎、积滞、瘀血、积聚，均可应用通泄法。苦寒攻下、导滞通腑、增液泻下、通瘀破结等均在此范畴。

案. 王某，女，44岁。初诊：1977年1月24日。

胃纳减退、乏力、黄疸3日，入院诊断为急性黄疸型肝炎。谷丙转氨酶500 U/L，总胆红素130 μmol/L，白蛋白与球蛋白之比为3.1∶2.9，肝炎相关抗原阴性。

中医辨证分析：低热数日，身目深黄，腹满作胀，纳差，口干，喜冷饮，大便经常干结不畅，睡眠不佳，苔黄腻，舌质暗紫，脉濡滑。此为湿热郁结，气机滞塞，血瘀气滞，致使三焦气化失常。治拟泻热通腑，参以活血化瘀。

处方：大黄12 g，芒硝9 g，枳壳9 g，大腹皮12 g，广木香9 g，赤芍9 g，桃仁9 g，败酱草15 g，柴胡9 g，黄芩10 g，2剂。

二诊：1977年1月26日。低热退，大便1～2次/日，腹胀减轻，纳增。前方去柴胡、黄芩，加岗稔根15 g，3剂。

三诊：1977 年 1 月 30 日。大便 2 次不成形，尿量增加，腹胀减轻，唯乏力、寐少、巩膜黄染未退。前方去芒硝，大黄改 9 g，加生晒参 3 g、合欢皮 12 g，连服 20 余剂。3 月 1 日查总胆红素已正常，谷丙转氨酶 42 U/L。

本案始终以苦寒通泄为主，参以化瘀之剂，取得较满意效果。

温病治法中的透法与泄法，不但对治疗温热病价值很高，而且在杂病治疗中也经常用到。如通泄法不仅运用于内科，外科、妇科也用来治疗急腹症，均可取得满意效果。

十、从叶朗清老先生治疗变应性亚败血症看温病学说在热性病中的应用

叶朗清老先生是李庚和教授在研究班的临床指导老师，有丰富的临床经验，治学严谨，辨证确切。在治疗变应性亚败血症病例中用温病学说做指导，以宣畅气机为主导，治以清化湿热，使李庚和教授较为深刻地领会了治疗湿温证的一个重要侧面。现将病例分析如下。

1. 病例

许某，女，22 岁。1976 年 6 月 7 日入院。主诉：不规则高热 1 月余。现病史：自 1976 年 4 月 20 日开始有咽喉作痛，发热，关节酸痛，两腕、踝关节红肿，呈游走性，伴全身皮肤红疹。血沉 65 mm/h。血常规示白细胞 20.9×10^9/L。红斑狼疮细胞阴性。胸部 X 线检查提示间质性肺炎。肾功能正常。谷丙转氨酶 128 U/L。尿常规示尿蛋白(++)，白细胞 3~5/HP。血培养阴性。脑脊液生化属于正常。肥达反应阴性。

入院时曾考虑为风湿热、结缔组织病、病毒感染，以大量抗病毒药物合并激素治疗。但激素稍减量体温又回升至 40℃左右。6 月 8 日邀叶朗清老先生会诊。体温 40.5℃，身热近 50 日，起伏不退，日晡热升，头晕痛，胸闷，呕吐烦躁，偶有谵语，大便通畅，口不渴，全身遍布红疹，质不红绛，苔中黄而边薄白腻。辨证为温邪夹湿浊，互阻气机不宣，邪热留恋由气而渐入营分。治拟芳香宣邪，清营泻热，冀其透热转气，邪从外达。处方：藿香、佩兰、紫苏梗各 9 g，青蒿 9 g，清水豆卷 12 g，黄连 3 g，黄芩 9 g，金银花 15 g，半夏 9 g，郁金 9 g，杏仁 12 g，炒薏苡仁 12 g，紫草 15 g，白豆蔻 3 g；玉枢丹 1.5 g(分吞)。服药后体温有下降趋势，症状精神均有好转。

二诊：体温 39.8℃。两进芳香宣透，清营泻热，昨日得汗不畅，身热一度稍退。今日身热又作，头痛，脘痞如窒，呕吐稍减，大便不实，口渴不饮，红疹渐回，舌尖红苔薄黄腻，脉滑数。气分之邪留中焦，有入营之势。再拟宣邪清营泻热。处方：淡豆豉 12 g，生地黄 30 g，青蒿 9 g，黄连 3 g，连翘 12 g，金银花 15 g，制半夏 9 g，白豆蔻 1.5 g，杏仁 12 g，赤芍 9 g，郁金 9 g；玉枢丹 1 g(分吞)。服药 2 剂后体温降至 37℃，但第二日又上升至 39℃，全身皮疹有消退之势。前方去生地黄、玉枢丹，加栀子、

芦根，又服4剂轻清宣邪之剂。

三诊：体温38℃，身热渐退，汗出遍体，白痦隐约可见，胸闷较舒，泛恶已止，大便两日未解，苔薄，脉滑数。邪热由营转气，由气达表。再以宣化达邪。处方：青蒿9 g，佩兰9 g，银柴胡4.5 g，连翘12 g，金银花12 g，枳壳4.5 g，郁金3 g，白豆蔻3 g，赤茯苓3 g，炒薏苡仁12 g，炒陈皮4.5 g，炒竹茹4.5 g。服药后体温下降，但未退净。由于胃纳不佳，白痦续布，苔腻微黄，再于宣化达邪中掺入和中之品。前方去银柴胡、连翘，加黄芩、厚朴、木通、车前子、甘露消毒丹再服6剂，体温退，胸闷胃纳渐好。但劳累后，体温仍回升。前方之中加柴胡清其余热，服20余剂，激素递减，体温正常。又予清理余邪20余剂善后：青蒿9 g，白薇12 g，连翘12 g，金银花12 g，陈皮4.5 g，黄芩9 g，鸡内金9 g，炒谷芽12 g，炒竹叶12 g。

经上述中西医结合治疗后，于1976年8月14日痊愈出院。诊断为变应性亚败血症。

2. 分析体会

（1）根据病史：青年女性间歇性长期发热，一过性皮疹，发热伴关节酸痛，白细胞升高，血沉快，抗生素无效，用激素可退热，符合变应性亚败血症。症见身热起伏缠绵不退，日晡热甚，身发白痦，汗出而热不解，胸闷纳呆泛恶，口不渴，关节肌肉酸痛，苔腻，脉滑而濡数，属湿温证。叶朗清老先生认为湿温证病程缠绵，反复难愈。关键在于辨证确切。本病例始终治以宣畅气机、清热化湿之法而获效。

（2）辨气与营：本病例患者高热近50日。在院外曾用激素、抗生素及中药治疗，热势始终不退，入院时体温高达40.5℃，全身遍布红疹，烦躁谵语。此时辨别气营，是治疗的关键。除脉证合参外，验舌尤为重要。正之虚实，邪之寒热，病之深浅，无不可从舌与苔辨别。患者全身遍布红疹，颇似邪入营血，但苔中黄而干，边薄白而腻，舌质不绛。根据温病“其热传营，舌色必绛”的规律，是邪热尚在气分。对于红疹亦应结合症状和舌苔做具体分析。叶桂曰：“斑属血者恒多，疹属气者不少。”今患者舌质不绛，苔边薄白而腻，是温邪夹湿，留恋气分，有入营之势。按温病“乍入营分，犹可透热转气”的治疗治则，初诊着重于芳香宣透，清营泻热，用三仁汤合泻心汤以开泄中焦气分之邪为主。二诊用玉枢丹透热转气，使部分涉营之邪由气外达。此后热势急转直下，红疹渐退，白痦渐透，邪达病退。当时若一见红疹即误认为邪入营分，投以犀角地黄凉血散血之剂，反资邪热而助其湿，使部分涉营之邪无从透热转气，所以慎用血药，以滋腻难散之戒。叶朗清老先生治疗本病例，就是通过宣畅气机、清营泻热法获得良效。宣畅气机的法则在治疗湿温病中所起之作用，李庚和教授的体会有四种意义：一是用药物的作用，使气机宣畅，气化则湿化。方中以杏仁开上焦，上焦气痹得开；厚朴宣中焦，中焦气滞得宣，湿化则脾运；茯苓导下焦，下焦湿闭得导，气通湿去。二是气机宣畅，水道通利使湿有外达之机。在上焦宣肺化湿,气机和则小汗出,湿从汗解;在中焦宣脾气使气机升降如常以运化水湿;在下焦以通膀胱气化为主,使湿邪从小便而解。方中用茯苓、木通、车前子、薏苡仁之类,就是用以通利膀胱。三是宣畅气机,开湿泻热分解。湿温病往往热蓄湿中,湿寓热内,湿热搏结,难解难分,所以病程长而治疗棘手。此时可用辛开苦降法,清热化湿并行,使湿开热泄,湿去则热孤。方中以半夏泻心为主,用黄芩、黄连、半夏、枳壳,辛能开通,苦能降泄,两者相合,具有疏通气机、祛湿热之邪外出的效益。四是调整脾胃功能。宣透气机是安正手段之一,湿温病最易侵犯脾胃。治宜健脾和胃,调整脾升胃降的生理功能,使中焦气机通达而邪可自却。方中用谷芽、陈皮、鸡内金宣气健胃,清涤余邪以收余功。

(3) 辨湿与热:湿为阴邪,其性重着腻滞,缠绵难去。若与热结,热得湿而愈炽,湿得热而愈横。本病例患者虽有高热,但体表无汗,胸闷呕吐,口不渴饮,苔虽中黄而干,然边仍薄而腻,证属湿温。湿处热中,热在湿外,湿热搏结,难解难分,弥漫中焦气分。初诊时为热胜于湿,且有入营之势,所以红疹虽布而热势不衰,因此在治法上虽有清营泻热,而重点在于开展气分,透热于湿外,渗湿于热下,使湿热两分,以孤其势,从而气机宣畅,汗泄痦透,部分涉营之邪热亦得外泄,鸱张的高热亦随之衰退。三诊以后虽汗出热减,而中焦气分之湿尚属蕴结,白痦续布,苔转腻微黄,热衰湿留,宜从轻清宣化,开展气机,取气化则湿化之意。从本病例的治疗过程看,叶朗清老先生认为辨别湿热偏胜,是治疗湿温病重要一环,湿多热多,治法迥异;化热化燥,传变无定;清热太过,则留湿致困;燥湿过甚,则劫液伤津。宣畅气机是治湿热两分有效方法之一。若误认为气分大热,而不察其中伏湿,投以白虎之类,则使湿邪遏伏,病愈缠绵;若见湿而不顾热,过用刚燥则化燥伤阴,反难治矣。正如王士雄曰:“盖气贵流通,而邪气挠之,则周行窒滞,失其清灵动之机,反觉实矣。惟剂以轻清,则正气宣布,邪气潜消,而窒滞者自通,设投重药,不但已过病所,病不能去,而无病之地,反先遭其克伐。”诚属至理名言。

十一、李庚和教授论脾胃

1. 脾胃的主要生理功能

脾和胃位于中焦,五行同属土。胃为阳,脾为阴;胃为阳土,脾为阴土;胃为戊土,脾为己土;胃为燥土,脾为湿土。阴阳相对,燥湿互立,处于和谐状态,脾胃才能发挥协调的生理功能。

阳化气,阴成形,人体的活动全赖阳气鼓动,可以说在阴阳关系中,阳起着主导作用,即阳主阴从。这一点在脾胃病中的体现就是燥能胜湿,燥可抑湿,胜湿的结果即令湿处于无过无不及的状态,这样才能保证中焦正常运转。若燥不胜湿,便会呈现脾湿太过的征象。

李庚和教授阐述脾的主要生理功能之一为运化水液。脾要运化水湿,同时脾又喜燥恶湿，那这既运湿又恶湿是否矛盾呢？事实上运湿与恶湿的对立，充分地体现了中医学思考问题的朴素辨证思想。所谓恶湿是指恶湿之太过；运湿是脾的重要生理功能之一，适度之湿是维持其正常状态的必要条件：适度之湿使脾充分发挥生理功能，更令中土脾胃两脏腑协调配合升降共调。所谓喜燥是脾的正常生理功能，需要燥对其本身之湿起到一定程度的抑制：不可全然不燥，不燥则致水湿泛滥；但若燥湿太过则中焦失于阴液濡润，戊土和降失司，进而影响己土升清。阳与阴、湿与燥、升与降和谐，中焦才能发挥正常的生理功能。

中焦胃土受纳食物，禀受水谷之气，脾气升清阳、布散津精，使其余四脏之气随之而升，阳气始发，胃等六腑之气得以通降，阴阳升降平衡，脏腑协调运作，水谷之精方得化生为中气与营阴。人受气于谷，谷入于胃，以传于肺，五脏六腑，皆以受气，其清者为营，浊者为卫，故中焦如沤，为水谷之海、气血生化之源，因此脾胃为后天之本。

2. 脾胃病的诊治要点

之前已经为大家详细介绍了只有阳与阴、湿与燥、升与降和谐共调，脾胃才能正常运转，无论阴阳燥湿，最后都要落脚于中焦脾胃的升降运化之中，斡旋人体气机升降，化生气血，运化水液。

《灵枢・营卫生会》认为“中焦如沤”，脾胃为水谷之海、气血生化之源，故为后天之本。但脾胃中焦升降和谐共调的局面被破坏，清阳不升浊阴不降，中焦气机壅塞不通，则化生百病。

那我们应该怎么治疗脾胃病呢？叶桂云：“脾胃之病……固当详辨，其于升降两字，尤为紧要……脾宜升则健，胃宜降则和。”《温病条辨》云：“治中焦如衡，非平不安。”吴瑭更提醒在中焦疾病的治疗中，重中之重是调节脾胃升降功能，使其恢复升降平衡的生理状态，就好比使秤保持平衡一般。所谓升者，取己土生发之气升清阳，上输于肺，灌溉百脉，通调水道；所谓降者，取戊土受纳之意降浊阴，泌别清浊，下归于肾，通达大肠、小肠、膀胱，从便溺而消。脾升胃降是中焦运动的基本形式，胃肠运动与脾胃的气机升降有直接的相关性，若中焦气机升降不及或升降反作，则致脾胃虚弱、脾虚气滞证等，对应西医胃肠道运动功能障碍方面的疾病，如功能性消化不良、胃排空延迟、胃食管反流等；与此同时中焦气机枢纽失司，则致全身气机运行失调，进而引起肺失宣肃、肝气横逆等证。

临床上最常见的脾胃病症状基本可分为两大类：一为脾运失健、清阳不升所致，常见神疲倦怠、纳谷不馨、脘腹坠胀、完谷不化、久泻脱肛等；当治之以斡旋气机，升阳助运，汤剂多用补中益气汤、升阳益胃汤之属，并佐以升麻、葛根、柴胡之属助脾气脾阳升达。二为胃失受纳、浊阴不降引起，多见脘腹痞塞、恶心泛呕、嗳气呃逆、胁肋䐜胀等；当治之以辛开苦降，理气消导，汤剂多用泻心汤、逍遥散之属，并佐以厚朴、枳实助浊阴痞聚通降。

3. 脾胃有别

李庚和教授时常强调脾胃虽均居于中土，然因其阴阳属性不同，细究临床见症也有不同，其蛛丝马迹为辨证论治提供了翔实的依据。

（1）辨呕吐：脾与胃的病变临床上都可以见到呕吐的症状。胃为戊土，主受纳腐熟，腑以通为用，饮食入胃之后，胃行化谷之功，使其变为食糜。若胃阳不足，化谷失职，传导失序，胃气挟食物上逆，则见恶心泛呕，此时呕出食物多尚未化谷；若食停胃中，传输无力，积聚日久，化为酸腐之物，亦可见呕吐，吐出之物可见部分完谷伴酸腐食臭，此时多为寒热错杂之证。胃源性的呕吐，可以表现为食入即吐，也可以表现为朝食暮吐或暮食朝吐；如果食物刚刚吃完就呕吐出来，则反映食物还未被胃受纳就被排出体外，故此病位为胃而无疑；如果是早上吃的食物晚上吐出，或者晚上吃的食物早上吐出，那就是胃传导失职，相当于西医学说的幽门梗阻，出现朝食暮吐或暮食朝吐；胃源性的呕吐多由于胃气不足或胃阳亏虚而导致动力不足，故呕吐多偏剧烈，临床常伴有中上腹胃脘部的胀满痞塞等不适症状。而脾源性呕吐的特点是进餐后1~2小时出现，此时食物已经由胃部进入小肠，开始进行泌别清浊的步骤，但中焦化谷的动力源于脾，脾气强健方能运化水谷与水液；若脾失健运，运化失职，则进入小肠的食物又反流至胃中，剧者经口吐出，此时的呕吐物经过了胃的腐熟、肠的传导，基本没有了形而呈半消化食糜状，且多没有明显的酸腐臭味。

（2）辨腹泻：脾源性的腹泻，因脾运化、固摄等功能障碍造成，主要表现为小肠泌别清浊与大肠吸收精液、传导糟粕失职，而见下利清谷不止，多在进餐后1~2小时出现，排泄物多没有腐臭之味，少兼腹痛不适。胃源性的腹泻相对较少，多因湿热之邪致胃受纳传导失职，造成食物积于胃内，故其排泄物多为食糜状，且臭如败卵，常因热灼津液，气机郁滞而兼见腹胀、腹痛、里急后重等症。

（3）辨排气：脾虚不足之人，因土虚木乘，常见善太息；同时因中气不足，推动乏力，食物在肠道停滞时间延长而产气，故平素常见中下腹部痞满，矢气频频。胃气不足之人，因戊土传导失职，食停胃中，堆积难下而产气，气机上逆，经口排出而见呃逆、嗳气、口臭等诸证，兼见中上腹胃脘部的痞闷。

十二、李庚和教授论治多发性硬化

多发性硬化是一种中枢神经系统原发性脱髓鞘病。本病以反复缓解与复发、中枢神经系统存在多发性病灶为主要发病特点。临床常见四肢乏力、头晕、共济失调、视力障碍、感受异常、蚁走感、束带感，有时出现复视和抑郁、焦虑等精神症状。

目前西医治疗本病以肾上腺皮质激素和常用免疫抑制剂为一线药物，很大程度上改变了本病的预后。然而免疫疗法有很多弊端，长期使用效果不佳，但几乎所有患者必须长期服用，出现不少毒副作用，除常见的高血压、糖尿病、无菌性骨坏死外，严重者还可能出现骨髓抑制、肝肾功能损害、迟发性恶性肿瘤。

李庚和教授认为中医治疗或中西医结合治疗本病,可以减少西药的副作用,对改善机体的免疫状况(如提高正常的免疫功能、抑制异常的免疫功能)、消除机体的有害物质均有特殊的意义。

在中药治疗下,可以提高激素疗效,延长稳定期,而在激素及其他免疫抑制剂无效的情况下,也可单独使用中药治疗。

常用的中药如黄芪、雷公藤、生地黄、鸡血藤、甘草、白花蛇舌草,均有免疫抑制和调整免疫的作用,同时可以辅助撤减激素、减轻激素副作用。

十三、淡豆豉治疗烂腻苔

淡豆豉有解表、除烦、宣发郁热之功。临床上常用于治疗感冒,寒热头痛,烦躁胸闷,虚烦不眠等。

淡豆豉出自《本草汇言》,各大医家均对该药物进行过评述。

《本草纲目》云:“黑豆性平,作豉则温。既经蒸罯,故能升能散;得葱则发汗,得盐则能吐,得酒则治风,得薤则治痢,得蒜则止血;炒熟则又能止汗,亦麻黄根节之义也。”

《本草经疏》云:“豉,惟江右淡者治病。〈经〉云,味苦寒无毒,然详其用,气应微温。盖黑豆性本寒,得蒸晒之气必温,非苦温则不能发汗、开腠理、治伤寒头痛、寒热及瘴气恶毒也。苦以涌吐,故能治烦躁满闷,以热郁胸中,非宣剂无以除之,如伤寒短气烦躁,胸中懊憹,饿不欲食,虚烦不得眠者,用栀子豉汤吐之是也。又能下气调中辟寒,故主虚劳。喘吸,两脚疼冷。”

《本草汇言》云:“淡豆豉,治天行时疾,疫疠瘟瘴之药也。王绍隆曰:此药乃宣郁之上剂也。凡病一切有形无形,壅胀满闷,停结不化,不能发越致疾者,无不宣之,故统治阴阳互结,寒热迭侵,暑湿交感,食饮不运,以致伤寒寒热头痛,或汗吐下后虚烦不得眠,甚至反复颠倒,心中懊憹,一切时灾瘟瘴,疟痢斑毒,伏痧恶气,及杂病科痰饮,寒热,头痛,呕逆,胸结,腹胀,逆气,喘吸,脚气,黄疸,黄汗,一切沉滞浊气搏聚胸胃者,咸能治之。倘非关气化寒热时瘴,而转属形藏实热,致成痞满燥实坚者,此当却而谢之也。”

《本经疏证》云:“故其治烦躁满闷也,非特由于伤寒头痛寒热者可用,即由于瘴气恶毒者亦可用也。盖烦者阳盛,躁者阴逆,阳盛而不得下交,阴逆而不能上济,是以神不安于内,形不安于外,最是仲景形容之妙,曰反复颠倒,心中懊憹。惟其反复颠倒,心中懊憹,正可以见上以热盛,不受阴之滋,下因阴逆,不受阳之降,治之不以他药,止以豆豉栀子成汤,以栀子能泄热下行,即可知豆豉能散阴上逆矣。”

由上可知,湿毒疫邪,阻于中焦,湿热熏蒸,显现于舌苔,则见烂腻苔,此时虽非“疫邪”,可不解毒,然不可以不除湿,两湿相像,故而淡豆豉治疗湿热表现为烂腻苔之效果奇佳。

十四、春伤于风，夏生飧泄

古人最重四季养生，如俗语说的“春捂秋冻”。“春伤于风，夏生飧泄”，来源于《素问·阴阳应象大论》。飧泄是由清气不升、肝郁脾虚所致。临床表现有大便泄泻清稀，并有完谷不化、肠鸣腹痛、脉弦缓等。《素问·阴阳应象大论》曰：“清气在下，则生飧泄。”又曰：“湿胜则濡泄。”临床中常于夏日见脾胃不和，肠鸣泄泻的患者前来门诊，多言夏日湿热，食物腐败生菌而导致的肠炎，然不知与春日未防，伤风于春有关。《时病论》云：“春伤于风者，乃即病之新感也，即二卷中伤风冒风之证；今谓春伤于风，夏生飧泄者，此不即病之伏气也。盖风木之气，内通乎肝，肝木乘脾，脾气下陷，日久而成泄泻。经又云：邪气留连，乃为洞泄。”须知春之风雨夏之湿邪相合，“风性清扬”“湿性重浊”，此时，上客于上焦心肺，口苦、口黏、痰多、昏蒙等；中客于中焦脾胃，胃胀、痞满、纳呆等；下舍于下焦膀胱与肠道，而见大便溏薄、腹痛泄泻、肠鸣痢疾等。

夏季治疗泄泻时，急性泄泻重用祛湿，辅以健脾，再依寒湿、湿热的不同，分别采用温化寒湿与清化湿热之法；慢性泄泻以脾虚为主，当予运脾补虚，辅以祛湿，并根据不同证候，分别施以益气健脾升提、温肾健脾、抑肝扶脾之法，久泻不止者，尚宜固涩。同时还应注意急性泄泻不可骤用补涩，以免闭留邪气；慢性泄泻不可分利太过，以防耗其津气；清热不可过用苦寒，以免损伤脾阳；补虚不可纯用甘温，以免助湿。

最为重要者，需于春季防寒防风。早晚温差较大，而适时增减衣物最为重要，如有伤风伤寒，早用温中解表剂，温之散之最为重要。内服可用生姜，外用可艾灸神阙。

第二节 医 案

一、重症肌无力医案

案1. 叶某，女，4岁。初诊：2009年8月18日。

患儿左侧眼睑下垂1月余。先有感冒发热，经对症治疗后热退，但随后出现左侧眼睑乏力、下垂，症状朝轻暮重，运动或久看电视后左侧眼睑完全不能上抬，甚则羞明流泪。发病过程中偶有复视，吞咽、咀嚼及言语均无障碍，四肢肌力正常。当地医院新斯的明试验可疑阳性，胸部CT平扫及增强均未见异常，予以溴吡斯的明20 mg，每日3次，泼尼松5 mg，每日3次，口服。但服后疗效不明显，遂来就诊。既往体健，否认过敏史，否认相关家族史。体格检查：左侧眼睑下垂，平视时左侧眼睑6 mm、右侧眼睑9 mm。持续上视眼睑疲劳试验阳性，左眼球上视不到位，向上视有复视。四肢肌力正常,舌质淡苔花剥,脉细。

诊断:虚劳(重症肌无力Ⅰ型)。

辨证:脾肾气阴两虚。

治则:健脾补肾,益气养阴。

处方:黄芪 30 g,太子参 15 g,葛根 15 g,升麻 10 g,柴胡 9 g,当归 12 g,熟地黄 12 g,淫羊藿 15 g,白花蛇舌草 15 g,枸杞子 12 g,女贞子 12 g,墨旱莲 15 g,黄精 12 g,甘草 6 g,21 剂。每日 1 剂,水煎 2 次,每次 50 mL,分 2 次口服。

西药治疗方案:溴吡斯的明 30 mg,每日 2 次;泼尼松 10 mg,每日 1 次。

二诊:服药 3 周后,左侧眼睑下垂明显改善,运动后亦无明显影响,复视消失。刻下:双眼睑无下垂,双眼球各方向活动到位,纳可,二便调,舌质淡苔薄花剥根腻,脉细。前方去女贞子、墨旱莲,加锁阳 12 g,21 剂。西药治疗方案同前。

三诊:又服药 3 周后,诸症消失,一如正常儿童,适应托儿所生活,很少感冒,偶有流涕对眼睑情况亦无影响,纳便调。刻下:双眼睑无下垂,睑裂 10 mm,两眼球活动好,舌质淡红苔薄白,脉细滑。处方:黄芪 30 g,炒白术 12 g,太子参 15 g,葛根 15 g,升麻 10 g,柴胡 9 g,枸杞子 12 g,淫羊藿 15 g,白花蛇舌草 15 g,熟地黄 12 g,当归 12 g,浮小麦 15 g,28 剂。泼尼松减量至 5 mg,每日 1 次。溴吡斯的明 30 mg,每日 2 次。

四诊:服药 4 周后,两眼睑全天无下垂,眼球活动好,纳可,二便调,舌质淡红苔薄白,脉细。前方去当归,加防风 10 g、女贞子 12 g,28 剂。泼尼松 5 mg,每日 1 次。溴吡斯的明 30 mg,每日 2 次。

五诊:再服药 4 周后,偶胃脘不舒,眼睑亦无下垂,无复视。舌质淡红苔薄白,脉细。三诊处方减葛根、升麻、熟地黄、浮小麦,加黄精 12 g、大枣 7 g,28 剂。泼尼松 2.5 mg,每日 1 次。溴吡斯的明 30 mg,每日 2 次。

六诊:近日略感风寒,眼睑无下垂,舌质淡红苔薄白,脉细。体虚易感,当于扶正之中同用祛风散寒之品。三诊处方减熟地黄、浮小麦,加防风 10 g、甘草 6 g,28 剂。继续泼尼松 2.5 mg,每日 1 次。溴吡斯的明 30 mg,每日 2 次。

随访:以前方加减服用,症状未见反复,生活运动一切如常,停用泼尼松,继续以中药调理 3 个月停药。随访半年未见复发。

【按】眼肌型在儿童重症肌无力的发病中最多见,即单纯眼外肌受累,而无其他肌群受累之表现,其发病的确切原因不确定,先天禀赋不足是根本,劳累、感冒及剧烈情绪波动是诱发本病的重要原因。很多患儿在外院已进行激素治疗,由于治疗时间较长及激素的副作用,多出现耗气伤阴之证。本案为脾肾气阴两虚型,治以健脾补肾,益气养阴。方中用黄芪、太子参、甘草健脾益气,熟地黄、黄精、女贞子、墨旱莲、枸杞子养阴生津,葛根、升麻、柴胡升发阳气,当归活血,白花蛇舌草清热。用药特点:黄芪补五脏之气,尤擅补益脾胃之气,具有直达周身肌肉之功,能有效改善重症肌无力之症，故重用之，用量在15~45 g，量小则力差，有益气固表、强身健体、预防感冒、调补气血、促进组织修复、消肿利水、双向调节免疫之功；淫羊藿温肾阳、防治骨质疏松，可增强机体免疫功能，具有雄激素样作用，以利于递减泼尼松；白花蛇舌草寓补于清，具有补气功效，长于消散，能缓消积聚，现代研究发现其具有增强免疫力、促进抗体形成的功效。

案2. 齐某，男，1岁6个月。初诊：2009年7月28日。

患儿左侧眼睑下垂3周。2009年7月因感冒注射某种药物（不详）后出现左侧眼睑下垂，头不自主歪向右侧，症状朝轻暮重。于浙江大学医学院附属第一医院行新斯的明试验，结果为阳性，诊断为重症肌无力。予以溴吡斯的明15 mg，每日3次，泼尼松10 mg，每日1次，口服。发病期间无复视、吞咽障碍、四肢乏力现象，纳可，便溏。体格检查：右侧眼睑10 mm，左侧眼睑6 mm。两眼球活动到位，头向右侧倾斜，两肺呼吸音清，心率78次/分，律齐，全腹软，无压痛反跳痛，四肢肌力Ⅴ级。舌质淡苔薄白，脉细。

诊断：虚劳（重症肌无力Ⅰ型）。

辨证：脾虚气弱，眼睑属脾，脾虚则无力上抬。

治则：健脾益气。

处方：黄芪20 g，炒白术12 g，太子参15 g，葛根15 g，升麻10 g，枸杞子12 g，柴胡9 g，黄精12 g，淫羊藿15 g，白花蛇舌草15 g，大枣5 g，甘草6 g，21剂。

继续原西药治疗，溴吡斯的明15 mg，每日3次；泼尼松10 mg，每日1次，待中药起效后逐步减量。

二诊：2009年8月13日。服药后疗效显著。目前两眼睑基本等大，颈部右倾已有明显改善，纳可，二便调，动则多汗，舌质淡红苔薄白，脉细。诸症缓解，药对其症，继守原法，加强益气养精之力，并固表止汗。前方黄精加至15 g，减大枣，加浮小麦15 g，21剂。西药仍保持原剂量。

三诊：2009年9月8日。双眼睑等大（10 mm），头部右倾程度明显减轻，动则多汗，时有便溏，纳差，舌质淡红苔薄白，脉细。仍守健脾益气，助脾散精。前方加防风10 g，14剂。

四诊：2009年9月29日。两眼睑全天无下垂，眼球活动好，纳可，大便时干时稀，汗出较多，舌质淡红苔薄白，脉细。仍守健脾益气，兼以养血。处方：黄芪20 g，炒白术12 g，太子参15 g，葛根15 g，升麻10 g，柴胡10 g，黄精12 g，浮小麦15 g，枸杞子12 g，当归12 g，熟地黄15 g，防风10 g，大枣5 g，淫羊藿12 g，28剂。

五诊：2009年10月27日。两眼睑基本等大，头部右倾轻微，纳食欠佳，二便调，舌质淡红苔薄白，脉细。减滋腻之黄精，加用化食健胃之品。前方去黄精，加谷芽10 g，神曲15 g，28剂。

六诊：2009年12月1日。两眼睑全天无下垂，头部右倾消失，纳食一般，舌质淡红苔薄白，脉细。处方：黄芪 20 g，炒白术 12 g，太子参 15 g，葛根 12 g，升麻 10 g，全当归 12 g，枸杞子 12 g，黄精 12 g，防风 10 g，谷芽 15 g，甘草 6 g。另服西药泼尼松 5 mg，每日 1 次。

后续以前方加减治疗，自 2009 年 12 月 10 日起泼尼松 2.5 mg，每日 1 次，两眼睑全天无下垂，颈部运动正常，至 2010 年 3 月 16 日起泼尼松 2.5 mg，隔日口服，症状未出现，继以前方加减调养，至 2010 年 9 月停用泼尼松。

随访 1 年，诸症均未再发，一如健康儿童。

【按】一岁稚子，眼睑下垂，虑其先天未充、精气不足，法当以补药调之，然其脏腑娇嫩，峻补之剂不堪使用，故选取补益后天，以助先天之法。黄芪色黄入中土，柔脾胃，可益元气而补三焦；白术专补益脾胃中气；太子参味甘、微苦，性平，入脾、肺经；三药合用取玉屏风散之意，补益中焦，培土生金，可使稚子肺金健旺，则卫外得充，不易为外邪所袭而生变证。葛根、升麻、柴胡，轻清之品鼓舞阳气，并引药力上达头目，充实眼睑。

案 3. 吴某，女，5 岁。初诊：2010 年 3 月 23 日。

患儿 2009 年 12 月感冒后出现右侧眼睑下垂，症状朝轻暮重，无复视。咀嚼、吞咽、呼吸及四肢肌力均正常。服溴吡斯的明 20 mg，每日 3 次，有效。纳少，夜寐多汗。否认相关既往史及家族史，否认药物过敏史。胸部 CT 未见异常。体格检查：右侧眼睑平视 9 mm，左侧眼睑平视 10 mm，眼球各方向活动到位。舌质淡红苔薄白，脉细。

诊断：虚劳（重症肌无力Ⅰ型）。

辨证：感受外邪，伤及正气，脾虚气弱。

治则：健脾补气。

处方：黄芪 30 g，炒白术 12 g，炒党参 15 g，葛根 15 g，升麻 10 g，当归 12 g，柴胡 9 g，熟地黄 12 g，枸杞子 10 g，甘草 6 g，浮小麦 15 g，龙骨 20 g，牡蛎 20 g，21 剂。另服溴吡斯的明 30 mg，每日 3 次。

二诊：2010 年 4 月 13 日。感冒后发热咳嗽，病情反复，纳食尚可。左侧眼睑 5 mm，右侧眼睑 10 mm，无复视，余无明显不适。纳便均调，舌质淡红苔薄白，脉细。正虚之患儿易于反复感受外邪，此时应标本同治。前方去浮小麦、龙骨、牡蛎、当归，加防风 10 g、黄芩 10 g，14 剂。另服溴吡斯的明 30 mg，每日 3 次。

三诊：2010 年 10 月 19 日。两眼睑等大（10 mm），诸症均安。舌质淡红苔薄黄，脉细滑。停用煎药，改服强力益气颗粒，每次 1/2 包，每日 2 次。另服溴吡斯的明 30 mg，每日 2 次。

四诊：2010 年 12 月 28 日。诸症均调，纳可，便调。舌质淡红苔薄白，脉细。予强力益气颗粒，每次 1 包，每日 1 次。另服溴吡斯的明 20 mg，每日 2 次。

五诊：2011 年 3 月 8 日。诸症均安，一如健康儿童。舌质淡红苔薄白，脉细。

停溴吡斯的明，继续强力益气颗粒维持治疗。随访 4 个月，诸症未再发作。

【按】五岁幼儿，外感后起病，虑脏腑娇弱，形气未充，夜寐多汗，腠理空虚，邪气外客，入里作祟，损及中焦，眼睑为肉轮，脾土所主，故其病因脾土与肺金虚损而起，故法当培土以生金。方中重用黄芪以资中土，李庚和教授补益脾气时亦不离白术、党参，健脾运而不燥，滋胃阴而不湿，润肺而不犯寒凉，养血而不偏滋腻。三药合用鼓舞清阳，振动中气，又免滋腻之弊。牡蛎、龙骨、浮小麦与黄芪同用取牡蛎散之意，敛阴止汗并益气固表，腠理紧实则卫外得充，不易为邪所客。

案 4. 张某，女，9 岁。初诊：2010 年 6 月 8 日。

患者 2010 年 5 月无明显诱因出现两眼睑交替下垂，症状朝轻暮重，无复视。四肢肌力及咀嚼吞咽均无异常。外院查头颅及胸部 CT 无异常。新斯的明试验阳性。纳可，便调。体格检查：右侧眼睑 10 mm，左侧眼睑 8 mm，两眼球外展露白，无复视，纳可，便调。四肢肌力 V 级。舌质淡苔薄白，局部剥苔，脉濡细。

诊断：虚劳(重症肌无力 I 型)。

辨证：脾肾气阴两虚。

治则：健脾补肾，益气养阴。

处方：生、炙黄芪各 20 g，炒白术 12 g，太子参 15 g，葛根 15 g，升麻 10 g，柴胡 10 g，枸杞子 15 g，淫羊藿 12 g，白花蛇舌草 12 g，当归 12 g，熟地黄 12 g，鸡血藤 15 g，甘草 6 g，制何首乌 12 g，30 剂。另服溴吡斯的明 30 mg，每日 3 次。

二诊：2010 年 7 月 6 日。两眼球外展不露白，左侧眼睑略有下垂，右侧眼睑 11 mm，左侧眼睑 10 mm。无复视，纳可，便调。夜寐惊悸，易感冒，汗出较多。舌质淡红苔薄白，剥苔减少，脉濡细。气阴两虚之体，眼睑下垂有改善，剥苔少，气阴仍属不足，当滋养。前方减制何首乌，加川芎 10 g、女贞子 12 g、墨旱莲 15 g，30 剂。另服溴吡斯的明 30 mg，每日 3 次。

三诊：2010 年 8 月 3 日。两眼睑 10~11 mm，眼球活动好，两侧外展不到位，无复视，纳可，便调，夜寐易惊醒。舌质淡红苔薄白，剥苔消失，脉细。当兼顾益气滋阴养血。处方：黄芪 30 g，炒白术 10 g，太子参 15 g，葛根 15 g，升麻 10 g，柴胡 10 g，川芎 10 g，鸡血藤 15 g，淫羊藿 10 g，白花蛇舌草 15 g，枸杞子 12 g，女贞子 12 g，墨旱莲 15 g，当归 10 g，熟地黄 15 g，黄精 12 g，14 剂。

四诊：2010 年 8 月 17 日。两眼睑无下垂，两侧外展不到位，纳便均调。舌质淡红苔薄白，脉细。前方减墨旱莲、鸡血藤，加防风 10 g、锁阳 12 g，14 剂。

五诊：2010 年 12 月 7 日。两眼睑无下垂，眼球活动到位，近来咽痛，扁桃体经常发炎，无发热。舌质淡红苔薄白，脉细。前方减鸡血藤，加前胡 10 g、鱼腥草 15 g、黄芩 10 g，30 剂。另服溴吡斯的明 30 mg，每日 2 次。

六诊：2011 年 3 月 8 日。两眼睑无下垂，眼球活动到位，纳可，便调。舌质淡红苔薄白，脉细。处方：生、炙黄芪各 20 g，炒白术 12 g，炒党参 12 g，当归 12 g，熟地黄 15 g，淫羊藿 12 g，白花蛇舌草 15 g，葛根 15 g，升麻 10 g，白芍 12 g，柴胡 9 g，防风 12 g，30 剂。另服溴吡斯的明 30 mg，每日 1 次。

上药继续服用 2 个月，一切如常，停用溴吡斯的明，每周口服中药 2 剂以巩固。随访 4 个月，未见复发。

【按】9 岁女童，症见眼睑下垂与眼球活动不到位。眼睑抬举不利，当责之脾土，故方循补中益气之意，生黄芪、炒白术、太子参补益中焦，并兼顾肺金，升麻、柴胡、葛根，轻清升提脾胃清气，上荣眼睑。眼球转动不利，舌淡，苔剥苔，脉濡细，均为气血两亏，气虚鼓动无力之象，中焦乏源，气血化生无权，故补益中土须不忘益气生血，故辅以当归、熟地黄、鸡血藤、制何首乌，补血养血和血，气生血充，则鼓动有力。

案 5. 薛某，女，5 岁。初诊：2010 年 1 月 5 日。

患者 2 岁时曾有两眼睑交替下垂，未引起重视。2008 年 6 月（3 岁）无明显诱因出现两眼睑交替下垂，甲泼尼龙琥珀酸钠冲击疗法治疗后症状消失，用泼尼松 30 mg 维持治疗并渐减，至 2009 年 3 月停药。2009 年 10 月感冒高热后出现复视、眼球活动不灵活，眼睑无下垂。泼尼松早 10 mg，晚 5 mg；溴吡斯的明 10 mg，每日 3 次。复视逐渐消失，但眼球活动不改善。服用激素后体重迅速增加。目前眼睑无明显下垂，眼球活动受限，纳可，便调。体格检查时发现皮质醇增多症明显。两眼球上视受限。心肺正常，腹软无压痛，四肢肌力Ⅴ级。舌质淡红苔薄白，脉细。

诊断：虚劳（重症肌无力Ⅰ型）。

辨证：脾肾气虚。

治则：健脾补肾。

处方：黄芪 30 g，炒白术 15 g，太子参 15 g，枸杞子 12 g，当归 12 g，女贞子 12 g，墨旱莲 15 g，葛根 15 g，升麻 10 g，知母 10 g，生地黄 10 g，20 剂。另服泼尼松早 10 mg，晚 5 mg，每日 2 次。

二诊：2010 年 3 月 2 日。两眼睑无下垂，眼球活动好，纳食一般，二便调。皮质醇增多症仍明显。四肢肌力正常。舌质淡红苔薄白，脉细。前方去升麻，加党参 12 g、茯苓 12 g，14 剂。另服泼尼松 10 mg，每日 1 次。

三诊：2010 年 3 月 16 日。诸症均安，两眼睑无下垂，眼球活动到位，四肢肌力正常。舌质淡红苔薄白，脉细。前方加牡丹皮 6 g、甘草 6 g，14 剂。另服泼尼松 5 mg，每日 1 次。

后续以前方加减服用 2 个月，肌无力症状未出现，皮质醇增多症逐渐减轻。遂于 2010 年 5 月中旬停用泼尼松，停煎药，改用强力益气颗粒巩固治疗以善后。随访 1 年，一切如常。

【按】重症肌无力患儿起病多因年幼且大多仅表现为两眼睑交替下垂，所以父母不易察觉。此患者 3 岁时再次发病，予糖皮质激素冲击治疗后好转。停药 7 个月后因高热复发,症状与前次相比,增加了眼球活动不灵活的问题。再次予泼尼松治疗后病情好转,但眼球活动未改善且体重迅速增加。这种向心性肥胖是长期大剂量应用糖皮质激素的常见不良反应之一。除了对脂肪代谢的影响,长期大剂量应用糖皮质激素还会引起糖代谢、水和电解质代谢紊乱,表现为满月脸、水牛背、皮肤变薄、多毛、水肿、低血钾、高血压、糖尿病等。中医根据临床上观察到的向心性肥胖、满月脸、毛发增多、食欲亢进、皮肤红润及皮脂溢出等症状,将其类归于相火亢盛之属。这些不良反应停药后可自行消失,一般需要3~9个月,有的甚至长达1~2年。需要引起家长注意的是,儿童长期使用糖皮质激素类药物还可能影响生长发育。

初次就诊时患儿已经开始服用泼尼松,若骤然停用泼尼松可能会引起"反跳现象",即原病复发或恶化。所以李庚和教授先停溴吡斯的明,加以中药汤剂,待病情稳定后,有计划地将泼尼松减量、停药。全方以黄芪为君,补中气而强肌健力,壮脾胃而升清养肌,温分肉而固实腠理,益正气而抑邪内生。太子参、炒白术健脾益气,助生化之源,强肌健力。盖因脾主肌肉,主运化水谷精微,为气血生化之源,《古今医统大全》称"脾为五脏之源"。"非水谷无以成形体之壮……水谷之司在脾胃",脾气虚弱则运化无力,气血不足无以荣养肌肉,导致肌肉无力。以葛根、升麻助脾运转中焦,升达清阳。合以当归养血活血。肝木藏血,开窍于目,"精散则视歧,视歧见两物",以枸杞子、女贞子补肝填精。以知母、生地黄滋阴清热,助阴敛阳,减轻糖皮质激素的不良反应。二诊时,患儿眼球活动好,原方去升麻,加党参、茯苓加强健脾益气之力。同时将泼尼松从每日15 mg的总量减少至每日10 mg。三诊时患儿病情稳定,无眼睑下垂,眼球活动到位,前方加牡丹皮凉血活血。同时再减泼尼松至每日5 mg,共治疗4月余,患儿停用泼尼松与煎药,以强力益气颗粒善后。其后随访1年,重症肌无力无复发。

案6. 沈某,男,56岁。初诊:2009年4月24日。

患者咀嚼、吞咽无力加重2周。2006年6月无明显诱因出现眼睑下垂,伴复视,朝轻暮重,休息后可好转,反复至各医院眼科检查,未明确诊断。半年前劳累后出现吞咽、咀嚼困难,四肢颈项乏力,抬举无力,至某医院神经内科就诊。新斯的明试验阳性,拟诊为重症肌无力,胸部CT发现胸腺瘤,2008年底行胸腺瘤切除术,病理示胸腺瘤B2型,未行放疗,术后临床症状一度缓解,眼睑下垂消失,无复视,四肢颈项有力,咀嚼好转,偶进食呛咳。胸部X线片示两肺纹理增多、增粗、紊乱,左侧胸膜增厚。肺功能检查示轻度肺容量受限伴中度阻塞性减退。2周前劳累后出现咀嚼、吞咽无力反复,只能进流质饮食,自行将溴吡斯的明加量至90 mg,每日3次,口服,未见明显改善。体格检查:言语声低,平视双眼睑未遮盖瞳孔,疲劳试验阴性,双眼球活动到位,指测无复视。小口连续饮水有呛咳,无唇溢、鼻溢。反复发声"啊"5次,悬雍垂均能抬离舌面。直臂过头到位,维持25s,平抬立掌80°,反复10

次后,角度递减为70°伴左手环指、中指下垂。单侧下肢抬离床面60°,各维持20s,双下肢能同时抬离床面40°,维持6s。直立下蹲10次,无坠蹲动作。舌质红苔中根腻,脉濡。

诊断:虚劳(重症肌无力Ⅱb型,胸腺瘤B2型术后)。

辨证:脾肾气阴两虚。

治则:健脾补肾,益气养阴。

处方:坎炁1具,生、熟地黄各12 g,山茱萸12 g,怀山药12 g,枸杞子12 g,女贞子12 g,龟板胶12 g(烊化),炒党参15 g,黄芪15 g,白术15 g,桑寄生12 g,怀牛膝15 g,甘草6 g,14剂。

二诊:2009年5月8日。上药服后咀嚼、吞咽无力略有改善,饮水呛咳减少,可缓慢进半流质饮食,二便调。无眼睑下垂,四肢肌力正常。舌质红苔薄黄腻,脉细。前方加淫羊藿15 g、白花蛇舌草15 g,14剂。

三诊:2009年5月22日。咀嚼、吞咽情况进一步改善,缓慢小口饮水无呛咳,进半流质饮食较快,四肢肌力正常,二便调。舌质淡红苔薄白腻,脉细。初诊方去龟板胶,加黄精12 g、淫羊藿15 g、白花蛇舌草15 g,14剂。

四诊:2009年6月7日。进半流质饮食无障碍,咀嚼较硬食物仍感乏力,四肢肌力如常。纳食增加,自觉精力明显改善,二便调。舌质淡红苔薄白,脉细。三诊方加锁阳12 g,14剂。

以前方出入调理,随访1年半,咀嚼、吞咽基本恢复正常。

【按】患者为中年男性,初发重症肌无力症状较轻,为眼肌型,然而未能明确诊断,所以没有得到有效治疗。2年间逐渐加重发展成全身型重症肌无力合并胸腺瘤,手术治疗后症状缓解。术后第2年因劳累引起重症肌无力复发,因自觉症状严重,自行超剂量服用溴吡斯的明。求治心切可以理解,但自行用药不可取。常言病来如山倒,病去如抽丝。疾病和药物都有其规律,并不都是药物剂量越大效果越好。任何药物都有其副作用,大剂量地服用溴吡斯的明可能会引起腹泻、恶心、呕吐、胃痉挛等不良反应,严重的甚至会出现精神异常。此类药物必须在医生指导下使用。

患者就诊时,已有明显吞咽无力的症状,方中所用坎炁为血肉有情之品,乃峻补命督精血的要药,纳肾气、补肾命、充养血气以治虚劳。坎炁极为珍贵,所以煎药时需要小锅另煎。方中的其他中药按常规煎煮,取得药汁之后再加入单煎的坎炁药汁。患者年过半百,《素问·阴阳应象大论》云"年四十,而阴气自半",以生、熟地黄填补真阴,辅以山茱萸、枸杞子、女贞子补肝益肾,滋阴养血。龟板胶亦为血肉有情之品,最能滋补肾阴,补之效捷。桑寄生、怀牛膝补肝肾,强腰膝,健筋骨。再以党参、黄芪、白术、怀山药、甘草健脾益气,开拓肾精之源,生生不息,使肾精不断得到补充。2周后二诊时患者症状已经略有改善,加入白花蛇舌草、淫羊藿,一阴一阳、一寒一温、调和阴阳,调整身体免疫功能。一者,淫羊藿可助怀牛膝、桑寄生增加强筋骨之效；二者，淫羊藿于大队补阴药中亦有“阳中求阴”之意。张介宾谓：“善补阴者，必于阳中求阴，则阴得阳长，而泉源不竭。”三诊时患者已由流质饮食改为半流质饮食，从舌脉来看，阴虚之证不显，此时以气虚证为主要矛盾。李庚和教授常言“气易补，阴难复”，故仅去龟板胶，改用黄精巩固，仍留用大队滋阴之品。四诊时患者吞咽已无大碍，可尝试软食，咀嚼硬物仍乏力。前方加锁阳以补阴血而阳自兴，非如附子、肉桂之类燥热而伤阴。中药治疗1年半，咀嚼、吞咽功能基本恢复正常，本次复发未使用激素治疗。

案7. 李某，女，34岁。初诊：2010年3月18日。

患者全身乏力20年，伴呼吸困难2日。20年前无明显诱因出现易于疲劳，两眼睑交替下垂，朝轻暮重，此后逐渐出现四肢乏力。诊断为重症肌无力，胸部CT未见异常。予溴吡斯的明配合中药治疗，改善时可操持家务及工作，疲劳时则休息，症状基本平稳。2008年剖宫产1子，产后因育儿疲劳，全身无力明显加重，并出现构音、咀嚼、吞咽不利。2日前无明显诱因出现胸闷，恶寒，呼吸困难，全身乏力，纳少，大便溏薄，夜寐欠安，起床、提重物、上楼困难。目前口服溴吡斯的明420 mg/d，约半小时起效，可维持5小时。体格检查：神清，气息略急，言语低怯。两肺呼吸音清，未闻及干湿啰音。心界不大，心率68次/分，律齐，各瓣膜听诊区未闻及杂音。腹软，无压痛反跳痛，肝脾肋下未及，四肢肌肉无萎缩。双侧病理征均未引出。双下肢无浮肿。专科检查：言语低怯(服用溴吡斯的明60 mg 2小时后)。右侧眼睑下垂，两眼球上视不能。指测试验上视时有复视。鼓腮不全，舌抵腮、抵腭不到位，张口不全，咽部无分泌物潴留，伸舌不出关。双手直臂上举不到位，不能双手平抬立掌，握拳无力，起立需人帮助。辅助检查：急诊查血常规、血气分析、胸部X线片无明显异常。舌色淡，边有齿痕，苔薄白，脉缓。

诊断：虚劳(重症肌无力)。

辨证：脾肾阳虚。

治则：① 急则治其标，新斯的明1 mg，肌内注射，半小时后，呼吸困难有所缓解。② 益气温阳补肾。

处方：坎炁1具，制附子12 g(先煎)，肉桂3 g(后下)，熟地黄15 g，山茱萸9 g，锁阳12 g，怀山药12 g，炒党参15 g，炙黄芪60 g，当归12 g，鹿角胶12 g(烊化)，白术12 g，甘草6 g，14剂。武火急煎200 mL，4小时后服第二煎。次日起，每日2次，水煎服。

二诊：2010年4月1日。上药服后呼吸困难症状有所缓解，恶寒不作，全身肌力改善，纳可，便调，右侧眼睑下垂，吞咽顺利，伸舌出关，起立时不需他人帮助。舌色淡红，边有齿痕，苔薄白，脉缓。前方加降香6 g，14剂。

三诊：2010年4月15日。呼吸顺畅，右侧眼睑仍有下垂，可缓慢上至3楼，能胜任简单家务，不耐疲劳。舌质淡红，边有齿印，苔薄白，脉细。首诊方去鹿角胶，加黄精 12 g,14 剂。

四诊：2010 年 4 月 28 日。呼吸顺畅,右侧眼睑略有下垂,纳可,便调,四肢肌力尚可,易疲劳。舌质淡红,边有齿印,苔薄白,脉细。仍守前方,14 剂。

上药服后症状趋于平稳,疲劳时右侧眼睑下垂,咀嚼、吞咽及呼吸均顺畅,纳可,便调。舌质淡红,齿印减轻,苔薄白,脉细。改用参蛤强肌力胶囊口服,随访1 年,未再出现呼吸困难,疲劳时右侧眼睑偶有下垂,四肢肌力如常。

【按】此患者病程有 20 余年,经中西医结合治疗后症状一度平稳。复发原因乃 2 年前产后育儿疲劳,构音、咀嚼、吞咽不利。就诊前 2 日突然病情加重,出现胸闷、呼吸困难等呼吸肌无力的表现,病情较重。常规剂量的溴吡斯的明无明显效果,大剂量应用溴吡斯的明也仅可维持 5 小时正常活动。此患者本是脾肾气虚证,随着病情加重,至就诊时已经进展为脾肾阳虚证。《本草求真》中"气之源,发于肾,出于肺,统于脾,护于表,行于里",脾肾气虚,可见全身乏力、少气懒言。脾气下陷,清阳不升,无以上荣,故睑废、视歧。脾阳虚衰,运化失职,故纳少。阳虚则寒从中生,不温四末,故恶寒。中阳不振,水湿不化,流驻肠中,故大便溏薄。肾为气之根,肾气不足,摄纳无权,气浮于上,故胸闷,甚至呼吸困难。急则治其标,先予新斯的明肌内注射,缓解呼吸困难。再以中药汤剂益气温阳补肾治其本。以坎炁峻补气血;以制附子、肉桂、鹿角胶补阳药温阳化气,直补肾阳;熟地黄微温平,能补五脏真阴而不滞;山茱萸酸敛甘补温润,固阴补精;锁阳甘咸温强阴益髓;怀山药补益脾肾;炒党参、炙黄芪、白术、甘草补脾气之不足,开生化之源,以后天养先天。二诊时患者恶寒不显,纳增便调,呼吸困难、全身乏力均缓解,可自行站起。前方加降香,辛温行气和胃,使全方补而不滞。三诊时患者呼吸已畅,仅余右侧眼睑下垂,虚寒证不显,故首诊方去鹿角胶,加黄精平补气血,调和五脏。四诊仍守前方,14 剂后改用参蛤强肌力胶囊口服。随访 1 年,未用激素治疗,四肢肌力如常,疲劳时右侧眼睑偶有下垂,但未再出现呼吸困难。

案 8. 王某,男,56 岁。初诊：2010 年 7 月 2 日。

患者全身乏力、气急 1 周,呼吸机辅助通气 3 日。患者有重症肌无力病史 15 年以上。1995 年感冒后出现两眼睑下垂,症状朝轻暮重,服溴吡斯的明治疗有效。1999 年、2001 年两次出现重症肌无力危象,经呼吸机辅助通气,以甲泼尼龙、丙种球蛋白冲击等治疗后好转出院,生活可完全自理。1 周前因受凉后出现鼻塞、流清涕,偶有咳嗽,无恶寒发热,继而头颈乏力,气急明显,不能平卧,至夜间气急尤甚,动则心慌,汗出,不能平卧。考虑重症肌无力危象可能,于 3 日前收治入院。入院后完善相关检查,予黄芪注射液益气扶正,三磷酸腺苷二钠、极化液营养肌细胞,溴吡斯的明每日 450 mg,甲泼尼龙每日 80 mg。患者出现阶段性气急,颈项无力,抬头困难,进食受限,矛盾呼吸。血气分析：二氧化碳分压 9.5 kPa,氧分压 7.4 kPa,提示Ⅱ型呼吸衰竭。考虑患者病情危重、肌无力危象,告知患者家属病危,故予气管插管，呼吸机辅助通气治疗。目前呼吸机辅助通气已经3日，人机配合好，四肢乏力，进食依赖胃管，二便调。查体：呼吸机辅助通气中。面部表情自然，眼球各向活动基本到位，指测试验无复视，双侧眼睑完全闭合。平视时双侧眼睑遮盖瞳孔上缘。鼓腮无力，吸吮不能，舌抵腮、抵腭不到位。颈软，无法抬离床面，双下肢勉强抬离床面，双足背屈有力。两肺呼吸音粗，未闻及干湿啰音。心率80次/分，律齐。腹软，无压痛，肝脾肋下未及。双下肢无浮肿。血氧饱和度98%。血常规：白细胞16×10^9/L，中性粒细胞比率94.4%，淋巴细胞比率4.5%。舌光红，苔薄白，脉濡。

诊断：虚劳（重症肌无力危象）。

辨证：元气虚脱（衰败）。

治则：益气固脱，回阳救逆，补肾纳气。

处方：人参12 g（另煎），制附子15 g（先煎），熟地黄15 g，沉香2 g，煅龙骨、煅牡蛎各30 g，淫羊藿30 g，炙甘草12 g，7剂。水煎400 mL，冲服蛤蚧末6 g、紫河车粉6 g，分早晚2次鼻饲。

二诊：2010年7月9日。经中西医结合治疗后，患者全身无力症状明显改善，呼吸机监护中出现多次自主呼吸。胃管进食量正常，二便调。鼓腮有力，能做吸吮动作，舌抵腮、抵腭到位。颈软，可抬离床面，双下肢抬离床面45°，维持10 s。舌质红苔薄净，脉沉细。前方加鱼腥草15 g、白花蛇舌草15 g，7剂，每日1剂，水煎2次，分2次口服。

三诊：2010年7月16日。病情平稳，逐步脱离呼吸机锻炼，于3日前顺利脱机。进半流质饮食无障碍，四肢肌力有明显恢复，可在病房内缓慢散步。舌质偏红苔薄净，脉沉细。处方：淫羊藿15 g，白花蛇舌草15 g，炒党参15 g，生、炙黄芪各30 g，白术15 g，黄精12 g，枸杞子12 g，女贞子12 g，肉苁蓉15 g，巴戟天10 g，补骨脂10 g，防风6，炙甘草6 g，14剂。每日1剂，水煎2次，分2次口服。

随访：患者以前方加减调养2个月，诸症平和，随访1年，未再出现重症肌无力危象，生活自理，活动如常。

【按】重症肌无力危象属元气败脱，阴阳离决，实属危急之症，急则治其标，缓则治其本，故呼吸机辅助通气是抢救的必备措施，使用过程中应注意根据患者的性别、年龄、体重及心肺功能状况，设置正确的参数，防止出现人机对抗现象。短期应用可经鼻气管插管，若长期应用则需气管切开插管。气管切口伤口应加强护理，避免感染，注意及时吸痰，防止出现肺部感染。辅助通气后应予以培元固守，恢复生机。方中人参大补元气、益气固脱，制附子温壮元阳、回阳救逆，蛤蚧、紫河车为血肉有情之品，善于摄纳肾气、定喘止嗽，熟地黄伴沉香，功专补肾纳气，收摄虚火，煅龙骨、煅牡蛎镇摄潜阳、固涩敛汗，炙甘草益心气、振心阳并助人参、制附子以救气脱之厥逆亡阳，淫羊藿补命门、助肾阳。诸药配合，以冀力挽元气衰败、大气下陷、气脱亡阳之危候。用药特点：妙用沉香以引人参、制附子等补元之品入里，使得药性沉潜而不虚浮，同时具芳香之性，可醒脾行气，气息一旦通畅则药力得以输布、周流全身。

二、运动神经元病医案

案1. 陈某，女，32岁，务农。初诊：2017年12月12日。

患者步态不稳易摔倒7月余。1年前剖宫产后受凉发热，未予治疗，之后出现登楼步态不稳、跌倒，后进一步发展至平地行走时易跌倒，于当地医院查：肌酸激酶在正常范围，肌电图提示双侧腋神经、胫神经、腓神经失神经样变。就诊时自觉畏热烦躁，口干欲饮，夜寐多梦，四肢乏力，双下肢尤甚，伴沉重感，左侧大腿部位肌肉跳动伴疼痛感。症见面色萎黄，双侧鱼际肌稍萎缩，双下肢肌力Ⅳ⁺级，对抗外力偏弱，膝反射略亢进。舌质红，边有齿痕，苔薄白腻，脉濡。

诊断：痿证（运动神经元病）。

辨证：郁热下注，肌肉失荣。

治则：清解郁热，培土生金，兼顾活血祛风。

处方：忍冬藤30 g，知母9 g，虎杖15 g，黄芩12 g，川牛膝12 g，黄芪15 g，炒白术15 g，怀山药15 g，茯苓15 g，丹参15 g，鸡血藤15 g，葛根15 g，伸筋草15 g，僵蚕12 g，熟地黄12 g，巴戟天9 g，制黄精9 g，14剂。每日1剂，水煎2次，分2次口服。

二诊：2017年12月26日。自觉畏热感减，下肢无力感未再进一步加重，但因担忧疾病进展而烦躁焦虑、夜寐不宁等症状仍有。体格检查：双下肢肌力Ⅳ⁺级，腱反射未见亢进。舌质淡红，边有齿痕，苔薄白腻，脉濡。予心理疏导，树立信心，前方去黄芩，加郁金12 g，清心泻热，疏肝解郁，继予28剂，口服。

三诊：2018年3月6日。上药服用后患者烦躁减，夜寐改善，情绪较稳定，于当地续服此方；自觉肢体无力略有改善，摔倒次数减少，肌肉有跳动感。体格检查：双下肢肌力Ⅴ⁻级。舌质淡红，边有齿痕，苔薄白，脉濡。二诊方去郁金，加全当归12 g、山茱萸12 g，酌加强活血和血、滋补肝肾之力。

随访至今患者症状基本稳定，肢体无力未再出现进展。

【按】此患者产后，津液素虚，而复感受外邪，郁热闭阻经脉，流而下乘，肌肉气血循行被遏，失于荣润，故见萎缩伴乏力；热邪煎熬，灼津成瘀而见疼痛不适；虚热之邪内扰，而见肌肉跳动等动风之象。辨其病始于上焦，见症发于下焦，虑其本源仍为中土亏虚，气血生化乏源，兼夹瘀血与动风。用药亦当三焦兼顾，并活血息风。处方中忍冬藤、知母、虎杖、黄芩、川牛膝均为清热之品，共用清散上焦郁热之邪，并引热下行，李庚和教授言，“清热药物选用合理，与他药配伍得当并无苦寒伤正之虑”。忍冬藤花性轻扬，清热力量甚薄，不如枝蔓藤茎之气味俱厚，既清解又下气，能引诸药下行至病所，故重用之；知母，《神农本草经》云其“除邪气肢体浮肿，下水，补不足，益气”，《药性论》言其“主……生产后蓐劳，肾气劳，憎寒虚损，患人虚而口干”，以其清热除烦之力，清泻阳明经之郁热之邪；虎杖入手太阴与足厥阴，既能利湿清热，又可祛风通经，且《医林纂要》赞其“坚肾，强阳益精，壮筋骨，增气力”，正应运动神经元病发病之理。黄芪、炒白术、怀山药、茯苓同为补中益气之品，健运中焦脾胃，培土以生金，并调后天以益先天；李庚和教授强调本病之本为元气虚损，热、瘀、湿浊均为表象，祛邪当以扶正为基石，但无论健运后天，抑或培补先天均当缓缓图之，忌峻补滋腻碍胃、闭门留寇。丹参、鸡血藤、葛根、伸筋草、僵蚕共用活血行瘀，息风通络，祛除有形之实邪。李庚和教授赞葛根为散解阳明温病热邪之要药，兼入足太阴，能除烦解郁，滋养中土阴精，升散行走之力以防中焦碍滞，与下气之伸筋草同用，使后天气血生化之源上通下达并散邪外出，对于本病见邪热内郁、口干烦躁者可酌情用至30~45 g；僵蚕，入足厥阴、手太阴，厥阴为风木之位，主藏血，蚕者属阳，而僵者又兼金木之化，性微温，味微辛，气味俱薄，体轻浮而能升、能行、能散，息风止痉，祛风止痛，妇人经期及产后肌腠开，经脉空，风邪侵袭直入血分也，辛能祛散风寒，温能通行血脉，故之于女子其效更显。熟地黄、巴戟天、制黄精三药均为滋肾益精、填补下元之品，量少力专，填补肝肾元精，免滋腻而碍他药祛邪、建中，同时兼制清热药苦寒之性，并防祛风药物辛散太过。

案2. 华某，59岁，退休。初诊：2017年10月10日。

患者四肢乏力、言语费力、吞咽困难15年余，加重2周。患者15年前出现四肢乏力，症状进一步加重，出现言语费力、咀嚼吞咽困难，于复旦大学附属华山医院行肌电图检测，提示广泛性前角细胞损害肌电图表现，累及上下肢近端、远端肌肉与双侧胸段椎旁肌。曾服用利鲁唑片近2年，后求医于李庚和教授，服用中药汤剂治疗近10年，全身肌肉乏力症状基本控制稳定，未再有明显进展。家人可分辨其含糊的言语，且其可使用电脑工作、自行进食，穿衣洗漱等需人协助。此次发病为患者外出游玩后出现发热、咳嗽，经抗感染治疗之后热退，咳嗽渐消，但全身无力、吞咽困难症状进一步加重，发音困难，生活完全不能自理。就诊时自觉全身乏力，声低懒言发音无力，咀嚼困难，吞咽不畅时伴呛咳，胸闷短气不足以息，痰涎壅盛，周身肌肉疼痛，纳呆，畏寒双下肢尤甚，焦躁烦闷，夜寐不宁，大便秘结难行；面色萎黄，骨瘦肉削，周身肩胛带肌、肱二头肌、鱼际肌、股四头肌、腓肠肌等骨骼肌明显萎缩。体格检查：双上肢肌力Ⅲ$^{+}$级，双下肢肌力Ⅲ$^{-}$级，膝反射亢进。舌体瘦小，质红而干，舌肌局部萎缩伴纤颤，苔薄白腻花剥，脉沉细无力。

诊断：痿证（运动神经元病）。

辨证：元气败伤，脾肾亏虚。

治则：补养元气，益精填髓，滋肾助纳，兼顾息风通络。

处方：人参6 g（另煎），紫河车3 g，熟地黄24 g，山茱萸15 g，巴戟天12 g，制黄精15 g，黄芪15 g，炒白术15 g，怀山药15 g，忍冬藤15 g，黄芩12 g，桔梗9 g，枇杷叶

9 g(包煎),玄参 9 g,钩藤 15 g(后下),僵蚕 9 g,丹参 15 g,千年健 15 g,伸筋草 15 g,21 剂。上药浓煎,日 1 剂,分 2 次服,每次 150 mL,送服蛤蚧粉 3 g。

二诊:2017 年 10 月 31 日。自觉呼吸困难有所改善,夜寐可平卧,饮水呛咳减少,咽部痰阻感减,畏寒稍减,但仍全身乏力,生活完全不能自理。体格检查:双上肢肌力Ⅲ⁺级,双下肢肌力Ⅲ级,膝反射稍亢进。舌体瘦红而干,舌肌局部萎缩伴纤颤,苔薄白腻,脉沉细无力。予心理疏导,增加患者信心,前方加茯苓 18 g,增健运中焦,灵动化湿之力,防补益药物滋腻碍胃,继予 28 剂,送服蛤蚧粉。

三诊:2018 年 1 月 23 日。上药服用后患者自觉肢体乏力症状有所减轻后续服 56 剂,现可自行进食约 5 分钟,吞咽较前顺畅,无呼吸困难,畏寒减,胃纳转旺,周身疼痛感减,但言语仍含糊不清,家人难以辨析,大便排解无力。体格检查:双上肢肌力Ⅳ⁻级,双下肢肌力Ⅲ⁺级,膝反射稍亢进。舌体瘦红,舌肌局部萎缩,纤颤基本未见,苔薄白腻,脉沉细。考虑患者肾不纳气症状减轻,故予二诊方中去人参、枇杷叶,停用蛤蚧粉,加肉苁蓉 15 g,增益精润燥之力,继予 48 剂口服。

四诊:2018 年 3 月 20 日。药后肢体乏力、吞咽困难症状均改善,构音基本恢复至 2017 年初状态。效不更方,随访至今症状基本平稳。

【按】此患者罹患运动神经元病已久,且肌电图辅助检查提示广泛性前角细胞受累病变,考虑预后不良,属棘手之病。10 余年前疗程中经利鲁唑联合中药汤剂治疗,疾病进展相对缓慢,已远超本病 3~5 年的平均生存期。此次发病先由外感之邪侵袭上焦,耗气伤精,伐伤原本不足之正,使本源虚损更甚,元气衰败、大气下陷、纳气失权而见胸闷呼吸不畅、吞咽困难、发音不能,亟当补养元气、益精填髓、滋肾助纳,并兼顾络阻风动等邪实之患;遣方用药时当以补养元气为首要,填补下元、助益中土、清宣阳明,下焦与中焦并治为主。方中人参、蛤蚧粉两药合用,取参蛤散之意,滋养五脏之元,培补助纳肾气,定喘嗽益肺金,令气之主与气之根相交而呼吸和顺;紫河车性微温,味甘、咸,功专补肾益精,益气养血,李庚和教授言其禀受精血结孕之余液,虽为后天之形,实得先天之气,血肉有情补益元精力强,为补之以味之圣品,非他金石草木之类所比,对于运动神经元病表现为呼吸乏力,言语不清,吞咽不畅者见效卓著。熟地黄、山茱萸、巴戟天、制黄精共用助养下焦,滋肾益精。黄芪、炒白术、怀山药则补脾益气,健运中焦。巴戟天、制黄精、怀山药平补柔润之性可兼制余补益药物之温燥。忍冬藤、黄芩、桔梗、枇杷叶、玄参凉润辛散,祛除上焦邪实,以安清虚之肺金。钩藤、僵蚕合用息风平肝,李庚和教授言钩藤,为手足厥阴之药,足厥阴主风,而心开窍于舌,运动神经元病患者出现之舌肌纤颤,皆为肝风相火之病,钩藤通心包络于肝木,风静火息而起效。丹参散瘀血,伸筋草、千年健强筋骨,三药共用通经络而不温燥,以助肢体无力恢复。李庚和教授强调本病患者平素当避风寒外邪,慎劳作忧思,适法调养,以免外邪劳伤引动,加重病情,而致延髓肌麻痹,危及生命。

案3. 赵某,男,50岁。初诊:2010年5月1日。

患者咳痰无力、呼吸困难1周。既往有运动神经元病病史,此次复发,近1周来,无明显诱因出现咳痰无力,呼吸困难,全身畏寒,脊背尤甚,腰酸冷,四肢欠温,口淡纳呆,脘腹不舒。查体:按之腹软而满,眼睑黑暗,面淡色黄少华,舌红两侧少许瘀斑,苔白,脉沉弦迟有力,或有沉紧之象。

诊断:痿证(运动神经元病)。

辨证:阳虚瘀阻。

治则:温阳透络,理脾益肾。

处方:炮附子15 g,肉桂10 g,白术15 g,胡芦巴15 g,水蛭5 g,马鞭草15 g,土茯苓10 g,沉香曲15 g,九香虫15 g,姜汁炒厚朴15 g,7剂。每日1剂,水煎2次,分2次口服。

二诊:2010年5月8日。患者服药后,咳痰较前有力,能下床活动,畏寒减轻,食欲增加,无脘腹不适。但患者诉经常合并外感及表虚汗出。前方加金荞麦20 g、鸭跖草15 g、土牛膝15 g,7剂。

三诊:2010年5月15日。患者服药后,诸症均明显减轻,予前方14剂巩固。

【按】本病为虚损之疾,且多虚实夹杂之证,李中梓曰:“至虚有盛候,反泻含冤;大实有羸状,误补益疾。”因此,临证首当明辨虚实。治以清上、益下为原则,法以祛邪扶正、益肾透络为要,并需根据兼证、变证灵活变通。

本病早期,主要以肌肉无力、萎缩为临床表现,属中医学“痿证”范畴。张志聪注释《素问·五脏生成》言:“脾主运化水谷之精,以生养肌肉,故主肉。”《素问·脏气法时论》曰:“脾病者,身重,善肌肉痿,足不收行。”《素问·痿论》云:“阳明虚则宗筋纵,带脉不引,故足痿不用也。”《灵枢·本神》曰:“脾气虚则四肢不用。”《素问·太阴阳明论》曰:“筋骨肌肉无气以生,故不用焉。”《临证指南医案》云:“肾藏精,精血相生,精虚则不能灌溉诸末,血虚则不能营养筋骨。”据此,李庚和教授认为脾肾亏弱、血虚不荣为本病的基本病机,当以健脾益肾、补气养血贯穿本病始终。

本病后期,多因延髓麻痹导致吞咽与呼吸困难,伴见体衰乏力,形寒肢冷。《灵枢·经脉》曰:“肾足少阴之脉……从肾上贯肝、膈,入肺中,循喉咙,挟舌本。”由此可见真阳亏虚,清阳不升,浊阴不降,气机乖乱,可引起肺失肃降,舌关不利,表现为呼吸、吞咽困难。为此,李庚和教授在此期培补肾元,以冀留得一息真阳,延长患者生命。

三、脑卒中医案

案1. 沈某,男,85岁。初诊:2009年4月14日。

患者昏迷1周。7日前突然昏倒不省人事,送急诊,诊断为脑出血。先以西药治疗8日无效。细审之,除神昏不语外,并见右侧偏瘫,面赤如妆,鼻鼾,遗尿,汗出，舌质红绛少苔，脉虚大而数。

诊断：中风阴脱（脑出血）。

辨证：敛摄益阴。

治则：养阴固脱。

处方：龟甲 30 g，牡蛎 15 g，龙骨 15 g，鳖甲 15 g，甘草 10 g，白芍 15 g，五味子 12 g，阿胶 10 g，麦冬 10 g，生地黄 15 g，7 剂。每日 1 剂，水煎 2 次，分 2 次口服。

服药 1 周，神志渐清，继服 30 剂，汗止，神清，肌力有增。

【按】脑出血证，中医之中风，多系肝阳上亢所致，因此多以平肝潜阳为治，以镇肝熄风汤治之。而此患者舌绛、汗出、面赤如妆、神昏、脉虚大而数，显然是阴脱而不是阳亢，脱者宜涩收敛，所以重用益阴敛摄之龙骨、牡蛎、五味子、阿胶，而不用赭石、钩藤也。

案 2. 孙某，女，57 岁。初诊：2009 年 8 月 4 日。

患者昏迷 1 周。7 日前因饮食不慎，以致大吐，随即昏迷不省人事，送医院急救。刻下：昏迷，唇色润，舌苔白燥，脉沉细和缓，触之无汗，并无口开、手撒、声鼾、眼合、遗尿、汗出如油等绝症败象。

诊断：中风（脑卒中）。

辨证：风痰上扰，元气内竭。

治则：息风化痰，引火归原。

处方：羚羊角粉 3 g，酸枣仁 15 g，肉桂 6 g（后下），附片 15 g，天麻 9 g，羌活 9 g，防风 9 g，桑叶 9 g，菊花 9 g，甘草 6 g，竹沥 20 mL，3 剂。每日 1 剂，水煎 2 次，分 2 次口服。

连服 3 剂，渐能活动，神志渐清，可以识人。

【按】此患者血虚肝郁，又经大吐伤中，湿聚痰生，以致肝风内动，肝肾虚火上冲，风痰纠结上扰，而致猝倒昏迷不醒。脉沉细和缓，来去分明，胃气未绝，尚有挽回余地。若用药偏温，则反助火势；偏凉则中宫更伤。唯有扶正祛邪、息风化痰一试。以少许姜汁为引，天麻、桑叶、菊花清肝息风，羚羊角粉镇痉，竹沥、姜汁化痰，羌活、防风镇痉而祛风，肉桂引火归元，配附片、酸枣仁强心温肾，甘草和中。

案 3. 金某，男，63 岁。初诊：2017 年 6 月 1 日。

患者右侧肢体活动不利 3 个月。右侧肢体麻木无力，行走困难，腰膝酸软，精神倦怠，纳食一般，夜寐安，脉细弦，舌淡苔薄腻。有高血压、糖尿病病史。

诊断：中风后遗症。

辨证：肝肾阴虚，气血不足，瘀血阻络证。

治则：益气活血，祛瘀通经。

处方：黄芪 20 g，丹参 15 g，桃仁 12 g，红花 6 g，牛膝 12 g，虎杖 15 g，忍冬藤

15 g,生地黄 12 g,葛根 9 g,黄精 12 g,益智仁 12 g,桑寄生 12 g,郁金 9 g,14 剂。每日 1 剂,水煎 2 次,分 2 次口服。

二诊:2017 年 6 月 15 日。患者肌力渐增,精神状态改观,积极配合肢体康复锻炼,舌淡苔薄腻,脉细。予前方加熟地黄 12 g,以滋阴补血,益精填髓,14 剂,每日 1 剂,水煎 2 次,分 2 次口服。

随访:予前方内服 1 个月后肢体麻木无力明显减轻,肌力恢复快,能拄拐杖行走,增长了患者自信心。

【按】本病属中风恢复期,正气亏虚,脉络瘀阻,筋脉失养,可致半身不遂,气虚推动无力,固摄无权,而见神疲倦怠,肝肾亏虚,精血不足,形体失养,可致腰膝酸软麻木。此方重用黄芪补气活血,使气旺则血行,瘀消而不伤正,故为君药,丹参、桃仁、红花、牛膝、虎杖活血祛瘀,通经活络。全方活血药加补气补肝肾药,共奏补气活血通经之功效。依仲景言"观其脉证,知犯何逆,随证治之"。故在补气活血基础上随症酌加生地黄、熟地黄、黄精、桑寄生补肝肾药物,郁金、益智仁补脑开窍,从而使中风恢复期患者尽快康复,获得满意的疗效。

案 4. 顾某,女,60 岁。初诊:2016 年 9 月 15 日。

患者左侧肢体麻木无力半年余。2016 年 3 月突发中风,半身不遂,现左侧肢体麻木无力,动则腿麻,肢体拘挛不利,无头晕、头痛,纳可,二便调,寐可。有糖尿病病史,血糖偏高,服药及注射胰岛素控制中。舌暗苔薄,脉细。

诊断:中风后遗症。

辨证:阴血不足,瘀血阻络证。

治则:益气活血,通经活络。

处方:丹参 15 g,桃仁 12 g,红花 6 g,虎杖 15 g,忍冬藤 15 g,丝瓜络 6 g,僵蚕 9 g,川牛膝 12 g,茯苓 12 g,桑枝 15 g,威灵仙 12 g,赤芍 10 g,葛根 12 g,黄芪 12 g,14 剂。每日 1 剂,水煎 2 次,分 2 次口服。

二诊:2016 年 9 月 29 日。予前方内服 14 剂后患者肢体拘挛麻木有缓解,续用前方。

随访:予前方内服 2 个月,患者肢体拘挛麻木进一步改善,可进行外出活动,生活质量较前改观。

【按】此证属中风后遗症期,久病入血分经络,肢体拘挛不利,麻木困扰其中,在中风所造成的功能障碍中,肢体肌肉痉挛所导致的运动功能障碍,是阻碍患者独立生活、能力恢复、回归社会的主要原因。长期以来,如何合理、有效地缓解痉挛,对痉挛性偏瘫的治疗一直是临床难题。中医阴阳理论认为,中风后肢体痉挛状态是阴阳失调所致,如《难经·二十九难》曰:"阴跷为病,阳缓而阴急;阳跷为病,阴缓而阳急。"《景岳全书·非风》谓:"偏枯拘急痿弱之类,本由阴虚,言之详矣。然血气本不相离,故阴中有气,阴中亦有血。何以辨之?夫血非气不行,气非血不化。

凡血中无气，则病为纵缓废弛；气中无血，则病为抽掣拘挛。”“所以养血，亦所以润燥，养血则手得血而能摄，足得血而能步，润燥则筋得血而能舒矣。”一般认为中风后肢体痉挛病本在脑，病位在肝在筋，以肝肾阴、血虚为本，肢体强硬拘急为标。肝主血主筋，肾主骨主髓，“筋”起着联结关节肌肉的作用，有赖于肝血的濡养；中风后元神失养，不能引导肝血达到筋脉肌肉，则致失养而出现肢体拘挛、僵硬，故滋阴养血、柔筋活络是其重要治法。此方中丹参、桃仁、红花、赤芍、虎杖、川牛膝活血祛瘀，茯苓祛痰，忍冬藤、丝瓜络、僵蚕、威灵仙、桑枝祛风通络，佐以黄芪补气。中风后遗症期重滋阴养血，柔筋活络，且病至后遗症期，往往瘀血、顽痰痹阻络脉，故常加入水蛭、虻虫、蜈蚣、乌梢蛇、僵蚕、全蝎等虫类搜剔祛痰、通络化瘀之峻品，有助于肢体功能恢复。

案5. 李某，女，67岁，退休。初诊：2018年7月20日。

患者自述半年前脑梗死后见言语不利，肢体活动不利。患者久病体虚，刻下：言语不利，左上肢、右下肢运动不利，喝水发呛，大便3日一行，舌质淡红，苔薄腻，脉沉弦。既往有高血压、糖尿病病史多年，现服用药物控制。

诊断：中风之中经络（脑梗死）。

辨证：风痰阻络证。

治则：通络化痰。

处方：天麻10 g，陈皮10 g，石斛10 g，竹茹10 g，钩藤12 g，莲子心5 g，石菖蒲6 g，白僵蚕3 g，薄荷5 g（后下），桑枝15 g，麦冬10 g，丝瓜络6 g，火麻仁10 g，7剂。每日1剂，水煎2次，分2次口服，嘱少吃生冷油腻之物，早睡早起，注意保暖，适当锻炼。

二诊：2018年7月28日。服药7剂后，现语言不利，左上肢、右下肢运动不利，饮食呛咳，大便通，舌质淡红，苔薄腻，脉沉弦。前方有效，效不更方，继续通络化痰。前方加薏苡仁15 g，14剂，水煎服，每日1剂。

三诊：2018年8月12日。服药14剂后，现语言不利，左上肢、右下肢运动不利好转，饮食不呛，大便难，舌质淡红，苔薄腻，脉沉弦。前方有效，效不更方，继续前方14剂，水煎服，每日1剂。

【按】《灵枢·刺节真邪》云：“虚邪偏客于身半，其入深，内居营卫，营卫稍衰，则真气去，邪气独留，发为偏枯。”患者年老体弱，多种疾病缠身，气血虚弱，脉络空虚，内风挟痰横窜脉络而发半身不遂，肢体运动障碍，言语不利；痰阻中焦，传导功能失司，腑气不通而便秘。本案为风痰卒中，病已成而后治之，非一朝一夕所能恢复，只要治疗得当，扶正祛邪，本患病复，需以时日。李庚和教授针对病因病机选方用药，方中天麻、钩藤、白僵蚕平肝息风止痉；薄荷疏肝理气；石菖蒲、陈皮化湿祛痰；石斛、麦冬养阴；桑枝、丝瓜络通络利关节；莲子心、竹茹清心化痰除烦；火麻仁润肠通便。诸药配合化痰通络使患肢功能有所恢复。

四、帕金森病医案

案 1. 沈某,男,60 岁。初诊: 2009 年 8 月 18 日。

患者右上肢震颤 3 年。先右上肢乏力继而动作缓慢,精细动作难以完成,1 年以后右上肢出现不自主抖动,走路前冲,右肩部疼痛部位固定不移。体格检查: 面部表情呆板,右上肢静止性震颤(++),左上肢(+),四肢肌张力增高呈齿轮样,落枕试验阳性,动作缓慢,前冲步态,舌质紫暗,脉涩而细。

诊断: 痉证(帕金森病)。

辨证: 气滞血瘀。

治则: 活血化瘀,养肝益肾。

处方: 党参 12 g,黄芪 30 g,白术 15 g,山药 15 g,桑椹 12 g,墨旱莲 12 g,红花 6 g,桃仁 9 g,赤芍 12 g,川芎 9 g,地龙 12 g,钩藤 15 g,葛根 15 g,姜黄 12 g,威灵仙 12 g,徐长卿 15 g,秦艽 9 g,炙甘草 6 g,14 剂。每日 1 剂,水煎 2 次,分 2 次口服。

服药 2 周后右上肢震颤减轻,继续服药 2 个月左上肢震颤消失,四肢动作较灵活,面部表情也有改善,服药近半年步态接近正常,落枕试验阴性。随后则间断服用中药,症状稳定未发展,生活自理。

【按】帕金森病属于中医学"震掉""痉证"范畴。本病患者以老年人为多,40 岁以下较少见。《素问 · 阴阳应象大论》曰:"年四十,而阴气自半。"阴气即阴血和阴精。可见本病以肝肾阴虚为本,气滞血瘀为标,肝肾不足又兼血瘀气滞,皆可形成筋脉失养,血虚生风致使肢体震颤、拘紧。本病分为三型,其中肝肾阴虚是本质,它可以和其他两个类型互相转化。肝血不足,肝用有余,肝气郁结,可致气滞血瘀;肝肾阴虚,阴损及阳,阳气亏损则可致气血两虚。李庚和教授认为气滞血瘀型患者年龄较轻,病程较短,病情较轻,疗效较显著,而其他两型患者一般年龄较大,病程较长,病情重,疗效也差。按中医理论,血瘀在病理上属于实证,邪实而正气未虚均易治,其他两型为病之中期、晚期,正气已虚,故治疗难以明显奏效,服用中药可以恢复正气,延缓病情发展,提高生活质量。

案 2. 戴某,男,48 岁。初诊: 2009 年 8 月 25 日。

患者数年来四肢沉重,行动迟缓,手指运动不便,不能做精细动作,说话缓慢单调。外院诊断为帕金森病,始以苯海索、东莨菪碱等而取效,但近一年来又日渐加重。其表情呆板,手指运动不便,不能拿笔、持筷,静止性震颤,平卧翻身困难,走路时头向前倾,小步行走,越走越快,止步、转弯困难,食欲正常,苔薄净,脉虚弱。

诊断: 痉证(帕金森病)。

辨证: 真阴亏损,虚风内动。

治则: 滋阴填精,息其虚风。

处方: 龟甲 30 g,鳖甲 30 g,牡蛎 30 g,阿胶 10 g(烊化),炙甘草 10 g,麦冬 10 g,

生地黄 15 g，五味子 10 g，白芍 15 g，火麻仁 10 g，鸡子黄 2 枚，14 剂。每日 1 剂，水煎 2 次，分 2 次口服。

服药 2 周后，震颤减轻，继进 14 剂，肢体肌力有增，走路亦能跨步而前，再进 14 剂后，生活自理，可胜任日常工作。

【按】本病乃阴精亏损，非急以填精补髓不可治，故予大定风珠。肝血赖肾精之濡养，若肾精亏损，可导致肝血不足。两脏盛则同盛，衰则同衰，此谓"肝肾同源"。以上均说明帕金森病为老年病，而衰老具有多器官功能进行性减退的特征，肝肾亏虚是老年病的基础。根据本病的病因，以滋补肝肾为基本治疗大法，李庚和教授临床上还注意密切结合每个患者的具体情况，善于抓住他们的不同特征，按照不同的病情辨证施治，提高疗效。临床上患者若服多巴丝肼、苯海索等出现便秘、口干，则在基本方中加大黄、火麻仁、何首乌等；若有肩背腰部疼痛者加祛风除湿、活血通络之剂如苍术、防风、羌活、独活、徐长卿、威灵仙、姜黄、鸡血藤、络石藤等；抖动剧烈加入搜风通络药，如蕲蛇、全蝎、地龙等。

案 3. 蔡某，男，56 岁，公务员。初诊：2017 年 11 月 7 日。

患者 2 个月前无明显诱因出现右上肢抖动，外院检查后诊断为帕金森病，建议予左旋多巴类药物治疗，患者拒绝，遂前来寻求中医药治疗。平素性情急躁，易怒，有高血压病史，服氨氯地平治疗，血压控制在 130/90 mmHg 左右，近 2 周出现耳鸣健忘，腰膝酸痛，夜寐多梦。舌红暗苔少，脉细弦数。

诊断：颤证（帕金森病）。

辨证：肝肾阴虚。

治则：滋肝补肾，育阴息风。

处方：熟地黄 15 g，黄精 12 g，怀牛膝 15 g，当归 15 g，枸杞子 15 g，山茱萸 9 g，制何首乌 9 g，天麻 12 g，钩藤 15 g，丹参 12 g，鸡血藤 15 g，木瓜 12 g，28 剂。每日 1 剂，水煎 2 次，分 2 次口服。

二诊：2017 年 12 月 11 日。患者上肢抖动、腰膝酸软减轻，四肢关节时有疼痛，耳鸣、夜梦改善。舌红暗，苔薄少，脉细弦。前方去木瓜，加桑寄生 15 g、僵蚕 9 g，28 剂，每日 1 剂，水煎 2 次，分 2 次口服。

随访：患者继续服药 2 个月，震颤未波及其余肢体，生活可自理，情绪改善。

【按】本病初期阶段，多以肝肾阴虚、气滞血瘀为主要矛盾，气血两虚之象往往在疾病的后期逐渐显现。治疗以滋补肝肾、育阴息风为原则。方中以熟地黄、怀牛膝、枸杞子、山茱萸补肝益肾治本，配以当归、丹参、鸡血藤、木瓜活血化瘀治标。此患者的发病年龄相对较轻，病程较短，由于正气尚未严重虚衰，所以病情较轻，症状改善较明显。

若伴有肌肉僵硬明显者加金钱白花蛇、僵蚕、蝉蜕、地龙、钩藤；颈强者加葛根；上肢酸麻者加姜黄；下肢酸麻者加川牛膝；全身或四肢关节疼痛者加虎杖、金雀根、威灵仙、徐长卿、秦艽、羌活；头痛头晕者加白芷、葛根、川芎、菊花、夏枯草。

案4. 张某，女，66岁，退休工人。初诊：2017年1月22日。

患者四肢震颤6年余，加重2个月。患者6年前无明显诱因出现上肢震颤，安静时明显，入睡后消失。曾就医诊断为帕金森病，目前服用左旋多巴类药物控制病情。近2个月双上肢震颤加重，并出现下肢抖动，行动迟缓，行走呈慌张步态，生活不能完全自理。言语声低，精神倦怠，头晕眼花，身体酸痛，胃纳减少，夜寐安，排便乏力，小便频数。舌质淡红苔薄白，脉细弱。

诊断：颤证（帕金森病）。

辨证：气血两虚。

治则：滋肝补肾，益气活血。

处方：熟地黄15 g，黄精12 g，怀牛膝15 g，枸杞子15 g，当归15 g，炒白芍9 g，甘草6 g，虎杖15 g，山茱萸9 g，钩藤15 g，天麻12 g，防风9 g，忍冬藤15 g，党参15 g，炒白术12 g，郁金9 g，柴胡9 g，桑寄生12 g，丹参12 g，鸡血藤15 g，桃仁12 g，28剂。水煎服，每日2次，每次200 mL。

二诊：2018年2月28日。患者四肢震颤、排便乏力减轻，精神转佳，头晕不显，胃纳改善。舌淡红，苔薄白，脉弦。处方：熟地黄15 g，黄精12 g，怀牛膝15 g，枸杞子15 g，当归15 g，炒白芍9 g，甘草6 g，山茱萸9 g，钩藤15 g，天麻12 g，黄芪15 g，党参15 g，炒白术12 g，郁金9 g，柴胡9 g，桑寄生12 g，丹参12 g，僵蚕9 g，28剂。

随访：继续服药2个月，精神明显好转，言语清晰，四肢震颤未继续加重。

【按】患者病程较长，前期用西药控制病情，因出现四肢震颤加重遂来就诊，寻求中医治疗。患者言语声低、精神倦怠、胃纳减少等为气血两虚证的表现。以滋肝补肾、益气活血为治疗原则。方中熟地黄、黄精、枸杞子、山茱萸共奏补肝益肾填精之效，配以桑寄生、怀牛膝强筋骨，天麻、钩藤、防风、忍冬藤平肝息风止颤。孙一奎在《赤水玄珠》中述"夫年老阴血不足，少水不能制肾火，极为难治"，方用炒白芍、甘草酸甘化阴、柔筋止痛，助补肝益肾之品以增补阴血。党参、炒白术健脾补气。柴胡、郁金疏肝理气，辅以桃仁、当归、鸡血藤、丹参活血化瘀，即"血行风自灭"之谓。若气虚甚者加黄芪、山药、炙甘草；血虚者加阿胶、龙眼肉、桑椹、墨旱莲；血瘀甚者加红花、桃仁、赤芍、苏木、土鳖虫、炮山甲。

案5. 王某，女，77岁。初诊：2010年12月29日。

患者头部、四肢抖动3个月。3个月前因家庭纠纷震怒后出现头部、四肢抖动，纳呆，便秘，口气臭秽，心情焦虑，注意力难以集中。舌质暗红苔黄，脉弦滑。

诊断：颤证（帕金森病）。

辨证：大怒后肝风内动，脉络失养，风性走窜，湿热内结。

治则：泻肝通络，息风养阴，润下腑实。

处方：白芍15 g，川楝子12 g，山茱萸9 g，黄精12 g，鸡血藤15 g，大黄6 g（后下)，伸筋草 15 g，火麻仁 15 g，半夏 9 g，陈皮 6 g，地龙 9 g，僵蚕 9 g，丹参 15 g，桃仁 12 g，何首乌 12 g，14 剂。

二诊：2011 年 1 月 11 日。上药服后纳食渐增，心情转为平静，大便 1~2 日一行，头部、四肢抖动仍作。舌质偏暗苔薄黄，脉弦。药中其的，络气渐通，湿热渐清。仍守上法，加润肠之品。前方加肉苁蓉 12 g，14 剂。

三诊：2011 年 1 月 25 日。头部、肢体抖动有所减轻，注意力能集中，情绪开朗，纳可，二便调。舌质偏暗苔薄黄，脉弦。初诊方去大黄，加瓜蒌子 15 g、蝉蜕 6 g，14 剂。

以前方加减调治 2 个月，身抖症状明显改善，不影响正常生活。随访 3 个月症状平稳。

【按】患者因情志波动、肝风上扰、气逆犯胃而内生湿热，耗气伤血，血不养筋，初诊以白芍柔肝，川楝子疏肝气，地龙、僵蚕祛风止痉，半夏、陈皮化湿，鸡血藤、丹参、桃仁活血养血，黄精、山茱萸、何首乌补肝肾，火麻仁、大黄通肠泻热，伸筋草通络养筋。湿热易伤脾胃，初诊虽未用健脾药，湿热渐消则胃气渐复，气血生化有源，二诊加肉苁蓉补肾助阳，温润滑肠，上下气机调畅，肾阳充足则脾胃之阳亦得以充养。三诊以瓜蒌子易大黄，以免过于苦寒伤脾，加蝉蜕增强解痉作用。李庚和教授注重调补脾肾，本案虽未健脾，但通过补肾化湿理气而脾胃自调。

五、多发性肌炎医案

案 1. 陈某，男，49 岁。初诊：2009 年 3 月 6 日。

患者四肢酸痛逐渐加重 6 月余。6 个月前冒雨涉水后出现发热、咳嗽，四肢肌肉酸痛乏力，自服退热药后热退咳减，生活工作如常。但四肢酸痛乏力症状不解，并呈逐渐加重之势，初行走时乏力，5 个月后发展为难以爬楼梯，生活部分不能自理，严重影响正常生活，不能工作。外院查肌酸激酶 814 U/L，乳酸脱氢酶 368 U/L，谷草转氨酶 172 U/L，肌电图提示肌源性损害。诊断为多发性肌炎，予泼尼松 40 mg/d。至今已服用 3 个月，纳食亢进，多汗畏热，体重增加，但四肢肌肉酸痛、乏力症状并未缓解，肌酸激酶居高不下。偶有咳嗽，口苦气秽，大便溏薄。舌淡苔黄厚腻，脉细滑。

诊断：肌痹(多发性肌炎)。

辨证：风寒湿邪客于肌腠，肺脾两虚，日久化热，痹阻脉络，肌腠失养。

治则：健脾宣肺利湿，搜风通络。

处方：黄芪 30 g，苍术 15 g，白术 15 g，茯苓 15 g，桑白皮 15 g，桔梗 10 g，薏苡仁 15 g，川牛膝 15 g，巴戟天 10 g，蜂房 10 g，鸡血藤 15 g，青风藤 15 g，甘草 6 g，14 剂。

二诊：2009 年 3 月 20 日。服药 7 剂后即咳止，14 剂后四肢酸痛大为减轻，汗出减少，口气不浊，纳食较多，大便转调。舌质淡红苔薄黄腻，脉滑。肺气已得宣肃,继以健脾化湿,搜风通络。前方减桑白皮,加防风 12 g、海桐皮 12 g,14 剂。

三诊: 2009 年 4 月 3 日。患者四肢酸痛较轻,能胜任简单家务,但不耐疲劳,纳可,便调,肌酸激酶基本恢复正常。舌苔薄白,脉滑。以原方加养血通络之当归 12 g、地龙 12 g,28 剂。

以前方加减应用,3 个月后泼尼松渐减至每日 5 mg,体重逐渐恢复,下肢肌力明显改善,可自行爬 3 楼,生活自理。1 年后停服泼尼松,恢复工作。随访 1 年余,症状平稳。

【按】患者于秋冬之际感受寒湿之邪,伤肺则发热、咳嗽,伤脾则水湿浸淫肌肉。初诊以黄芪、白术、甘草健脾,苍术、茯苓、薏苡仁化湿,桑白皮清热止咳,桔梗、川牛膝升降气机,巴戟天强筋骨、祛风湿,蜂房祛风止痛,鸡血藤活血补血、舒筋活络,青风藤祛风湿、通经络。李庚和教授以脾在体合肌肉、主四肢,故治疗以健脾为本,宣肺为标,初诊治以培土生金,使肺气功能首先得以恢复;二诊以健脾化湿为主,加防风祛风散寒、胜湿止痛,加海桐皮祛风湿、通络止痛;三诊则加当归、地龙增强养血通络功能。

案 2. 李某,女,45 岁。初诊: 2010 年 6 月 7 日。

患者四肢酸痛无力 9 个月。于 2009 年春节前大扫除,并用冷水清洗大量衣物后出现上肢酸痛,2 周后出现上肢乏力,并逐渐出现上肢无力抬举不过头,甚则梳头困难,下肢亦感酸软,但程度较上肢轻,可以缓慢爬 3 楼。曾去当地检查: 肌酸激酶 1 168 U/L,谷草转氨酶 86 U/L,乳酸脱氢酶 882 U/L,肌电图提示肌源性损害。拟诊为多发性肌炎。外院以泼尼松 30 mg/d 治疗 2 月余,肌酸激酶略有下降但不明显,症状未见改善。且服用泼尼松后出现胃脘胀闷不舒,嗳气酸腐,口气臭秽,口干苦,纳谷不香,寐差。舌淡暗苔薄黄,脉濡细。

诊断: 肌痹(多发性肌炎)。

辨证: 寒湿之邪日久化热,痹阻脉络,肌腠失养。

治则: 宣肺健脾化湿,活血祛风通络。

处方: 麻黄 6 g,杏仁 9 g,苍、白术各 15 g,生、炙黄芪各 30 g,川牛膝 15 g,片姜黄 12 g,薏苡仁 30 g,厚朴花 12 g,茯苓 15 g,虎杖 12 g,红花 6 g,徐长卿 9 g,羌、独活各 12 g,甘草 6 g,7 剂。

二诊: 2010 年 6 月 14 日。服前方 7 剂后患者诉肌肤中似有蚁行,大感舒畅,肢体肌肉疼痛之感减轻,但仍感酸软,胃脘仍感不适,纳食渐增,夜寐安。舌质转为淡红,舌苔转为薄白,脉象沉稳有力。此为邪退之势。继以前方加用养血通络之鸡血藤 15 g、益母草 15 g,以及补肾散寒之制狗脊 10 g、巴戟天 10 g 以扶正,14 剂。

三诊: 2010 年 6 月 28 日。服药后肢体酸软有所缓解,可缓慢梳头,爬 3 楼不觉过度疲劳,胃脘不适,时有泛酸,纳便均调,寐安。舌质淡红苔薄白,脉沉。前方去徐长卿,加煅瓦楞子 30 g,14 剂。

再以前方加减服用,并逐渐减少泼尼松用量,胃脘不适逐渐消失,11 个月后停用泼尼松。复查实验室指标示肌酸激酶 228 U/L,谷草转氨酶正常,乳酸脱氢酶 144 U/L,上肢酸痛轻微,下肢酸痛消失。纳可,二便调。继以参苓白术散合四物汤调养,随访 1 年,症状平稳,未再进展。

【按】患者劳累后寒湿浸淫,久而湿郁化热,李庚和教授认为本案为风湿在表,初诊以麻黄杏仁薏苡甘草汤发汗解表、祛风除湿,大剂量黄芪甘温除湿热,苍术、白术、茯苓健脾化湿,厚朴花理气化湿,川牛膝逐瘀通经,片姜黄破血行气、通经止痛,虎杖散瘀止痛,红花活血散瘀,徐长卿祛风化湿止痛,羌活、独活祛风除湿止痛。服药后正胜邪退,二诊加鸡血藤、益母草增强养血通络作用,加制狗脊、巴戟天增强祛风湿、强筋骨、补肝肾作用。三诊加煅瓦楞子,去徐长卿,以调护脾胃。泼尼松渐渐减尽。李庚和教授认为虽然症状消失,但病程较长,且近更年期,气血恢复较慢,仍需参苓白术散合四物汤调养一段时间为宜。

案 3. 赵某,男,47 岁。初诊: 2010 年 5 月 25 日。

患者双下肢乏力 4 个月。4 个月前无明显诱因出现双下肢乏力,肌肉酸痛,上下楼费力,口苦,胃纳欠佳,舌淡苔黄腻,脉濡。下蹲起立 6 次,下肢肌肉压痛(+),肌酸激酶数次检查均大于 1 000 U/L,当地医院诊断为多发性肌炎,予以泼尼松 30 mg/d,症状未见明显好转。

诊断: 肌痹(多发性肌炎)。

辨证: 湿热阻络。

治则: 健脾化湿,通络止痛。

处方: 苍术 15 g,莪术 12 g,半夏 12 g,陈皮 6 g,茯苓 15 g,淫羊藿 15 g,山药 15 g,忍冬藤 15 g,黄芪 40 g,防风 10 g,白花蛇舌草 15 g,半枝莲 15 g,14 剂。每日 1 剂,水煎 2 次,每次 200 mL,分 2 次口服。

二诊: 2010 年 6 月 8 日。双下肢渐有力,肌肉酸痛减轻,舌淡苔黄腻,脉濡。前方加虎杖 15 g、桑寄生 15 g,14 剂,每日 1 剂,水煎 2 次,每次 50 mL,分 2 次口服。

三诊: 2010 年 6 月 22 日。肌肉酸痛消失,可以原地跳跃,而之前不能,舌淡苔薄腻,脉濡。前方继服 14 剂,每日 1 剂,水煎 2 次,每次 50 mL,分 2 次口服。

随访: 上药服后病情稳定,随访 3 个月,肌酸激酶降至临界。

【按】脾虚气弱,邪毒内犯是主要病机。脾虚气弱是发生本病的内在条件。脾胃为气血生化之源,充养肌肉、腠理。脾胃虚则气血亏,气血亏则荣卫弱,荣卫弱则不能充养肌肉,而腠理疏松,使外邪易侵入而发肌痹。因此本病的发生内责于脾胃虚弱,外责于风寒湿热诸邪。内外成因皆能成毒。若外受湿毒所袭,正气与之相搏则发病急骤,脾虚湿热内蕴泛于肌肤则发病缓慢。脾虚水谷不化,水湿留滞,郁而化热,湿热浸淫,反过来又加重脾虚,故治疗上健脾化湿清热并重。

六、咳嗽医案

案 1. 陈某,女,45 岁。初诊:2018 年 4 月 17 日。

患者咳嗽、咳痰 5 月余。5 个月前因感受风寒后出现咳嗽、咳痰,痰白清稀,发热畏寒,自服酚麻美敏片、双黄连口服液后热平,但咳嗽加重,痰少难咳,至当地医院就诊,予中药汤剂治疗,咳嗽减轻,停药则咳嗽复作,迁延至今。刻下:咽干、咽痒,咳嗽咳痰,痰白黏而难咳,多言或受冷风后咳嗽加剧,伴气促,畏寒喜热饮,头晕,四肢乏力,纳少。舌质淡红,苔薄白,脉沉细弦。

诊断:咳嗽(上呼吸道感染)。

辨证:寒邪郁肺。

治则:辛温散寒,宣肺止咳。

处方:制半夏 9 g,陈皮 6 g,杏仁 9 g,细辛 3 g,五味子 9 g,干姜 3 g,肉桂 3 g(后下),北沙参 9 g,射干 9 g,桔梗 9 g,枳壳 6 g,瓜蒌皮 9 g,甘草 6 g,7 剂。忌生冷油腻之品。

二诊:2018 年 4 月 26 日。药后咳嗽停止,遇风时偶有咳嗽,仍有咽干、头晕、四肢乏力、纳少。舌脉同前。处方:制半夏 9 g,陈皮 9 g,党参 9 g,黄芪 15 g,炒白术 12 g,防风 9 g,干姜 6 g,杏仁 9 g,五味子 9 g,甘草 6 g,14 剂。嘱避风寒。

后以六君子丸巩固 3 个月。

【按】此患者因起居不慎外感风寒而致咳嗽,本应以辛温之法宣肺止咳,却自行误用寒凉之剂反致闭塞肺卫,寒邪不得外散,郁闭于肺,故咳嗽日久不愈。加之素体脾虚,气血生化乏源日久,气血亏虚,无以荣养四肢,则头晕、四肢乏力、纳少之症皆现。与脾虚之证相较,咳嗽为病较新,故初诊先治顽咳,二诊再调体质,以防咳嗽反复。

初诊的处方以制半夏、陈皮、杏仁化痰止咳,细辛、干姜温肺散寒,五味子敛肺止咳,辛散之药配以酸敛之味,防止辛散太过而伤肺气。久咳不愈,痰黏难出,有肺阴损伤之虞,以北沙参润肺化痰,射干、桔梗利咽止咳,枳壳、瓜蒌皮宽胸理气,配以桔梗一升一降,宣畅气机。二诊时顽咳几乎已停止,所以治疗重点转为脾虚证。方用六君子合玉屏风散加减,“培土生金”,用杏仁肃肺止咳,五味子补肺敛气。药后顽咳之症尽消,以六君子丸健脾益气巩固疗效。因汤剂力专但味差,丸剂携带方便且更易于入口,利于长期服用调整体质,所以用之善后。

案 2. 李某,男,53 岁。初诊:2018 年 9 月 11 日。

患者反复咳喘 20 余年。既往有支气管哮喘病史 20 余年,每遇季节交替或气温变化时发作。2 个月前因受凉诱发咳喘,咳黄白痰,胸闷气促,端坐呼吸,讲话断断续续,住院治疗后好转。出院后继续使用糖皮质激素和 β_2 受体激动剂控制病情,泼尼松 5 mg,每日 1 次,沙美特罗替卡松粉 1 吸,每日 2 次。若不按时用药,则胸闷明显，上楼或快走时气短加重，伴有咳嗽，痰白黏而难咳出。刻下：满月脸，形体虚胖，口唇紫暗，步入诊室即诉胸闷加重，气短不能多言，畏寒恶风，着厚衣，四肢不温，纳可，腰酸，夜尿4～5次，夜寐易醒，大便2～3日一行，双下肢浮肿。舌胖质紫暗，边齿痕，苔白，脉沉细数。既往有高血压病史6年余，规律服药，血压控制在140/95 mmHg左右。

诊断：喘病（支气管哮喘）。

辨证：肺肾两虚。

治则：益气补肺，温肾纳气。

处方：党参15 g，黄芪15 g，炒白术12 g，熟地黄24 g，麦冬9 g，怀牛膝12 g，五味子9 g，熟附子6 g（先煎），干姜6 g，茯苓12 g，葶苈子15 g，杏仁9 g，地龙9 g，坎炁1具（另煎），14剂。每日1剂，水煎2次，分2次口服。

二诊：2018年10月12日。服药14剂后，患者在外地，未能按时复诊，自行在当地配药续服14剂后复诊。白天尿量增加，夜尿2～4次，下肢水肿减至脚踝，日常活动时胸闷减少，但上楼快走时气短明显，手足转温，畏寒减轻，但遇冷风易咳嗽，痰黏难咳，口干，腰酸，夜寐转安，大便难，2～3日一行。舌胖质紫暗，边有齿痕，苔薄白边光，脉沉细数。处方：党参15 g，黄芪15 g，炒白术12 g，茯苓12 g，熟地黄30 g，麦冬9 g，怀牛膝12 g，淫羊藿15 g，白花蛇舌草15 g，五味子9 g，补骨脂12 g，杏仁9 g，川芎9 g，桃仁9 g，坎炁1具（另煎），28剂。每日1剂，水煎2次，分2次口服。泼尼松用量减至5 mg，隔日1次口服。

三诊：2018年11月16日。药后日常活动无胸闷气促，每遇降温仍有咳嗽，痰少，但未发喘促，腰酸，夜尿1～2次，大便转调。舌胖质紫暗，边有齿痕，苔薄白，脉沉细数。二诊方去杏仁，加炙紫苏子9 g，28剂，每日1剂，水煎2次，分2次口服。

【按】实喘易治，虚则难医。此患者患支气管哮喘20余年，平时西药可以控制，但每逢天气变化就容易加重。病程日久，肺肾俱虚，治宜补肺益肾，以补肺汤合地黄汤类加减。

初诊时患者已有气损及阳的虚寒表现，亦有肾虚水泛的浮肿之象，宜补肺汤合金匮肾气丸加减。方中党参、黄芪、白术补肺益气；合以茯苓益气补脾，以增气血生化之源，杜绝滋生痰湿之源；熟地黄、麦冬、五味子补肾纳气；熟附子佐以干姜，与牛膝一同温补肾阳，一助纳气，二助利水，三助暖土；葶苈子泻肺利水，杏仁肃肺止咳；地龙解痉平喘；坎炁大补元气。其中坎炁因药材珍贵，所以需要另煎后再加入汤药中；熟附子需要先煎、久煎（30分钟以上），以减除毒性，避免产生副作用。28剂之后患者寒象不显，但肺肾两亏非月旬可恢复。咳则气喘，为肺气不降，以杏仁、炙紫苏子肃肺止咳，动则气喘，为肾气不纳，以五味子、熟地黄、坎炁补肾纳气。二诊、三诊时不用熟附子、干姜之大辛大热之品，改以淫羊藿、补骨脂等温补命门，前者似火种重燃命门之火，后者如干柴令火续旺；久病多瘀，以川芎、桃仁活血。考虑患者来回复诊不便,加之虚喘难治,非一时之功,丸剂虽然不如汤剂灵活多变,却也平和持久,可提高患者依从性。

此类患者若已经使用糖皮质激素,一定要叮嘱患者及家属不可贪功冒进骤然停药,容易导致病情顿挫甚或加重。西药尤其要治疗规律,当病情稳定后,规范减药。中西医治疗之间无绝对矛盾,应相辅相成,患者健康是医者的共同目标。

案 3. 张某,女,24 岁。初诊: 2018 年 7 月 23 日。

患者咳嗽近 2 周。2 周前因淋雨而感冒,伴发热、咽痛咳嗽,门诊就诊,予疏风解毒胶囊、酚氨咖敏片治疗后热退,但咳嗽无改善,初时痰不多,色黄难咳,近 1 周痰量增多,易于咳出,咳嗽剧时胸痛,睡前咳嗽加剧,甚至引起恶心。刻下: 咽干痛痒,多言咳嗽,咳剧恶心,饮水可暂时缓解,痰多黄白,无胸闷气促,盗汗,寐欠安,纳可,大便干结。舌质红,苔薄黄,脉细数。查体: 咽部充血,双侧扁桃体不肿大。两肺呼吸音稍粗,未闻及干湿啰音。辅助检查: 血常规无异常。胸部 X 线检查提示肺纹理增粗。

诊断: 咳嗽(支气管炎)。

辨证: 痰热蕴肺。

治则: 化痰清肺止咳。

处方: 黄芩 9 g,芦根 15 g,栀子 9 g,瓜蒌子 9 g,鱼腥草 15 g,炙百部 9 g,炙款冬花 9 g,前胡 9 g,桔梗 6 g,制半夏 9 g,陈皮 6 g,甘草 6 g,7 剂。每日 1 剂,水煎 2 次,分 2 次口服。

二诊: 2018 年 7 月 30 日。服药 5 剂后痰少而咳止,余药剂服尽,咳嗽未再复作。盗汗,咽干,舌红,苔薄白,脉细。处方: 黄芪 9 g,太子参 9 g,北沙参 9 g,麦冬 6 g,玉竹 6 g,淡竹叶 15 g,甘草 6 g,7 剂。每日 1 剂,水煎 2 次,分 2 次口服。

【按】此患者因寒邪干肺而发病,继而化热,咽干痛且痰黄难咳。痰热交阻,蕴结于肺,肺失清肃,而咳嗽不止。患者年轻且既往体健,初诊时已过正邪交争之际,热邪已去半,痰重于热,所以痰色白黄痰并见。虽病邪已衰,但阴津亦损,故夜间盗汗而夜寐欠安。前 7 剂以祛邪。方中黄芩、栀子、芦根清肺热,鱼腥草、瓜蒌子化痰促排,炙百部、炙款冬花、前胡润肺下气,化痰止咳,桔梗为诸药之舟楫,载药上行,制半夏、陈皮健脾化痰以防生痰之源。二诊时患者已无咳嗽,但肺气亏虚,肺阴亦损,气不敛汗,阴液不藏,而现盗汗。以黄芪、太子参益气固表,北沙参、麦冬、玉竹润肺养阴,淡竹叶轻清心火。

七、慢性肝炎医案

案. 过某,男,37 岁。初诊: 2008 年 8 月 20 日。

慢性肝炎 3 年,右胁肋胀痛,心烦易怒,喜太息,胸闷腹胀,食少纳呆,倦怠乏力,时时便溏。肝功能检查:麝香草酚浊度试验 8 U;谷丙转氨酶 117 U/L。精神倦怠郁闷,面色萎黄,舌质淡,苔白,脉细弦。

诊断:胆胀(慢性肝炎)。

辨证:肝郁脾虚。

治则:健脾和胃。

处方:当归 15 g,白芍 10 g,柴胡 10 g,茯苓 12 g,郁金 10 g,木香 9 g,白术 10 g,香附 10 g,陈皮 10 g,枳壳 10 g,焦麦芽 15 g,焦山楂 15 g,10 剂。每日 1 剂,水煎 2 次,分 2 次口服。

服药 10 日后,胁痛减轻,1 个月后腹胀消失,食欲增加,体重增加,2 个月后诸症消失,肝功能复查恢复正常。

【按】本案应对应中医学的"胁痛",胁痛是以胁肋部疼痛为主要表现的一种肝胆病证。胁,指侧胸部,为腋以下至第十二肋骨部位的统称。例如,《医宗金鉴》明确指出:"其两侧自腋而下,至肋骨之尽处,统名曰胁。"《医方考·胁痛门》又谓:"胁者,肝胆之区也。"胁痛在中医学中为肝胆病或系与肝胆有关的疾病。

《灵枢·五邪》云:"邪在肝,则两胁中痛。"《景岳全书·胁痛》将胁痛病因分为外感与内伤两大类,并提出以内伤为多见。《临证指南医案》对胁痛之属,久患入络者,善用辛香通络、甘缓补虚、辛泄祛瘀等法,立方遣药,颇为实用。《类证治裁·胁痛》在叶桂的基础上将胁痛分为肝郁、瘀胆、痰饮、食积、肝虚诸类。此患者肝气郁结,平素情志不舒,暴怒气逆,均可导致肝脉不畅,气机阻滞,不通则痛,发为胁痛。如《金匮翼·胁痛统论》云:"肝郁胁痛者,悲哀恼怒,郁伤肝气。"故《杂病源流犀烛·肝病源流》又云:"气郁,由大怒气逆,或谋虑不决,皆令肝火动甚,以致胠胁肋痛。"李庚和教授给予柴胡疏肝散加减,柴胡疏肝解郁,香附、枳壳、陈皮理气除胀,当归活血通络,白芍、甘草缓急止痛,全方共奏疏肝理气止痛之功。再增焦三仙之二焦麦芽、焦山楂健脾消食。

八、慢性泄泻医案

案 1. 张某,男,47 岁。初诊:2011 年 3 月 2 日。

患者便溏 3 个月。3 个月前进食大量食物后出现便溏,每解大便则黏滞不爽,每日 5~6 次,解前有明显腹痛腹胀,解后痛止。食欲亢奋,每日进食大量肉类。易疲劳,寐安。舌质红苔黄腻,脉滑。

诊断:泄泻(慢性肠炎)。

辨证:湿热内蕴。

治则:健脾和胃,清热化湿。

处方:苍、白术各 15 g,茯苓 15 g,陈皮 6 g,紫苏梗 15 g,白豆蔻 6 g(后下),木香

6 g,黄芩 12 g,黄连 6 g,枳壳 6 g,甘草 6 g,14 剂。

二诊：2011 年 3 月 16 日。服上药 3 剂后大便每日 2 次,腹痛、腹胀明显减轻,14 剂后解便爽利,每日 1 次,身体轻松,纳食如常。舌质淡红苔薄白,脉滑。脾胃之运化功能已复。继以保和丸 6 g,每日 2 次,口服 2 周以善后。

随访半年未再复发。

【按】《素问・太阴阳明论》指出:"饮食不节,起居不时者,阴受之……阴受之则入五脏……下为飧泄。"此患者属于饮食所伤或饮食过量,停滞肠胃,食伤脾胃肠,化生食滞,而变成湿热之邪,致运化失职,升降失调,清浊不分,而发生泄泻。正如《景岳全书・泄泻》所云:"若饮食失节,起居不时,以致脾胃受伤,则水反为湿,谷反为滞,精华之气不能输化,乃致合污下降而泻痢作矣。"一诊给予理气化湿之方,先祛湿再理脾;二诊增加保和丸健脾消食,又可增加患者饮食,增其后天之力。一诊祛邪为主,二诊和胃共奏,二诊之后邪去正安。

案 2. 孙某,女,37 岁。初诊：2019 年 9 月 4 日。

重症肌无力发病已 10 余年,既往经治疗症情较平稳。2019 年 8 月发生上呼吸道感染 1 次,病情加重,吞咽略困难,言语含糊,构音障碍,神疲乏力,少气懒言,两眼睑未下垂,偶有复视,四肢无力,便溏,每日 5~6 次,胃纳可,寐安,舌淡苔薄质胖,脉沉细。

诊断：泄泻(慢性肠炎)。

辨证：脾肾两虚。

治则：健脾补肾止泻。

处方：黄芪 40 g,炒白术 12 g,党参 12 g,淫羊藿 15 g,白花蛇舌草 15 g,柴胡 9 g,葛根 9 g,当归 12 g,熟地黄 12 g,枸杞子 12 g,郁金 9 g,石菖蒲 9 g,山药 15 g,补骨脂 12 g,7 剂。每日 1 剂,水煎 2 次,分 2 次口服。

二诊：2019 年 9 月 11 日。吞咽、言语、乏力稍有好转,便溏,每日 4~5 次,胃纳可,夜寐可,舌淡苔薄,脉沉细。前方去熟地黄,加制黄精 12 g、山茱萸 9 g、太子参 15 g、巴戟天 9 g,14 剂。每日 1 剂,水煎 2 次,分 2 次口服。

三诊：2019 年 9 月 25 日。乏力、言语明显改善,吞咽略差,大便略稀,较前好转,每日 2~3 次,胃纳一般,夜寐欠佳,舌淡苔薄,脉沉细。前方去石菖蒲、郁金,加制半夏 9 g、北秫米 15 g、酸枣仁 12 g、合欢皮 12 g,28 剂。每日 1 剂,水煎 2 次,分 2 次口服。

四诊：2019 年 10 月 23 日。大便已转实,每日 1~2 次,乏力、言语、吞咽均明显好转,胃纳佳,夜寐佳,舌淡苔薄,脉细。前方去酸枣仁、合欢皮,28 剂。每日 1 剂,水煎 2 次,分 2 次口服。

【按】此患者证属脾胃虚弱,运化无权,治以益气升清,健脾补肾,渗湿止泻。初诊,方用党参、炒白术、黄芪健脾益气,淫羊藿、白花蛇舌草配伍有补肾阳,调整免痠之效，是治疗重症肌无力常用对药之一；石菖蒲、郁金通窍化痰，开音利咽，是治疗重症肌无力另一常用对药；柴胡、葛根升发清阳之气；山药、补骨脂健脾渗湿，涩肠止泻；熟地黄、当归、枸杞子补肾行气活血。二诊，加制黄精、巴戟天、太子参加强了补肾益气之效。三诊，随症加减，制半夏、北秫米二药配伍，通阴阳，和脾胃，调升降，和胃安眠。酸枣仁、合欢皮安神助眠。四诊，患者便溏泄泻之症基本纠正，重症肌无力疾病也已稳定好转。续用稳固病情。

九、眩晕医案

案 1. 柳某，女，47 岁。2009 年 6 月 9 日。

患者头重脚轻 4 个月，站立不稳。外院诊断为高血压，以降压药治疗，初始有效，但 1 个月后效果不佳。又以中药滋阴平肝之药治之，仍是开始有效，1 周后不见效。详细问诊，除血压高外，伴有眩晕、面红上冲，舌苔白，脉弦长上入鱼际。

诊断：眩晕（高血压）。

辨证：肝阳上亢。

治则：镇肝息风，滋阴潜阳。

处方：牛膝 15 g，赭石 30 g，龙骨 15 g（先煎），牡蛎 15 g（先煎），龟甲 12 g，白芍 15 g，玄参 15 g，天冬 15 g，川楝子 9 g，生麦芽 9 g，茵陈 9 g，甘草 6 g，14 剂。每日 1 剂，水煎 2 次，每次 200 mL，分 2 次口服。

服药后，诸症消失，血压亦恢复正常，为巩固计，又服药 30 剂。

【按】眩晕是常见病、多发病，常缠绵留疾，根治不易。《素问·至真要大论》言“诸风掉眩，皆属于肝”。历代医家论治眩晕，有“无风不作眩”“无火不作眩”“无痰不作眩”“无虚不作眩”等学说，各具道理。其基本病机为风、火、痰、虚综合为患，治疗原则为祛风清火豁痰补虚。此患者因肝木失和，亢而不制，木旺乘金，挟肺、胃、冲气上逆，血上注于脑而不降……是以方中牛膝引血下行以治标，用龙骨、牡蛎、龟甲、白芍以镇肝息风，用赭石以降胃降冲，用元参、天冬以清肃肺气，肺气下行，自能镇制肝木。茵陈得少阳生发之气，生麦芽为谷之萌芽，与肝木同气相求，顺肝木之性泻肝热、疏肝郁；川楝子引肝气下达以息肝风。

案 2. 章某，女，29 岁。2009 年 7 月 14 日。

患者头晕头旋阵发性加剧 3 年余。头晕头痛，入睡困难，梦多易醒，饭后腹泻，胃胀呃逆。舌尖红，有瘀斑，苔黄腻，脉弦滑。

诊断：眩晕（梅尼埃病）。

辨证：痰瘀内阻。

治则：祛痰清热，活血化瘀。

处方：钩藤 15 g（后下），泽泻 10 g，川芎 10 g，莱菔子 10 g，竹茹 10 g，枳壳 10 g，茯苓 10 g，陈皮 10 g，石菖蒲 10 g，郁金 10 g，川牛膝 15 g，天麻 10 g，红花 10 g，木香

10 g，砂仁 10 g（后下），葛根 10 g，夜交藤 30 g，珍珠母 30 g，车前草 30 g，14 剂。每日 1 剂，水煎 2 次，每次 200 mL，分 2 次口服。

服药 2 周，头晕、腹泻之状减轻。继服 21 剂，诸症消失。

【按】患者平日嗜食肥甘厚味，伤于脾胃，聚湿生痰，随肝气上犯，蒙蔽清窍，故头晕呃逆；痰阻络道，血行不畅，病久生瘀，故见头痛；痰浊中阻，脾失健运，则腹胀腹泻；痰浊郁久化热，内扰心神，故入睡困难，梦多易醒。本案虚实夹杂，错综复杂，有痰瘀互结之证，又有肝阳上亢之证，兼有肾阴不足，当以去邪实为先。

《丹溪心法》认为："头痛多主于痰，痛甚者火多。"提出了"无痰不作眩"，治疗以祛痰为主。邪实去则应及时扶正，又如《景岳全书》指出"无虚不作眩"，所以治疗应及时补虚。

案 3. 王某，男，47 岁，公务员。初诊：2019 年 3 月 15 日。

患者自述近日来头晕、头胀，休息后未见明显缓解，有高血压病史 5 年，服用缬沙坦胶囊治疗，近年来血压不稳，CT 检查示未见明显异常。刻下：眩晕、眼胀，纳呆，偶有头痛，易怒，失眠多梦，小便调，大便稍干，舌红苔黄，脉弦。患者身体高大，体型健壮，面红目赤。

诊断：眩晕（高血压）。

辨证：肝阳上亢。

治则：平肝潜阳。

处方：天麻 15 g，钩藤 30 g（后下），石决明 15 g，栀子 9 g，黄芩 9 g，川牛膝 12 g，杜仲 12 g，益母草 15 g，桑寄生 15 g，夜交藤 30 g，朱茯神 30 g，佛手 15 g，7 剂。每日 1 剂，水煎 2 次，分 2 次口服，嘱少吃生冷油腻之物，早睡早起，注意保暖，适当锻炼。

二诊：2019 年 3 月 22 日。眩晕症状稍有好转，易乏力，口苦，口黏，睡眠稍和，未见头痛，纳稍和，寐安，二便调，舌脉同前。前方有效，效不更方。前方加瓜蒌子 15 g，14 剂，水煎服，每日 1 剂。

三诊：2019 年 4 月 4 日。眩晕症状好转，乏力仍在，口苦等症状好转，一般情况可，舌淡苔薄，脉细弦。前方有效，效不更方。前方加仙鹤草 30 g，14 剂，水煎服，每日 1 剂。

【按】《素问・至真要大论》认为"诸风掉眩，皆属于肝"，《重订严氏济生方・眩晕门》指出"所谓眩晕者，眼花屋转，起则眩倒是也，由此观之，六淫外感，七情内伤，皆能导致"，《临证指南医案》认为"经云诸风掉眩，皆属于肝，头为六阳之首，耳目口鼻皆系清空之窍，所患眩晕者，非外来之邪，乃肝胆之风阳上冒耳，甚则有昏厥跌仆之虞。其症有夹痰，夹火，中虚，下虚，治胆、治胃、治肝之分"。患者正值壮年，生活工作压力大，《素问玄机原病式》曰："风气甚而头目眩运者，由风木旺，必是金衰不能制木，而木复生火，风火皆属阳，多为兼化，阳主乎动，两动相搏，则为之旋转。"故而导致肝阳上亢，给予天麻钩藤饮平肝潜阳，方中天麻、钩藤、石决明平肝息风;黄芩、栀子清肝泻火;益母草活血利水;牛膝引血下行,配合杜仲、桑寄生补益肝肾;茯神、夜交藤养血安神定志。全方共奏平肝潜阳、滋补肝肾之功,加用佛手疏肝解郁。二诊加瓜蒌子祛痰,百病皆由痰作祟。三诊加仙鹤草滋养补虚。

案4. 沈某,女,74岁,退休。初诊:2018年12月11日。

患者诉头目昏眩,颈项强痛,四肢乏力,呼吸热气,腰酸,耳鸣时作,大便干燥,尿多而黄,脉沉细,苔微白,舌红有裂纹。患者身体偏瘦,皮肤干,面色无华,神清。

诊断:眩晕(颈椎病)。

辨证:肾阴不足,肝阳上亢。

治则:滋阴益肾,平肝潜阳。

处方:玄参、麦冬、牛膝、茯苓各12 g,生地黄、龙骨、牡蛎各15 g(龙骨、牡蛎先煎),钩藤30 g(后下),菊花、远志、蝉蜕各6 g,7剂。每日1剂,水煎2次,分2次口服,嘱少吃生冷油腻之物,早睡早起,注意保暖,适当锻炼。

二诊:2018年12月18日。服前方后,头晕稍和,大便仍干,小便略少,腰酸、耳鸣仍在。又有心悸胸闷,脉弦细。前方有效,效不更方,加杜仲、续断各12 g,煅磁石15 g,7剂,每日1剂。

三诊:2018年12月25日。头晕、便干等症好转,胸闷稍和,脉细数有歇止,舌稍润。再服前方14剂。

随访1个月,患者身体轻松有力,诸症全消。

【按】本病以肝肾阴虚、气血亏虚的虚证多见,由于阴虚无以制阳,或气虚则生痰酿湿等,可因虚致实,而转为本虚标实之证;另外,肝阳、肝火、痰浊、瘀血等实证日久,也可伤阴耗气,而转为虚实夹杂之证。患者年老,肾为先天之本,藏精生髓,若先天不足,肾精不充,患者年老肾亏,导致肾精亏虚,不能生髓,而脑为髓之海,髓海不足,上下俱虚,而发生眩晕。肾阴素亏,肝失所养,以致肝阴不足,阴不制阳,肝阳上亢,发为眩晕。肝阳上扰、肝火上炎、瘀血阻窍眩晕者,由于肾气渐衰,若肝肾之阴渐亏,而阳亢之势日甚,阴亏阳亢,阳化风动,血随气逆,夹痰夹火,上蒙清窍,横窜经络,可形成中风,轻则致残,重则致命。方中滋阴益肾,平肝潜阳之剂,虽无速效,然对证后,症状慢慢减轻。

十、胃痞医案

案. 王某,女,50岁。初诊:2018年6月20日。

患者近2个月时觉胃脘胀闷,易烦躁,情绪波动时症状加重,善太息,呕恶嗳气,纳差,曾至外院消化科就诊查呼气试验阴性,大便不爽,小便调,夜寐差,月经紊乱,舌红苔薄腻,脉弦。

诊断:胃痞(慢性胃炎)。

辨证:肝郁气滞兼有郁热。

治则：疏肝解郁，理气和胃，清热消痞。

处方：柴胡 12 g，郁金 15 g，石菖蒲 15 g，赤、白芍各 15 g，枳实 9 g，陈皮 9 g，香附 15 g，木香 10 g，厚朴 10 g，大腹皮 15 g，佛手 10 g，白术 15 g，黄连 6 g，吴茱萸 3 g，焦栀子 9 g，炙甘草 6 g，7 剂。每日 1 剂，水煎 2 次，分 2 次口服。嘱患者保持心情平和，规律饮食起居。

二诊：2018 年 6 月 27 日。患者情绪平和，烦躁减轻，舌淡苔转薄腻，脉弦。前方去黄连、吴茱萸，加莱菔子 15 g、连翘 12 g，14 剂。每日 1 剂，水煎 2 次，分 2 次口服。

三诊：2018 年 7 月 11 日。患者胃脘胀闷基本消失，情绪和缓，诸症缓解。胃纳佳，二便调畅，夜寐安。续用前方中药 7 剂。后期观察随访。

【按】此患者正处围绝经期，肝气不疏，痰湿郁热，内阻中焦气机，故致胃痞，治从“理气化滞，从肝论治”，郁金、石菖蒲解郁化痰，柴胡疏肝解郁，木香、香附、陈皮、枳实行气消痞，厚朴、大腹皮、佛手理气降气，黄连、吴茱萸辛开苦降，泻肝经痞热，使热从下达，有清泻肝火之效，栀子泻火解郁，可加强黄连、吴茱萸之效，白芍、甘草有和里缓急、解除气滞之效。二诊时，郁热减轻，去黄连、吴茱萸，加莱菔子、连翘理气化滞，收效甚佳。

十一、杂病医案

案 1. 孙某，男，52 岁，由贵州来沪就医。

由于集体食物中毒而起（误食碳酸钡粉），经抢救脱险，但此后不饥食少已有 3 年，稍食中脘即胀，按之无疼痛，暮夜腹中胀气，矢气频多，大便软而不实，每日饮食极为勉强，肢软手颤，倦怠欲眠，苔薄净而多垢腻，脉濡细，而不弦不滑。拟鼓舞中州，调运功能之法，服 10 剂后依然如故。后加用苏合香丸，连用 7 剂，已知饥能食。再给予香砂六君法，数天症状大有改善。食欲大增，精神振奋。

【按】本案患者 3 年余不饥厌食，脾胃呆钝，既无饮食积滞亦无脾胃亏损之象，并非毒伤心脾之气，一般芳香运化醒脾悦胃之剂，终有效机，心脾为子母之止毒损心经。《黄帝内经》上曾有这样的记载，心为各个脏腑器官的主宰，心受损，则其他脏腑不安。本病其损有心，其标在脾胃。

苏合香丸，为大队芳香药物，犀利之品，既有麝香开心窍，振奋心神，又有犀角清心化毒之意，此药本是急救温开之剂，有开窍醒神之功，麝香、沉香、香附、木香、乳香、安息香、苏合香，大队芳香药物以香开闭，兴奋中枢促进各种腺体分泌，中医学早有“香气入脾”之说，白术以扶正气，朱砂以辟秽等。

总之，这个病例给我们一个启示，对食欲减退脾胃失其醒豁之病例，可用芳香开窍之品，促进其功能恢复。

案 2. 王某，男，56 岁。初诊：1972 年 11 月 29 日。

发热 10 日，体温在 37.5～39.9℃起伏不定，腹部隐痛，水样便每日 2 次，无脓血,无呕吐。于1972年11月21日入院。肥达反应伤寒杆菌凝集价"O" 1∶160,"H" 1∶320;白细胞5.5×10^9/L,中性粒细胞比率47%。用氯霉素治疗后高热已退,但低热仍起伏不定,停氯霉素后用中药治疗。入院以来,病情虽基本控制,但时有畏寒、微热、微汗、四肢关节酸痛,苔根淡黄口苦,舌质淡而不泽,脉濡缓。

诊断:湿温(伤寒)。

辨证:营卫失和,络邪尚舍。

治则:和营卫,清邪热。

处方:川桂枝12 g,炒白芍12 g,炒黄芩12 g,生姜9 g,大枣9 g,茯苓12 g,羌、独活各12 g,广陈皮9 g,丝瓜络12 g,炙甘草6 g,3剂。

二诊:1972年12月1日。服药3剂后,体温已经恢复正常,但自称暮夜仍自觉低热,头胀,食少,腹痛不作,大便溏薄,每日2~3次。舌苔中根薄腻染黄,大半清净,脉濡细。元虚邪留,夹食伤中,传导失常,治以清热安中。处方:青蒿12 g,炒白薇12 g,藿香12 g,佩兰12 g,炒陈皮6 g,焦六曲12 g,鸡内金炭12 g,煨木香6 g,赤、白茯苓各12 g,干荷叶12 g,5剂。

三诊:1972年12月6日。服药5剂后,低热仍有起伏,大便溏薄,但便次减少,每日一行,苔薄腻,略带淡黄,口苦,脉濡滑。络邪留恋,湿热互滞,还属阳明气分,治拟解肌却热。处方:粉葛根15 g,藿香、佩兰梗各12 g,厚朴12 g,炒陈皮6 g,淡黄芩12 g,茯苓12 g,生山楂、焦六曲各12 g,清水豆卷12 g,白扁豆衣6 g,3剂。另服甘露消毒丸,每次1粒,每日2次。

四诊:1972年12月9日。大便转实,口苦转淡,苔黄腻转薄,低热已减,肥达反应、外斐反应阴性,自汗,肢体酸楚。中医辨证属营已确虚、络邪尚舍,治拟调和营卫而祛邪热。处方:川桂枝12 g,白芍12 g,炙甘草6 g,生姜6 g,大枣6 g,广陈皮6 g,炒枳壳12 g,茯苓12 g,丝瓜络12 g,银柴胡12 g,4剂。另服甘露消毒丸,每次1粒,每日2次。

服药4剂后症状消失,肥达反应阴性,大便培养阴性,血象正常,胸部X线检查阴性,遂出院。

【按】根据实验室检查和患者体征,此伤寒为西医学之伤寒,由伤寒杆菌引起的急性肠道传染病。伤寒是一种古老的传染病,但在目前的传染病防治中,仍占有重要的地位。中医学书刊中所称的"伤寒",指许多热性疾病,属于中医学"湿温"病范畴,与现代医学的伤寒与副伤寒,具有不同的含义。伤寒是一种全身性的疾病,并非只局限于肠道受损。伤寒的基本病理特征是持续的菌血症与毒血症,网状内皮系统的增生性反应,以回肠下段淋巴组织为主的增生、肿胀、坏死与溃疡形成等病变为显著。

由病史可知,患者来时症状已和,而发热症状未减,前期脾胃已伤,一诊予以桂枝汤调和营卫,辅以健脾和胃之剂补益后天。二诊加清虚热之青蒿、炒白薇,化湿之藿香、佩兰以取健脾祛湿的功效。三诊时加一味清水豆卷,此为清热散邪之药,现已少见,并加甘露消毒丹增强祛疫清热之功。四诊时再用桂枝汤调和营卫,患者脾胃稍和,营卫可复则邪去正安。

案3. 陈某,女,52岁。初诊:2009年12月8日。

患者睁眼不能持久2个月。2个月前为了完成单位设计任务,每日工作20小时,连续7日后出现双眼作痛、畏光、涩重难睁,看书5分钟,则字如墨团,头晕,健忘,夜寐不安。体格检查:双眼睑无下垂,但不持久,双眼球活动无碍,舌淡苔薄,脉缓。

诊断:虚劳(视疲劳)。

辨证:心脾两虚。

治则:健脾益气,养心安神。

处方:黄芪30 g,炒党参15 g,炒白术15 g,白扁豆12 g,枸杞子15 g,菊花9 g,菟丝子15 g,密蒙花12 g,当归15 g,川芎10 g,熟地黄15 g,茯神15 g,远志12 g,酸枣仁15 g,夜交藤30 g,甘草6 g,14剂。每日1剂,水煎2次,分2次口服。

二诊:2009年12月22日。睁眼时间延长,可看书1小时,舌淡苔薄,脉缓。前方加何首乌12 g、女贞子12 g,14剂。

三诊:2010年1月5日。全天睁眼无碍,阅书、读报正常,舌淡苔薄,脉缓。前方加墨旱莲15 g,14剂。

随访:上药服后病情平稳,随访2个月无复发。

【按】视疲劳是由于人眼视物时超过其视觉功能所能承载的负荷,导致用眼后出现视觉障碍、眼部不适或伴有全身症状等一组不能正常进行视作业的证候。视疲劳以患者主观症状为主,眼或者全身因素与精神心理因素相互交织,因此,它并非独立的眼病。《黄帝内经》中对视觉的描述是"目得血而能视",血液充沛,营养才能源源不断地运送到眼睛,使眼受到滋养,维持视觉功能。长时间用眼会导致肝血不充,久而久之会使肝脏受损。养眼先养肝,当眼干、眼涩或充血时,肝火旺盛、焦躁易怒时,需要清肝以明目。此患者属于久视而致,中医学认为"久视伤血",并且目为肝之窍,李庚和教授初诊给予健脾养血之归脾汤加减,二诊增用补血养肝之何首乌、女贞子,三诊增用墨旱莲,该药具有养血明目之功,与女贞子合为二至丸,补肝肾之阴。三诊后,则患者血养目明。

案4. 陆某,男,65岁。初诊:2018年8月11日。

患者既往前列腺炎、前列腺增生病史10余年,反复难愈,近1周来因过食生冷发病。刻下:白日尿少,淋漓不尽伴尿痛,小腹胀痛,入夜则夜尿频多,每夜5次左右,夜尿则通畅不涩,然反复小便,辗转难眠,白天则精神不佳,伴有口苦,口黏,纳可,大便通畅。既往有高血压病史10余年,血压控制尚可。舌苔薄黄,脉滑中带涩。

诊断：劳淋急性发作，现为热淋（泌尿道感染）。

辨证：湿热下注，肾气虚。

治则：清热除湿，通淋利尿。

处方：通草 10 g，车前子 30 g，萹蓄 15 g，制大黄 9 g，滑石 15 g，甘草 6 g，瞿麦 10 g，栀子 10 g，黄柏 12 g，苍术 12 g，桃仁 15 g，菟丝子 15 g，淫羊藿 15 g，7 剂。每日 1 剂，水煎 2 次，分 2 次口服。

二诊：7 日后症状稍和，夜尿 2 次，可安眠，精神可，复予前方，巩固疗效。

【按】既往夜尿频多者多用水陆二仙丹、缩泉丸、桑螵蛸散，中医认为，肾主藏精、主水、主纳气，开窍于耳及前后二阴，能升清降浊，是人体的大闸门，与膀胱（小闸门）共同协调水液代谢平衡。但是前列腺患者之白日小便淋漓不畅、尿不尽，而入夜则小便不停，辗转难眠，夜不能寐。皆入夜则阳气内守，禁锢之气弱，则开关不利，出现夜尿频多，故而此证应属开关不利，需通利治疗。八正散是以通为用的方药，出自《太平惠民和剂局方》，方中萹蓄、瞿麦苦寒，善清利膀胱湿热，引湿热下行，为君药。滑石、木通、车前子均能清热利尿，通淋利窍，为臣药。栀子通泻三焦之火，大黄通腑泄热，使湿热之邪从二便分消，为佐药。甘草调和诸药，缓急止痛。诸药相合共奏清热除湿、利尿通淋之功。

案 5. 黄某，女，72 岁。初诊：2018 年 5 月 6 日。

患者入夜熟睡后小腿抽筋反复发作多年，一般情况可，纳可，二便调。自行口服钙片半年余，晒太阳等，未见好转，亦无骨质疏松等不适症状。无腰酸、耳鸣等，舌淡苔薄，脉平。因患者拒服汤剂，给予颗粒制剂伸筋草 30 g、豨莶草 15 g，冲服，每日 2 次。

二诊：服用 1 周时症状减少，1 周后未见复发。续服 2 周。

【按】《素问·至真要大论》曰："诸暴强直，皆属于风。"《张氏医通》云："瘛者，筋脉拘急也；疭者，筋脉弛纵也，俗谓之搐。"《温病条辨》云"六气皆能致痉"，若感受外邪，留滞壅塞于经络，气血不能运行，筋肉失养而拘急发痉。豨莶草有祛风湿、利关节、解毒之功。临床上常用于治疗风湿痹痛，筋骨无力，腰膝酸软，四肢麻痹，半身不遂，风疹湿疮等。豨莶草出自《新修本草》，多食可致吐，脾肾阴亏者不宜用。现代研究显示，其具有抗炎、降压和舒张血管、调节免疫功能的作用，可抑制血栓形成，对膜微循环具有一定作用，并且还可以抗疟。伸筋草可祛风散寒，除湿消肿，舒筋活血。对于治疗风寒湿痹，关节酸痛，皮肤麻木，四肢软弱，水肿，跌打损伤等疗效显著。现代研究表明，本品含有石松碱、棒石松宁碱等生物碱，具有降温、降压、抑菌等作用。临床上应用伸筋草 30 g、豨莶草 15 g 治疗腿抽筋，属对症用药，用之确有效验。

案 6. 陈某，女，39 岁，工人。初诊：2011 年 6 月 3 日。

患者既往慢性肝炎 10 余年，麝香草酚浊度试验 11.6 U，A/G（清蛋白与球蛋白的比值)为3.65/4.35,蛋白电泳示丙种球蛋白31.5%,确诊为肝硬化。刻下:肝区时有胀痛,少腹作胀,得矢气则松。月经期症状加重,经净后症状缓解,舌花剥少苔,纳佳,便溏。

诊断:积聚(肝硬化)。

辨证:肝阴不足,冲任失调。

治则:滋养肝阴而调冲任。

处方:生地炭30 g,焦白术15 g,炒牡丹皮15 g,广郁金9 g,青、陈皮各9 g,茺蔚子12 g,鸡血藤30 g,炙甘草9 g,川楝子12 g,归脾丸30 g(包煎),大枣10枚,3剂。每日1剂,水煎2次,分2次口服。

二诊:2011年6月7日。月经净,小腹和,胃纳尚可,大便实,惟寐少梦多,肝区隐痛,舌花剥,脉细弦。阴伤肝火上逆,再从清养以宁心神,一贯煎加减为治。处方:北沙参30 g,辰麦冬15 g,生、熟地黄各30 g,全当归15 g,枸杞子15 g,川楝子12 g,茯苓15 g,远志10 g,白芍15 g,夜交藤30 g,牡丹皮15 g,28剂。

三诊:2011年7月11日。舌质花剥未见改善,肝功能亦无明显进步,肝区胀痛尚存。久病伤阴,阴伤不易骤复;肝阴耗伤,气火不靖仍在,一贯煎加入柔肝化瘀之鳖甲,养血之阿胶珠。又服2月余,肝功能有改善,蛋白电泳示丙种球蛋白降至24%,麝香草酚浊度试验6.4 U,肝区痛亦减轻,舌质花剥已布有嫩苔,纳可,便溏转实。在一贯煎中加用调气阴之味如党参、怀山药、炙甘草、料豆衣等。以一贯煎为主服用1年余,症状与肝功能均改善,连续5次肝功能正常。

【按】肝为刚脏,主藏血。舌花剥,口干少津,乃久病阴伤之症。一贯煎方用北沙参、麦冬,养肺以制肝(金克木);生地黄、枸杞子,滋肾育阴以养肝(水生木);当归养血以柔肝;川楝子疏肝以理气(抑气火)。合脏腑制化之理,以柔克刚的治则,由于阴伤不易骤复,因此守方不变,缓以图效。

在长期的治疗过程中出现夹杂症状时可随症加减。脉弦较甚者以甘缓之,加生白芍、炙甘草;牙龈出血、鼻衄者加牡丹皮、阿胶珠;失眠者加酸枣仁、夜交藤;燥热者加鳖甲、龟板,此两味对肝肾阴虚的慢性肝炎效果较好,尤其对蛋白倒置的扭转有一定作用。

因气阴两虚,忌服辛温,辛凉之品又非所宜,故逢外感以玉屏风散加清热解毒之品固表祛邪,效果也较满意。

十二、膏方医案

案1. 汪某,女,47岁。初诊:2008年11月20日。

患者患重症肌无力1年,开始为全身乏力,吞咽、咀嚼困难,构音不清,眼睑下垂,复视,经中西医结合治疗半年后,症状缓解。目前纳可、二便调,惟时疲乏,精神不济,舌质淡,苔薄腻,脉细滑。

病机概要:脾主肌肉,又主四肢,眼睑也属脾轮。肾主精,为先天之本,五脏六腑之精气,皆上注于目,“精脱则视歧”(复视),证为脾肾两虚,拟从培补脾肾为先。时值冬至之令拟膏方1剂,以期脾肾之气恢复,免疫功能得到调整。

诊断:虚劳(全身型重症肌无力)。

辨证:脾肾两虚。

治则:益气健脾补肾。

处方:生、炙黄芪各150 g,炒党参150 g,全当归150 g,炒白术150 g,甘草60 g,葛根150 g,升麻100 g,柴胡100 g,枸杞子150 g,女贞子150 g,墨旱莲150 g,黄精120 g,锁阳120 g,淫羊藿150 g,白花蛇舌草150 g,制何首乌150 g,山茱萸120 g,莲子100 g,夜交藤150 g,桑椹120 g,怀山药150 g,广郁金120 g,炒陈皮60 g,丹参150 g,大枣80 g,黑芝麻200 g,核桃仁200 g,炒酸枣仁120 g,杜仲120 g,桑寄生150 g,西洋参100 g,生晒参100 g,坎炁8具。另鹿角胶250 g,阿胶150 g,龟板胶100 g,黄酒200 g,冰糖200 g收膏。

二诊:2009年11月27日。服药后自2009年初至今,中西药物停服,自觉全部症状消失,纳可便调、精力充沛,投入全天工作,今年再服膏方,前方中加入北沙参150 g,金樱子120 g,防风100 g。去方中坎炁,改为紫河车粉80 g入膏。

【按】全方以“补中益气汤”为基础,运用补益真气、振元治痿法则。方中重用黄芪且生炙并用,以温分肉而固实腠理、补中气而强肌健力、壮脾胃而升清养肌、益正气而抑邪内生,合党参、白术、大枣以健脾助运,西洋参、生晒参大补元气。而于补脾中强调升清调畅,则中焦枢机转运,清阳四达,精微敷布,药用升麻、葛根、柴胡、陈皮等。因脾胃虚损是重症肌无力的本质,脾虚及肾、脏腑失衡是重症肌无力的病机转归,脾肾同治是本病的治疗常法,故方中含较多补肾滋阴之品以期脾肾同治,如黄精、锁阳、怀山药、核桃仁、杜仲、桑寄生、当归、枸杞子、何首乌、山茱萸、龟板胶、鹿角胶、坎炁等,淫羊藿、白花蛇舌草共用调节免疫,二至丸(女贞子、墨旱莲)补益肝肾、提高免疫。全方甘温滋养以调补脾胃,补气填精而不忘醒脾运中、升举调畅。

案2. 禹某,女,39岁。初诊:2007年12月1日。

患者于2004年出现全身乏力,吞咽、咀嚼困难,2005年在复旦大学附属华山医院行胸腺增生切除术,术后症状有所改善。2007年由于劳累,症状加重,予泼尼松加量至每日60 mg,经治疗后症状逐渐好转。目前已停服泼尼松,四肢肌力好,纳可,便调,脉细苔薄。

病机概要:脾肾两虚之体,经治脾肾之气已复。时值冬令,进补之时,拟膏方1剂。

诊断:虚劳(全身型重症肌无力,胸腺增生切除术后)。

辨证：脾肾两虚。

治则：益气健脾补肾。

处方：生、炙黄芪各150 g，炒白术150 g，炒党参150 g，葛根150 g，升麻100 g，枸杞子150 g，淫羊藿150，白花蛇舌草150 g，黄精120 g，柴胡60 g，熟地黄150 g，半枝莲150 g，防风60 g，制何首乌150 g，女贞子120 g，墨旱莲150 g，山茱萸100 g，白芍120 g，甘草60 g，莲子100 g，炒酸枣仁120 g，夜交藤150 g，怀山药150 g，茯苓100 g，大枣80 g，黑芝麻150 g，核桃仁150 g，龙眼肉150 g，红参50 g，生晒参80 g，紫河车粉50 g，西洋参50 g。另阿胶250 g，龟板胶200 g，冰糖200 g，黄酒100 g，收膏。

二诊：2008年12月5日。药后近1年，病情稳定无复发，四肢肌力好，体力充沛，精神状态佳，胜任全职工作，中西药物全停，为临床痊愈案。今年为巩固疗效再求膏方，宗前法拟益气健脾、补益肝肾立方。

三诊：2009年12月2日。连续2年服用膏方，诸症消失，纳可，便调，寐安，精力旺盛，舌质淡红苔薄白，脉细，脾肾之气已得调整，守方续进。

【按】张锡纯所著《医学衷中参西录》谓："黄芪之性，又善治肢体痿废，然须细审其脉之强弱。"黄芪补脾气，助脾"游溢精气"，营养四肢。因此，李庚和教授在治疗重症肌无力患者时，常常重用黄芪，有时可达30~60 g，膏方中更是生炙同用而为君药，针对重症肌无力脾气虚损、脾虚及肾的病机特点，组方强调补益真气、脾肾双调，且党参、白术、山药等诸药相辅，以培补脾气，强肌健力，同时体现"补脾三宜"的学术思想，即宜甘温滋养（党参、熟地黄）、宜升举调畅（升麻、葛根）、宜健脾运中（白术），又整合制何首乌、淫羊藿等，以致脾肾先后天互为相济。经临床反复验证，对重症肌无力具有确切的治疗作用。

案3. 赵某，女，30岁。初诊：2008年11月15日。

患者于2年前无明显诱因出现四肢肌肉疼痛伴发热，经检查，血清肌酶增高，血清肌酸激酶达2 000 U/L以上，肌电图提示多发性肌炎，主要症状为肌肉疼痛，肌肉无力，登楼、下蹲均有困难，经中西医结合治疗后，肌酸激酶降至正常，肌肉疼痛已缓解，但仍有乏力、面色少华、气短等症，舌质淡苔薄白，脉细。

病机概要：脾虚气弱，邪毒内犯，经治邪毒已清，然脾气未复，脾虚则湿邪不化，气虚则血行不畅，脉络痹阻，病程已进入缓解期，时值冬日，以膏方扶正培元兼化湿活血通络，以期渐渐恢复体力。

诊断：肌痹（多发性肌炎）。

辨证：脾虚湿阻。

治则：健脾补气，化湿通络。

处方：黄芪200 g，炒党参150 g，炒白术150 g，川桂枝60 g，全当归150 g，熟地黄150 g，茯苓150 g，防风100 g，秦艽120 g，独活120 g，桑寄生150 g，杜仲120 g，威灵仙150 g，续断150 g，木瓜100 g，防己100 g，薏苡仁150 g，白花蛇舌草150 g，半枝

莲 150 g,丹参 150 g,忍冬藤 150 g,虎杖 150 g,鸡血藤 150 g,制何首乌 150 g,黄精 120 g,大枣 80 g,黑芝麻 150 g,核桃仁 150 g,陈皮 60 g,甘草 60 g,生晒参 100 g,红参 50 g(另煎),紫河车粉 80 g(冲入)。另冰糖 200 g,黄酒 150 g,阿胶 250 g,鹿角胶 100 g,龟板胶 100 g,收膏。

二诊:2009 年 11 月 13 日。服药后,症状基本消失,血清肌酸激酶正常,血沉正常。治则宗前,前方加减,去部分化湿药秦艽、独活、桑寄生、薏苡仁,加山茱萸 150 g、肉苁蓉 100 g、玄参 120 g、枸杞子 150 g 以期酸甘化阴,脾肝肾同治。

【按】全方重用黄芪为君,以实脾土扶助正气、益气化湿、托毒固表,伍党参、茯苓、白术、陈皮、防己、秦艽、木瓜、薏苡仁健脾化湿利水,伍半枝莲、白花蛇舌草清热解毒辅助黄芪为臣;以独活寄生汤为基础加杜仲、续断、何首乌、黄精、核桃仁、生晒参、红参、紫河车粉补肾填精,大补元气,更添桂枝、丹参、忍冬藤、虎杖、鸡血藤、威灵仙活血化瘀通络为佐;酌加全当归、熟地黄、阿胶、鹿角胶、龟板胶滋阴为使,以期气血兼顾,阴阳脾肾同治。另外,方中防风乃合黄芪、炒白术、甘草共用取"玉屏风散"方义以益气固表敛汗,现代医学研究有提高并调节免疫之效。

案 4. 邵某,男,43 岁。初诊:2007 年 11 月 24 日。

患者于 2006 年患急性炎症性脱髓鞘性多发性神经病,当时有突发性下肢瘫痪,左侧颈肩背部麻木,时而酸痛,曾有吞咽不利,经中西医结合治疗后症状有所好转,但下肢仍麻木乏力,肩背部麻木板滞,纳食尚可,夜寐不佳,脉沉细,苔薄腻。

病机概要:禀赋不足,脾胃虚弱,脾主土恶湿,湿邪乘虚而入,浸淫筋脉,影响气血之运行布达,以致筋脉肌肉弛缓而不收,致使正气不足以抗邪,使用激素治疗后虽症状稳定,但仍需扶正祛邪。时值冬令,制膏 1 剂,以观后效。

诊断:痿证(急性炎症性脱髓鞘性多发性神经病)。

辨证:寒湿浸淫。

治则:益气温阳,化湿通络。

处方:黄芪 200 g,苍术 150 g,茯苓 150 g,黄柏 100 g,制半夏 120 g,炒陈皮 60 g,防己 100 g,怀牛膝 120 g,川桂枝 60 g,附片 60 g,麻黄 60 g,淫羊藿 150 g,巴戟肉 100 g,仙茅 100 g,熟地黄 150 g,细辛 30 g,桑枝 150 g,桑寄生 150 g,独活 100 g,川芎 100 g,鸡血藤 150 g,忍冬藤 150 g,木瓜 60 g,泽泻 100 g,薏苡仁 150 g,肉苁蓉 100 g,杜仲 120 g,龙眼肉 150 g,核桃仁 150 g,大枣 80 g,红参 50 g,西洋参 80 g。另鹿角胶 200 g,阿胶 150 g,龟板胶 100 g,冰糖 200 g,黄酒 150 g,收膏。

二诊:2008 年 11 月 15 日。服膏方后近 1 年四肢麻木渐消失,肌力增长,夜寐改善,精神食欲正常,已投入工作,症状稳定(中西药物停服),属临床痊愈。再拟培补脾土、化湿祛邪、补肾填精、活血通络立方。

【按】本方为麻黄附子细辛汤基础上加味而成,以祛寒湿、温脾肾。方中附片味辛大热,为补益先天命门真火之第一要药,通行十二经,能迅达内外以温阳逐寒,红参大补元气，助运化而正升降，二药相合为君，脾肾双补，阳气乃振；麻黄温阳化气以散外寒，细辛通行经络以祛内寒，共为臣药；苍术健脾燥湿，牛膝活血通络补肾而为佐使，诸药相合温脾肾，助阳气，俾内外之寒湿去而经脉调达。此外，方中加入大剂量黄芪以实脾土，合西洋参、红参大补元气；淫羊藿、巴戟天、仙茅、桑寄生、肉苁蓉、杜仲、龙眼肉、核桃仁补肾纳气、固本培元；茯苓、防己、木瓜、泽泻、薏苡仁健脾渗湿利水；辅川芎、鸡血藤等活血行血以气血并治；桑枝、川桂枝、独活、牛膝上下并行、化湿通络；更添鹿角胶、阿胶、龟板胶以滋阴养血，正合"善补阳者，必于阴中求阳，则阳得阴助，而生化无穷"之古义。

案5. 周某，男，35岁。初诊：2008年11月29日。

患者患肌营养不良症，上肢乏力，无力抬举，上下肢均有肌萎缩，自幼开始，成年后逐渐加重，睡眠较差，纳食尚可，二便尚调，怕冷，有全身乏力感，但生活能自理，仍能坚持工作，脉细苔薄。

病机概要：先天不足，肾气衰弱，脾主肌肉，为后天之本，脾虚则津气无以输布，故肌肉萎缩无力。时值冬令，制调补二天之剂，以期本元之气旺盛，推迟肌肉萎缩之期。

诊断：痿证(进行性肌营养不良)。

辨证：脾肾两虚。

治则：健脾补肾。

处方：生、炙黄芪各150 g，全当归150 g，熟地黄150 g，枸杞子150 g，白芍150 g，葛根150 g，柴胡100 g，黄精120 g，鸡血藤150 g，巴戟天120 g，锁阳120 g，川桂枝60 g，淡附片100 g，淫羊藿150 g，杜仲120 g，狗脊150 g，川牛膝150 g，夜交藤150 g，炒酸枣仁120 g，肉苁蓉120 g，伸筋草150 g，龙眼肉150 g，黑芝麻200 g，核桃仁200 g，大枣80 g，炒陈皮60 g，威灵仙150 g，灵芝120 g，红参50 g，生晒参100 g，西洋参100 g，紫河车粉80 g。另鹿角胶200 g，阿胶200 g，龟板胶150 g，黄酒200 g，冰糖250 g，收膏。

二诊：2009年12月3日。去年服膏方1年，症状无发展，夜寐改善，怕冷感觉也减轻，仍能坚持工作，2009年又制1剂膏方。前方之中再加入千年健150 g，虎杖150 g，丹参150 g。将生晒参改为生晒参粉，以期症状稳定，保持肌力。

【按】本方重用黄芪以培补脾气、强肌健力，合红参、生晒参、西洋参大补元气；熟地黄、黄精之属以补脾中振奋中阳，寓意于阳中求阴使生化有常；葛根、柴胡、陈皮以升举调畅利于中焦枢机转运、清阳四达、精微输布；附子温壮元阳，加紫河车粉、巴戟天、锁阳、淫羊藿、杜仲、狗脊、牛膝、肉苁蓉、龙眼肉、核桃仁补肾培元；当归、白芍、枸杞子、鸡血藤以柔肝养血；伸筋草、桂枝、威灵仙舒筋和络；夜交藤、炒酸枣仁宁心安神。全方共奏益气健脾、培补肾元、补气养血之功。

附　录

附一　老中医张近三治疗重症肌无力的经验[①]

一、病机观点

张近三认为重症肌无力患者之所以出现瘫痪，主要是由于气虚。人身的肌肉、脏腑功能，无不赖于气。气化之源，出自脾肾，脾之中气与肾之元气合而为真气，真气不足，其所司所属自然无以举用。

眼睑下垂与复视为最常见之症状。眼睑为“肉轮”，脾胃所司，中气虚则缓纵重复，非补中则不举。瞳神为“水轮”，属肾，目得精血而能视。《灵枢·大惑论》云：“精散则视歧，视歧见两物。”滋补肾气而充精血，则视力渐足。

声音、吞咽为脾肾经脉所布，病及声音低嘶与咀嚼吞咽困难为脾肾陷损之重症。若气机日衰，甚至“上气不足”，则头倾托腮，舌萎而语言乏力；阳不布于四末，则四肢怠惰不收。

脾虚生痰，肾虚无以纳气，日久往往传涉于肺。出纳无权，呼吸困难，痰涎壅塞，气息奄奄欲脱，最为危急。

二、治则要旨

本病初起，伤于脾胃之气分，日久及于肺胃，则风邪易感，溏泄耗气，每多变证。及于冲任，则月经失调，带脉不固，血去气衰，病易加剧。治疗原则总以培补脾肾为本，再分别以气血阴阳的偏虚投药。然而病程漫长，往往横生枝节，兼症并病，治必兼顾。

宜持久调治，不宜急切，须待脾肾之气渐复，以致坦途。

---

① 见刊于《上海中医药杂志》1981 年第 5 期 15 页。

宜滋补，不宜苦寒，苦寒伤脾，此“无虚虚”之旨。若遇外感，可急则治标，但不宜久用。

宜固体，不宜通利，通利耗气阴，如滑石、车前子、泽泻之属，均足以加重病情。

宜调息，不宜劳烦。病情未复，要静多于动，切忌久视、过劳。不宜急切锻炼。注意怡情畅怀，避免情绪干扰。食养调理，不要嗜食油腻厚味。

三、医案举例

案1. 周某，女，4岁。

患全身型重症肌无力。已发病10个月，开始于复视，两眼睑下垂难睁，逐渐全身乏力，咀嚼困难，需新斯的明支持。上午尚能起床，下午则软瘫无力。面容憔悴，表情不自然。饮食极少，大便时干时溏。

辨证：精、气、神三宝俱虚。先予益气生津，以助元神。

处方：党参15 g，熟地黄24 g，炙黄芪15 g，全当归12 g，丹参12 g，枸杞子12 g，炙甘草6 g，陈皮9 g，炒川芎5 g，紫河车粉3 g（分吞）。新斯的明30 mg，每日3次。

上药加减服约3个月，症情减轻，全身肌力有增长，但复视仍较严重，苔薄，脉细。辨证：目乃五脏六腑之精华所聚，瞳神属肾，精散则视歧，皆属肝肾阴精不足证。治宜补肾填精：熟地黄12 g，枸杞子12 g，女贞子12 g，山茱萸12 g，龟板30 g，阿胶9 g（烊化），制何首乌12 g，生白芍12 g，当归身12 g，紫河车粉3 g（分吞）。新斯的明30 mg，每日3次。

上药加减又服3个月，身体逐渐恢复，容颜丰润，精神亦佳，新斯的明随之逐渐递减。复视减轻，但未全除，又服益气填精中药数月，复视消失，患者能胜任一般劳动，新斯的明亦停服。

患者前后服益气健脾、补肾填精等剂约2年半，终获临床痊愈，随访多年，症状未再复发，顺利参加工作并已结婚，体力良好，已生育一男孩。

案2. 高某，男，43岁。

患全身型重症肌无力8个月。由吞咽困难始，继则颈项痿软，不能自立，咀嚼、吞咽均困难。畏寒怕冷，呼吸乏力，寐着多汗。苔薄质淡，脉细，便溏。

辨证：脾肾两虚，元阳不振，肾气失纳。治拟补脾肾，以助元阳。

处方：人参粉3 g，淡附片12 g，肉桂片4.5 g，熟地黄30 g，沉香粉0.5 g（熟地黄与沉香粉同捣），补骨脂15 g，肉豆蔻15 g，炙黄芪15 g，炒白术15 g，煅龙骨30 g，煅牡蛎30 g，黑锡丹30 g，五味子5 g。新斯的明60 mg，每日3次。

服上药1月余，症状有所改善。但伴发阑尾炎、尿路结石，在外科予保守疗法，症状稳定后又转入中西医结合病房。此时，患者肢体软弱无力的症状复作，但两眼睑已能抬举，咀嚼乏力，进食困难，苔薄白，质淡，脉细，仍属脾肾两虚。前方中人参粉改西洋参或红参，去黑锡丹，加鹿角胶或鹿角霜30 g，去煅龙骨、煅牡蛎、五味子，加枸杞子、大枣。

患者在经中西医结合且以中药温补脾肾之阳为主治疗10个月左右,新斯的明逐渐递减至停药。1975年7月出院后改服补中益气、六君子、玉屏风之类,以资巩固。至1976年初已参加工作,随访至今,情况良好。

附二 李庚和教授主要传承人简介

盛昭园,女,博士,主任医师,硕士生导师,上海中医药大学副教授。在上海市优秀青年临床人才培养项目中确认李庚和教授为指导老师,目前为上海市名中医李庚和学术经验研究工作室负责人。多年以来跟随李庚和教授学习重症肌无力、多发性肌炎、进行性肌营养不良、多发性硬化等神经肌肉疾病的中医诊治经验,医术精进。致力于李庚和教授学术经验的传承与发展。近年来主持并参与科研项目20余项,发表核心期刊论文20余篇,主编及参编书籍8部。

应汝炯,女,主治医师,毕业于上海中医药大学,中医内科学博士。自研究生学习开始,师承何立群教授。现为上海市名中医李庚和学术经验研究工作室成员,擅长神经肌肉疾病、代谢性疾病、肾脏病的中医综合诊疗工作。

陈钢,男,主治医师,毕业于上海中医学院(现上海中医药大学),学士学位。1996年至复旦大学附属中山医院学习神经肌电图电生理诊断技术,是上海市名中医李庚和学术经验研究工作室主要成员之一,上海市医学领先学科重症肌无力特色专科建设项目的主要参与者,临床优势专科项目(上海市中医重症肌无力特色专科建设)的主要参与者;长期致力于总结、继承、发扬李庚和教授学术经验,细化培补脾肾治疗重症肌无力的病机理论,并从经络理论深入讨论重症肌无力的治疗机制。2012年参加上海市课题“强力益气方治疗重症肌无力(脾气虚型)的临床研究”,作为第一作者发表论文7篇。自工作以来主要从事于风湿病科、中医重症肌无力专科、传统医学科等,擅长辨证施治风湿病科常见病,包括外感、七情内伤、饮食劳役所致痿证、痹证、虚劳等疾病;继承李庚和教授“健脾补肾”治疗重症肌无力的学术思想,辨病、辨证相结合;善于运用经络理论辨证治疗脾胃、心肺、肝胆疾病,擅长治疗脾肾亏虚所致的肌肉无力、肌肉萎缩、骨质疏松等肌肉、筋骨、脏腑疾病;尤善运用神经肌电图检查对神经源性和肌源性疾病进行诊断、鉴别诊断、疗效评估。

胡粤杭,女,硕士,毕业于上海中医药大学,上海市中西医结合医院传统医学科主治医师,上海市名中医李庚和学术经验研究工作室成员。自2014年进入上海市中西医结合医院工作,跟师于李庚和教授,学习中医治疗神经肌肉疾病的临床思路、辨证思维、用药特点。参与撰写李庚和教授经验集2部。

刘杰，女，硕士，毕业于上海中医药大学，目前就职于上海市中西医结合医院传统医学科，住院医师，师从盛昭园主任医师。2015年开始参与上海市名中医李庚和学术经验研究工作室建设工作，主要承担李庚和教授手稿收集、整理工作，目前整理李庚和教授手稿20余篇，发表论文《李庚和教授治疗重症肌无力常用药对经验荟萃》。工作以来参与撰写书籍2部，发表论文5篇。

陈建，男，硕士，毕业于上海中医院大学曙光临床医学院，导师为上海市名中医何立群教授。现任职为上海市中西医结合医院传统医学科医师。2012年开始参加海派中医童少伯基地工作室工作，发表相关论文6篇，参编书籍2部。2017年进入上海市中西医结合医院工作，参与上海市名中医李庚和学术经验研究工作室传承工作。目前为止已整理李庚和教授医案20余篇，医话10余篇，跟师笔记10余篇。近年来参加各项省部级、区级课题4项，发表核心期刊论文10余篇，作为编委参编书籍5部。

阮红芬，女，2007年本科毕业于上海市中医药大学中医学专业，现任职为上海中医药大学附属岳阳中西医结合医院神经内科主治医师，2014年起参加上海近代中医流派临床传承中心第三、第四批跟师培训，师从李庚和教授。目前为止已整理李庚和教授医案96篇，医话48篇，跟师笔记96篇，中医经典古籍读书笔记2篇，总结撰写相关论文2篇，撰写名中医经验及验方集2篇。